科学出版社"十三五"普通高等教育本科规划教材

医药化学实验

主　编　韦正友

副主编　薛洪宝　杨俊松

编　者　（以姓氏拼音为序）

曹守莹　林清芳　刘长青　潘晴晴

沈婧祎　石婷婷　王　珊　韦正友

薛洪宝　杨俊松　叶栩文　袁菲菲

赵　帅　宗智慧

U0193772

科　学　出　版　社

北　京

内 容 简 介

本书根据教育部颁布的有关专业化学教学大纲中"化学实验"部分的培养目标要求，结合当前化学发展趋势编写而成。全书共分七章，内容包括医药化学实验基本知识，物质的分离和纯化，医药基础化学实验，有机化合物的物理常数测定、化学性质、制备与提取实验，以及综合性设计性实验，加强了与医药学、生命科学及食品科学等有关的化学实验基本操作技能的训练。每个实验后附有思考题和注释，书末附有参考文献和附录。

本书可作为医学、药学、护理学、生物科学、食品科学与工程等学科相关专业本、专科及成人教育化学实验课的教材，也可作为化学实验教学参考书。各校各专业可根据自己的教学时数和培养目标、实验室条件等自行取舍所编内容。

图书在版编目（CIP）数据

医药化学实验 / 韦正友主编. —北京：科学出版社，2016.2
ISBN 978-7-03-047119-2

Ⅰ. ①医… Ⅱ. ①韦… Ⅲ. ①医用化学-化学实验-高等学校-教材
Ⅳ. ①R313-33

中国版本图书馆 CIP 数据核字 (2016) 第 012192 号

责任编辑：朱　华　赵炜炜 / 责任校对：张怡君
责任印制：赵　博 / 封面设计：陈　敬

科 学 出 版 社 出版
北京东黄城根北街 16 号
邮政编码：100717
http://www.sciencep.com
天津市新科印刷有限公司 印刷
科学出版社发行　各地新华书店经销
*
2016 年 2 月第 一 版　　开本：787×1092　1/16
2023 年 1 月第五次印刷　　印张：10
字数：233 000
定价：**34.80 元**
（如有印装质量问题，我社负责调换）

前　言

　　"无机化学"和"有机化学"是化学、化工与制药、医学、药学、生物科学、食品科学与工程等类专业的重要基础课，"化学实验"是化学教学中必不可少的重要环节之一，是创新能力培养的必由之路，它很强的实践性是化学理论课所不能代替的。

　　长期以来，我们一直希望能够编写一本适合医学、药学、护理学、生物科学、化工与制药、食品科学与工程等学科相关专业使用的化学实验教材，供普通高等院校使用。本书是根据教育部颁布的有关专业"化学"教学大纲中"化学实验"部分的要求而编写的。教材在编写时充分考虑当前我国普通高等院校基础课的教学现状，各院校和不同专业对"化学实验"的不同要求，对实验内容进行了精选和重组。

　　本书共分七章："第一章　医药化学实验基本知识"；"第二章　化学物质的分离与纯化"；"第三章　医药基础化学实验"；"第四章　有机化合物的物理常数测定"；"第五章　有机化合物的化学性质实验"；"第六章　有机化合物的制备与提取"；"第七章　综合性设计性化学实验"。全书每个实验后附有思考题和注释，便于学生预习，掌握关键性操作及方法，书后有本书使用的参考文献和附录，可以供学生查阅和进一步阅读之用。本书在编写过程中注意了以下几个方面：

　　（1）强化了基本操作训练，注重学生观察实验现象、思维能力和动手能力的培养。

　　（2）在内容上加强了与医药学、生命科学及食品科学等有关的化学实验基本操作技能的训练，为学生学习化学和后续的与化学有关的课程奠定必要的基础；适当加强了有机化合物的性质试验，使有机化学的基本理论得以验证。

　　（3）增加了综合性设计性实验，希望通过综合性实验培养学生综合运用所学知识分析和解决问题的思维能力；设计性实验，主要是培养学生独立地分析问题、解决问题的思维能力，提高学生面对工作和生活中的一些实际问题，设计解决方案并加以实施的综合素质。

　　参加本书编写的都是蚌埠医学院从事化学教学第一线的教师。"固液混合物的分离方法"由袁菲菲编写；实验五～实验八及实验四十三、实验四十四由刘长青编写；实验九～实验十一由曹守莹编写；实验十二、实验十三由林清芳编写；实验十四、实验十五由石婷婷编写；实验十六、实验十七由赵帅编写；实验十八、实验十九及实验四十五、实验四十六由王珊编写；实验二十、实验二十一及实验四十二由杨俊松编写；实验二十二、实验二十三由沈婧祎编写；实验二十四～实验二十六由叶栩文编写；实验二十七～实验三十一由潘晴晴编写；实验三十二～实验三十六由宗智慧编写；实验四十、实验四十一的编写及部分稿件校对和部分示图绘制由薛洪宝完成；其余部分由韦正友编写。

  本书可作为医学、药学、护理学、生物科学、食品科学与工程等学科相关专业（包括大专和七年制本科及成人教育）化学实验课的教材，也可作为化学实验教学参考书。本书所选内容对某些专业来说可能略多，目的在于使不同院校不同专业在使用本书时有选择余地，各校各专业可根据自己的学时数和培养目标、实验室条件等自行取舍。

  本书在编写过程中，陶兆林、李文戈、司友琳、梁丽丽、陈飞剑、陈艳、袁明参与校稿，张荣泉等老师及编者所在单位给予了大量支持和帮助，在此表示衷心的感谢。虽然编者对本书的出版做了大量的工作，但由于水平有限，书中疏漏和不妥之处一定很多，敬请读者不吝指正。

编 者
2015 年 11 月

目　　录

第一章 医药化学实验基本知识

"无机化学"和"有机化学"是化学、医学、药学、生物科学、食品科学与工程等专业的重要基础课，"化学实验"是化学的一个重要组成部分，其目的在于配合课堂教学，验证和巩固理论课所讲授的基本理论和基本知识；训练学生化学实验的基本操作技能，培养学生正确进行合成和鉴定化合物的方法；培养学生观察、分析和解决实际问题的能力，诚实记录的科学态度及理论联系实际的良好实验工作习惯。在进行化学实验教学以前，学生应了解与化学实验有关的一些基础知识。

一、医药化学实验规则

（一）医药化学实验一般规则

（1）遵守实验室的各项规章制度，听从教师指导，尊重实验室工作人员的劳动成果。

（2）实验室内严禁饮食、吸烟，一切化学品禁止入口。实验完毕后，须洗手。水、电、气等使用完毕后要立即关闭。

（3）实验前做好一切准备工作，包括实验预习，实验前仪器药品以及用品的检查。

（4）实验中应保持安静和良好秩序，注意安全，认真操作，仔细观察，如实记录，未经教师许可不得改变药品用量或实验内容，不得擅自离开实验室。

（5）整个实验过程中应保持仪器、药品、桌面、水槽和地面的整洁。不能将毛刷、抹布、纸屑扔在水槽中。禁止将固体物质、玻璃碎片扔进水槽，以防下水道阻塞。此类物质及废纸、用过的滤纸等应放进垃圾桶。废酸、废碱等小心倒入废液缸（或塑料提桶内），且不可倒入水槽内，以免腐蚀下水管道。

（6）公用仪器、药品等应在指定地点使用，或用后及时放回原处。如有仪器损坏按制度登记、赔偿。要节约水、电、药品及消耗性物品。

（7）实验完毕，及时做好实验后处理工作。清洗、整理仪器，处理废品，检查安全，上交实验报告，经教师允许后方可离开实验室。

（8）学生轮流值日，值日生应负责整理公用物品，打扫实验室，倒净废液缸，检查关闭水、电、火、气，关好门窗。

（二）常用化学药品取用规则

（1）不能用手接触药品；不得品尝药品味道；不要把鼻孔凑到容器口去闻药品气味（如需嗅闻气味，应用手在瓶口轻轻扇动，仅使极少量的气体进入鼻孔）。

（2）取用药品时必须看清瓶签（名称、浓度、规格等），按照实验规定的用量取用，注意节约。如果没有说明用量，液体一般应该按最少量（1～2 mL）取用，固体只需盖满试管底部，有毒药品要在教师指导下取用。

（3）固体试剂通常保存在广口瓶里，液体药品通常盛放在细口瓶或滴瓶中，气体贮存于集气瓶或气体钢瓶中。取用药品时，应将瓶盖取下后倒放在桌上，取出需要的数量后，立即将瓶盖盖好。用后将试剂瓶放回原处，保持原来的安放次序。从滴瓶中取用试剂时，滴管尖不能触及容器壁，滴管不可倒立，滴瓶上的滴管不能插乱、交叉使用或用水冲洗。

（4）固体粉末一般要用干净的药勺或纸槽取用，操作时先使试管倾斜，把药品小心地送至试管底部，然后使试管直立。块状药品一般用镊子夹取，操作时先横放容器，把药品放入容器口以后，再把容器缓缓竖起，使药品慢慢地滑到容器的底部。用过的药勺或镊子要立刻洗净擦干后放回原处。

（5）从小口试剂瓶中取用液体试剂时，将贴有瓶签的一面握向手心，倾斜瓶子，让试剂沿洁净的玻棒注入容器中；取用不定量的较多液体可直接倾倒，试剂瓶口必须紧挨试管（容器）口缓缓倾倒，倒完液体后，要立即盖紧瓶塞，并把瓶子放回原处，标签朝外；取用不定量的较少液体可使用胶头滴管，应在容器的正上方垂直滴入；取用一定量的液体可使用量筒（更准确量度体积可使用吸量管、移液管、滴定管、容量瓶等，详见"第一章医药化学实验基本知识 三、化学实验基本操作"）。

（6）用剩的药品不能放回原瓶，要放到指定的容器里，不能拿出实验室，不要随意丢弃。

（7）实验时若不慎使皮肤、手上、眼睛里溅上了药液，要立即用水（最好用适量流动水）冲洗，再视具体情况去医院就诊。

（三）化学试剂的级别

常用化学试剂根据纯度一般可分为四个级别，此外，还有生物试剂、基准试剂和专用试剂（如电子纯、光谱纯、色谱纯）等（见表1-1）。

表1-1 常用化学试剂的级别

级别	名称	代号	标签颜色	适用范围
一级	优级纯	GR	绿色	精密分析实验
二级	分析纯	AR	红色	一般分析实验
三级	化学纯	CP	蓝色	一般化学实验
四级	实验试剂	LR	棕色或其他颜色	辅助试剂（现在很少见）

（四）气体钢瓶及使用注意事项

存储压缩气体或液化气体常用高压容器气体钢瓶（用无缝合金钢或碳素钢管制成的圆柱形容器，器壁很厚，一般最高压力为 15 MPa）。实验室中常用它直接获得各种气体。钢瓶使用时为了降低压力并保持压力平稳，必须装置减压阀，各种气体的减压阀不能混用。使用钢瓶时必须注意：

（1）按照钢瓶外表油漆颜色、字样等正确识别气体种类（见表1-2）。

表1-2 钢瓶外表油漆颜色、字样、字样颜色及横条颜色

钢瓶名称	外表颜色	字样	字样颜色	横条颜色
氮气瓶	黑	氮	黄	棕色
氢气瓶	深绿	氢	红	红
二氧化碳气瓶	黑	二氧化碳	黄	黄

续表

钢瓶名称	外表颜色	字样	字样颜色	横条颜色
氧气瓶	天蓝	氧	黑	
氩气瓶	灰	氩	白	
纯氩气瓶	灰	纯氩	绿	
压缩空气瓶	黑	压缩空气	白	
乙炔气瓶	白	乙炔	红	

（2）钢瓶在运输、贮存和使用时，勿与其他坚硬物体相撞，或靠近高温热源，或烈日暴晒，以防钢瓶爆炸。钢瓶应定期安全检查，过时钢瓶应及时退役报废。

（3）可燃气体钢瓶一般严禁靠近明火。如不可避免明火，要使钢瓶与明火保持10 m以上距离。如有取暖设备，气瓶与暖气片距离不小于1 m。

（4）钢瓶最好置于远离实验室的单独小房内，房间内照明灯及电气通风装置均应防爆，要保持良好通风。钢瓶应稳妥固定，以防滚动或倾倒。

（5）接触后可引起燃烧或爆炸的气体，其钢瓶不能放在一起。

（6）使用钢瓶时，不可猛然打开其上端之阀门，应缓慢开启。钢瓶中的气体也不能全部用完，可燃气体应保留 0.2～0.3 MPa 或更高，一般气体要保持 0.05 MPa 以上的余压。

（五）医药化学实验安全知识

1. 实验事故的预防

（1）熟悉实验室环境，熟悉消防器材存放地点和使用方法。易燃药品应远离火源。操作易燃易爆的液体和气体（如乙醇、乙醚、丙酮、苯、汽油、石油醚、氢气、乙炔等）要远离火源，禁止将易燃溶剂放在敞口容器内或直接在明火上加热。

（2）正确使用和操作玻璃器皿和温度计等，防止碎裂，折断割伤。

（3）加热试管时，不要将管口对着自己或他人。将药品加到容器中时，切勿在容器上俯视。也不要俯视加热的液体，以免被溅出的液体伤害。

（4）稀释浓硫酸时，应把浓硫酸在不断搅拌下，缓缓地倒入水中。切勿把水倒入浓硫酸中，以免引起灼伤或容器破损。

（5）对有毒品应认真操作，妥善保管，不许乱放，在反应过程中可能生成有毒、有腐蚀性、有刺激性气体的实验，要在通风橱内进行或开启排风装置及时排除，被使用的器皿应及时清洗。

（6）使用电器时要注意防止人体与电器导电部分直接接触，不用手或湿的物体接触电插头，接好地线防止触电。使用电学仪器时，必须在装配完毕并经检查合格后，方可接通电源。实验结束应及时切断电源，拔下电插头后，再拆除装置。

（7）金属钠等易燃品不应久置空气中，切下的金属钠或含有金属钠的残渣一定要及时销毁（如用乙醇分解），严禁倾入水槽或废液缸内。易爆的固体如乙炔的金属盐、干燥的重氮盐、多硝基物等切勿敲击或重压，其残渣不准乱丢。

（8）必须正确安装蒸馏装置，防止阻塞，特别是蒸馏易燃物，装置切勿漏气并禁用明火加热，醚类化合物严禁蒸干。蒸馏或回流液体时，应放入数粒沸石或素烧瓷片，防止过热暴沸。若加热后发现忘记放入沸石等，须停止加热，待液体冷却后再补加。减压蒸馏时，不得使用平底烧瓶或薄壁烧瓶，以防真空度较高时引起烧瓶破裂而发生爆炸。所用胶塞不宜过小，否则易被吸入瓶内。

2. 实验事故的处理

（1）实验室如发生失火事故（如乙醚、苯、乙醇等失火时），应立即用灭火器、湿布或细沙等扑灭（切勿仅用水灭火）。室内全体人员应积极而有秩序地参加灭火。应立即关闭电源，熄灭火源，移开易燃物品，防止火势扩展。根据不同的起火原因采取不同的灭火措施，如使用砂、毛毡、石棉布、灭火器灭火，无论使用哪种灭火器材，都应从火的四周开始，向中心扑灭火焰。

（2）若被玻璃割伤，要小心除去伤口内的玻璃碎屑，再用消毒药品洗涤，搽上止血药物后包扎。

（3）有酸、碱溅到皮肤或衣服上或药品灼伤时，应立即用大量水冲洗再用药品洗涤，如酸灼伤可用 3%碳酸氢钠溶液或稀氨水、肥皂水洗涤；碱灼伤皮肤可用 2%硼酸溶液或1%乙酸溶液洗涤。最后要用水把剩余的酸或碱洗净。烧伤、割伤、灼伤或中毒较严重者，在简单处理后都应去医院就诊。

（4）如有烫伤，可用高锰酸钾溶液或苦味酸溶液涂擦烫伤处，再涂上烫伤药膏。

（5）如遇创伤，应立即用 75%乙醇溶液擦洗伤口，再涂上红汞药水。必要时敷用消炎粉或消炎膏，甚至需要包扎。如伤口较大，立即送医院处理。

二、实验常用仪器介绍

进行化学实验通常要使用玻璃仪器。玻璃仪器分为普通玻璃仪器和标准磨口仪器。常用普通玻璃仪器（见图 1-1～图 1-4）与标准磨口仪器（图 1-5）两者的形状和用途基本相同。玻璃仪器使用须注意如下事项：

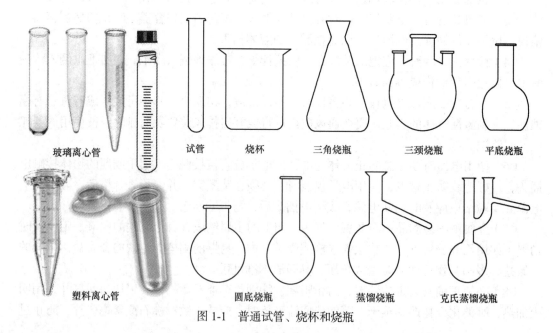

图 1-1　普通试管、烧杯和烧瓶

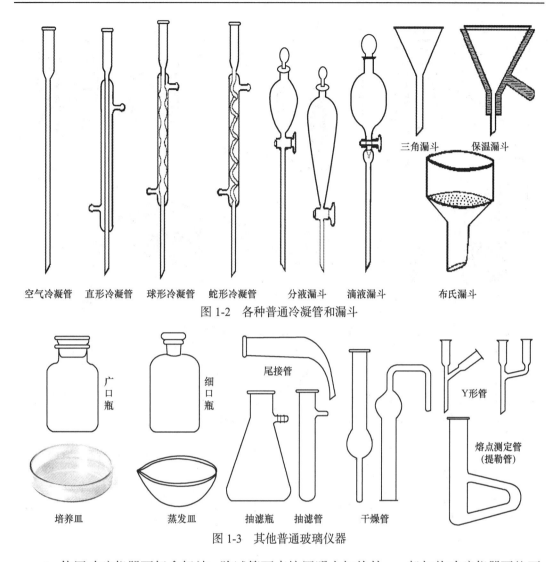

空气冷凝管　直形冷凝管　球形冷凝管　蛇形冷凝管　分液漏斗　滴液漏斗　　布氏漏斗

图 1-2　各种普通冷凝管和漏斗

图 1-3　其他普通玻璃仪器

1. 使用玻璃仪器要轻拿轻放，除试管可直接用明火加热外，一般加热玻璃仪器要垫石棉网，或在电热套内加热。

2. 玻璃仪器用后要及时清洗、干燥（不急用时，以倒置晾干为好）。

3. 温度计不得作搅拌棒用，不能用来测量超过刻度范围的温度，温度计用后要缓慢冷却，不可立即用冷水冲洗以防水银柱断线或炸裂。

4. 厚壁玻璃器皿如吸滤瓶不能用来加热，薄壁的锥形瓶、平底烧瓶不能在减压下使用。广口容器如烧杯、广口烧瓶不能贮放易燃液体，计量容器如量筒、量杯，不能高温烘烤，不得代替试管进行化学反应。

5. 冷凝管是用于回流或蒸馏操作冷凝馏液的仪器，水冷凝管用于冷凝馏液沸点在140℃以下的液体，球形水冷凝管较直形的冷凝效果好。馏液沸点在 140℃以上时应用空气冷凝管。

6. 具有磨口塞的普通玻璃仪器如分液漏斗及标准磨口仪器等洗后久置应在活塞与磨口间垫上纸片，以防粘住。

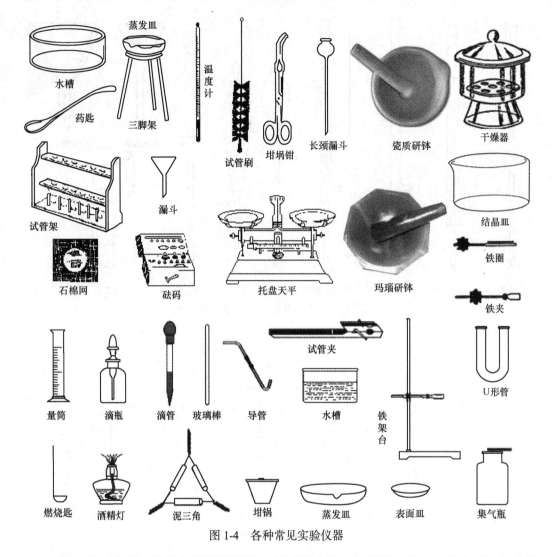

图 1-4　各种常见实验仪器

7. 标准磨口仪器，是具有国际通用统一尺寸标准磨口的仪器，具有组装方便，气密性好，可以互换使用等优点，既可免去配塞，钻孔等手续，又可避免反应物或产物被软木塞或胶塞所沾污。虽价格较贵，但却是现代有机实验中常用的较理想的仪器。使用时除注意以上各点外还应注意以下事项：

（1）塞与磨口必须保持洁净，使用前要仔细清洗，切勿粘上细小的固体物质，尤其是细小的硬物，否则使磨口对接不严密导致漏气，甚至损坏磨口。

（2）塞与磨口对接后，不要在干燥状态下转动摩擦，以免损坏磨口。

（3）一般使用时，磨口不需涂润滑剂即能气密，若反应物中有强碱则应涂润滑剂，以免因碱腐蚀而使磨口粘住无法拆开。

（4）安装时应注意装配正确，整齐，使磨口连接不受应力，否则仪器易断裂。

（5）使用后要及时清洗干净，拆开存放，以免久置磨口粘连不能拆开。

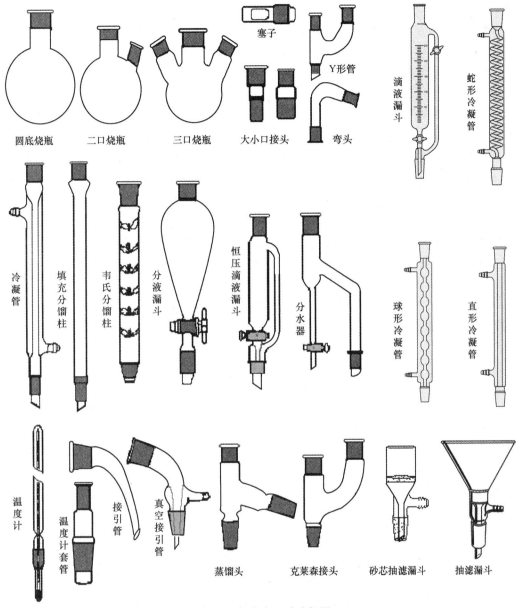

图 1-5 标准磨口玻璃仪器

三、化学实验基本操作

（一）仪器的洗涤与干燥

1. 仪器的洗涤 玻璃仪器的洗涤方法很多，可根据实验要求、污染物的性质和污染程度的不同以及仪器的性能来选用。洗净的玻璃仪器，水可以沿玻璃仪器的器壁均匀流下，器壁上只有一层薄薄的水膜，无水珠附着。洗净后的仪器，不能用布或纸擦拭，以免因布、纸纤维留在器壁上而弄脏仪器。

没有准确刻度的非定容玻璃仪器，如烧瓶、烧杯、试管、漏斗、表面皿等用水或毛刷刷洗，除去尘土、杂质。根据仪器的形状和大小选用合适的毛刷，要防止毛刷的铁丝弄破和损伤仪器。仪器上附着有油污或有机物质时，根据污染物的性质，可采用不同的洗涤液以有效地洗净仪器。如合成洗涤剂、去污粉、碱液、稀酸液、碱性高锰酸钾溶液、酸性高锰酸钾溶液、铬酸洗液、有机溶剂等。仪器用洗涤液洗涤后必须用清水连续冲洗，最后再用蒸馏水淋洗三次。

有准确刻度的定容仪器，如吸量管、移液管、滴定管、容量瓶、比色皿及形状特殊不能用刷子洗刷的仪器等，可以用铬酸洗液（一定量的重铬酸钾与浓硫酸的混合液）清洗。洗涤仪器时，往仪器内加入少量洗液（约仪器总容量的 1/5），慢慢转动仪器，使内壁全部为洗液润湿。再转动仪器，使洗液在仪器内壁流动，洗液流动几圈后，把洗液倒回原来的洗液容器内（洗液可反复使用至重铬酸钾被还原成硫酸铬呈绿色失去去污能力为止），然后用水连续冲洗，最后用蒸馏水润洗。用热的洗液或用洗液浸泡仪器一段时间，则洗涤效果更好。洗液在使用时要注意安全，其腐蚀性很强且有毒，尽可能不用或少用。

塑料仪器一般不能用铬酸洗液以及任何氧化剂来洗涤。其洗涤方法取决于塑料对化学药品的耐腐蚀能力。聚乙烯、聚丙烯等制成的塑料器皿第一次使用时，可先用 8 $mol \cdot L^{-1}$ 尿素溶液（用浓盐酸调 pH = 1）清洗，接着依次用去离子水、1 $mol \cdot L^{-1}$ KOH 溶液和去离子水清洗，然后用 1～3 $mol \cdot L^{-1}$ EDTA 除去金属离子的污染，最后用去离子水彻底清洗，以后每次使用时，可只用 0.5% 的去污剂清洗，然后用自来水和去离子水洗净即可。有耐腐蚀能力的塑料仪器，可用酸性尿素溶液、碱液浸洗，也可以用合成洗涤剂洗涤，最后用蒸馏水淋洗即可。

2. 仪器的干燥

（1）加热烘干：洗净的玻璃仪器流去水分，放在烘箱内烘干，温度控制在 105～110℃ 烘 1 小时左右。也可以放在红外灯干燥箱内干燥。硬质试管可以直接在火焰上进行烘干，但要注意不断转动，使其受热均匀，以防破裂。玻璃仪器还可以利用热空气来干燥，如使用电吹风机。但分液漏斗等带塞子的仪器必须拔下塞子或盖子；厚壁仪器应注意升温速度，不宜过快；带刻度的仪器、塑料仪器不可以放在烘箱中加热烘干。

（2）自然干燥：不急用或干燥程度要求不高的玻璃仪器，可在蒸馏水淋洗后倒置，置于无尘处自然干燥。蒸馏烧瓶、锥形瓶、量筒可倒置于仪器架上晾干。

（3）溶剂干燥：体积小的仪器急需干燥或带刻度的仪器可使用有机溶剂辅助干燥。最常用的是乙醇溶液、乙醇-丙酮混合物等。例如，在仪器内加入少量的乙醇溶液，倾斜转动仪器，使器壁上的水与乙醇混合，倾出乙醇溶液，留在仪器内的乙醇挥发致使仪器干燥。欲使挥发加速可用电吹风机。

（二）物品的称量

1. 台秤 常用的称量衡器为台秤和电子天平。台秤（又称托盘天平）用于精确度不高的称量，一般能准确到 0.1 g，电子天平用于精确度较高的称量，一般能准确到 0.0001 g。

常见台秤的构造如图 1-6 所示。使用台秤称量时，将台秤放在水平台面上，先检查台秤是否平衡，指针是否停在刻度尺中间（即零点）。调节零点方法：将标尺上的游码移至标尺的左端 "0" 刻度处，观察指针的摆动情况。如果指针在刻度尺的中央左右摆动幅度几乎相等，即表示台秤是平衡的，可以使用；如果指针完全偏到某一边或在刻度尺的中央左右摆动的距离相差很大，则调节调零螺丝至平衡后才能使用。

称量时，被称量的物品放在左盘，预估物品质量，在右边砝码盘上放上合适的砝码，先加大砝码，后加小砝码。若不平衡，再移动标尺上游码（10 g 或 5 g 以下），直到两盘平衡，指针所在刻度即为停点。停点与零点之间允许偏差在 1 小格之内。被称量物品的质量即为砝码和游码所示的质量之和。

使用台秤时要注意以下几点：

（1）被称量物品应根据不同情况放在纸上、表面皿或其他容器内，不能直接放在托盘上。具腐蚀性或易潮解的物品必须放在玻璃容器内。不能称量热的物品。

（2）不得用手直接取放砝码，要用镊子。

（3）托盘上撒有药品和污物时应立即清理，要保持台秤的整洁。

（4）称量完毕，应使台秤恢复原状，砝码放回砝码盒，游码移回"0"处。

2. 电子天平

（1）电子天平的结构：常见电子天平的结构如图 1-6 所示。

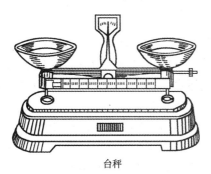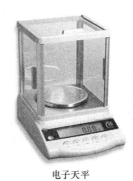

台秤 电子天平

图 1-6 台秤和电子天平

1）秤盘：秤盘安装在天平的传感器上，多由金属材料制成，常为圆形和方形，是天平进行称量的承受装置。

2）传感器：传感器是电子天平的关键部件之一，由外壳、磁钢、极靴和线圈等组成，装在秤盘的下方。它的精度很高，也很灵敏。应保持天平称量室的清洁，切忌称样时撒落物品而影响传感器的正常工作。

3）位置检测器：位置检测器是由高灵敏度的远红外发光管和对称式光敏电池组成的。它的作用是将秤盘上的载荷转变成电信号输出。

4）PID 调节器：PID（比例、积分、微分）调节器的作用，就是保证传感器快速而稳定地工作。

5）功率放大器：其作用是将微弱的信号进行放大，以保证天平的精度和工作要求。

6）低通滤波器：它的作用是排除外界和某些电器元件产生的高频信号的干扰，以保证传感器的输出为一恒定的直流电压。

7）模数（A/D）转换器：它的优点在于转换精度高，易于自动调零，能有效地排除干扰，将输入信号转换成数字信号。

8）微计算机：它是电子天平的数据处理部件，它具有记忆、计算和查表等功能。

9）显示器和气泡平衡仪（水平仪）：现在的显示器基本上有两种：一种是数码管的显示器；另一种是液晶显示器。它们的作用是将输出的数字信号显示在显示屏幕上。气泡平衡仪（水平仪）的作用是便于工作中有效地判断天平水平位置。

10）底脚和机壳：底脚是电子天平的支撑部件，同时也是电子天平水平的调节部件。机壳的作用是保护电子天平免受到灰尘等物质的侵害，同时也是电子元件的基座等。

（2）电子天平基本工作原理：用电磁力平衡来称物体质量的天平称之为电子天平。它有如下特点：

1）性能稳定，灵敏度高，寿命长，操作简便。

2）称量速度快，精度高。

3）有快捷的内校或外校功能。

4）智能化高。

5）量程、精度可变化。

6）由对外连接端口，可进行数据传输，提高工作自动化。

电子天平实际上是测量地球对放在秤盘上的物体的引力即重力的仪器，它是利用电磁力平衡的原理进行设计的。根据电磁力公式 $F = BIL\sin\theta$，由于传感器设计好后，其感应线圈的规格尺寸已固定，所以其 B、L 均已固定，而 θ 为 90°，故 $\sin\theta = 1$，因此，F 的大小与流过导线的电流强度 I 成对应关系。

天平空载时，电磁传感器处于平衡状态，加载后，感应线圈的位置发生改变，光电传感器中的光敏三极管所接收的光线强度改变，其输出电流也改变，该变化量经微处理器处理后，控制电磁线圈的电流大小，使电磁传感器重新处于平衡状态；同时，微处理器将电磁线圈的电流变化量转变为数字信号，在显示屏上显示出来。

（3）电子天平的校准：由于地球经纬度的不同，各地的重力加速度（g, 9.8 $m^2 \cdot s^{-1}$）并不相同，在使用当地其称量准确度取决于是否进行了正确的校正和校正砝码的精度，假如您发现在广州经校正好的天平，在当地称重有一定误差，这并不表示天平有任何故障，请按各型号电子天平说明书上介绍的方法用计量部门认可的标准砝码进行校正，即可进行准确称量。

校准方法：存储器 EEPROM，用来存贮校准砝码值。这个值对于有无内装砝码天平都是一样的，区别只在于校准时是否需要另加砝码。重量 $W = mg$，各地 g 不同，因此相同质量的物体在不同地点的重量显示不同。因此天平使用地点变化天平便需要进行校准，以消除重力加速度 g 的影响。天平校准时，天平内的 CPU 微处理器进行计算分析，然后将标准砝码的重量值转换成二进制编码，贮存在 EEPROM 中。当我们进行称量时，被称量物体放在秤盘上，CPU 也进行同样的计算，再将计算出的结果与 EEPROM 中的校准参数进行比较，得出被称物体的重量。

（4）使用步骤

1）清扫天平。

2）水平调节。已处于水平状态后，请勿移动天平。

3）预热。天平右上角有"0"或左下角有"0"符号时，表示天平处于关机或待机状态，则不必等待预热时间。

4）按"ON/OFF"键开启天平，进行自检。

5）（BP221S, DENVER-TB214）内校准。按"TARE"清零，再按"CAL/CF"进行内校准，至显示"0.0000"，校准完毕，如有必要，反复几次。

（BS210S）外校准。按"TARE"清零，再按"CAL"键，显示"CAL + 200.0000"，将

200 g 标准砝码置于秤盘中央，显示"+ 200.0000 g"取下砝码，显示为零。若必要，反复几次。

6）进行称量与去皮称量。按"TARE"键清零，置被称容器于秤盘上，天平显示容器质量；按"TARE"键去皮重，天平显示零，将被称物小心加入容器中直至达到所需质量，所显示的值即为被称物的净质量。

7）按"ON/OFF"键关闭显示器，清扫天平，罩好天平罩。

（5）注意事项

1）称量时勿拔下天平电源插头。

2）勿直接称量热的容器或样品。

3）读数时应关好天平门。

4）勿将药品洒落在天平内，如不慎洒落应及时清理，更不要随意调换秤盘。

（6）称量方法：针对称量的样品性质、目的和要求，常采取的称量方法有直接称量法、固定质量称量法和递减称量法等。

1）直接称量法：直接称量法一般用于干燥洁净器皿的称量，即将器皿（如烧杯、表面皿等）直接置于电子天平盘上称得相应的质量数。

2）固定质量称量法：固定质量称量法用于称量不易吸水、在空气中稳定的试样，如金属、矿石、稳定的固体试剂等。方法如下：将接收样品器皿放在电子天平盘上，先称出器皿的质量，然后逐渐加入样品，直到加入的样品量刚好达到要称取的质量数为止。采用电子天平上除皮键（TARE）可方便进行固定质量法称量。

3）差减法称量：此方法常用于称量易吸水，易氧化或易与 CO_2 反应的物质。称量瓶是差减法称量粉末状、颗粒状样品最常用的容器。用前要洗净烘干并置于干燥器中，称量时不可直接用手抓，而要用纸条套住瓶身中部，用手指捏紧纸条进行操作（见图 1-7），这样可避免手汗和体温对称量产生影响。方法是：将适量试样置于称量瓶中，置于电子天平上，称得质量为 m_1 g，取出称量瓶，在盛接样品的容器上方约 1 cm 处，慢慢倾斜瓶身，使称量瓶身接近水平，瓶底略低于瓶口，切勿使瓶底高于瓶口，以防样品冲出。打开瓶盖并用瓶盖的下面轻敲瓶口的上沿或右上边沿（图 1-8），使样品缓缓落入容器。估计倾出的样品已够量时，再边敲瓶口边将瓶身放正。盖好瓶盖后方可离开容器的上方（在此过程中，称量瓶不得碰接收容器），再准确称量，直到移出的样品质量满足要求，一般添加样品次数不超过 3 次，称得符合取样要求称量瓶质量为 m_2 g，取出样品的质量 $m = m_1 - m_2$（g）。

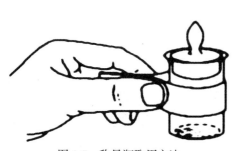

图 1-7 称量瓶取用方法

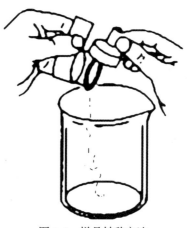

图 1-8 样品转移方法

（三）液体的量取

对体积量度精密度要求不很高时可使用量筒和量杯等器皿。准确量度体积时可用吸量管、移液管、容量瓶、滴定管等。

1. 量筒 量筒是用来较准确地度量液体体积的玻璃仪器。量筒的外壁上，从下至上刻有刻度，指示体积。实验时，根据需要选用不同容积的量筒。当向量筒中倾倒液体接近所需刻度时，停止倾倒，余下部分用胶头滴管滴加试液至所需刻度线，读数时量筒必须放平，视线要与量筒内液体的凹液面的最低处保持水平，读取与量筒内新月面最低点相切的刻度，即液体的体积。视线偏高或偏低，均会造成误差。

量取液体除用量筒外，有时也用量杯。它呈倒锥形体，杯壁上刻有刻度，与量筒不同的是它的刻度线下疏上密，但用法与量筒一样。

2. 容量瓶 容量瓶（见图 1-9）是一细颈平底玻璃瓶，带有玻璃磨口塞或塑料塞，颈上有一标线，是指在一定温度（一般指 20℃）下液体充满标线时的容积。容量瓶玻璃随周围环境温度变化的膨胀系数很小，因此这个体积可以看作常量。通常有 25 mL、100 mL、250 mL、500 mL 和 1000 mL 等各种规格，容积很准确。容量瓶用以配制标准溶液或基准溶液，也用于定量地稀释溶液，不能用作贮液瓶。

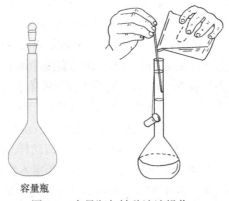

容量瓶

图 1-9　容量瓶与转移溶液操作

容量瓶使用之前，应检查塞子是否与瓶配套。将容量瓶盛水后塞好，左手按紧瓶塞，右手托起瓶底使瓶倒立，不漏水方可使用。瓶塞应用细绳系于瓶颈，不可随便放置以免沾污或错乱。

配制溶液时，将溶液沿玻棒注入容量瓶，溶液转移后，应将烧杯沿玻棒微微上提、同时使烧杯直立，避免沾在杯口的液滴流到杯外，再把玻棒放回烧杯。接着，用洗瓶吹洗烧杯内壁和玻棒，洗水全部转移入容量瓶，反复此操作四、五次以保证转移完全。以上过程，称为"定量转移"操作（见图 1-9）。

定量转移后，加入稀释剂（例如水），当加水至约大半瓶时，先将瓶摇动（不能倒置）使溶液初步均匀，接着继续加至离刻度线约 0.5 cm 处，用小滴管逐滴加入蒸馏水至液面与标线相切，盖好瓶塞，用食指压住塞子，其余四指握住颈部，另一手（五个手指）将容量瓶托住并反复倒置，摇荡使溶液完全均匀，此操作为"定容"。碳酸钠溶液配制过程如图1-10 所示。

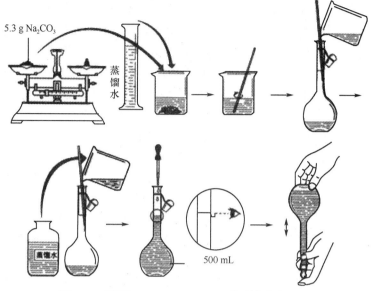

图 1-10　配制 500 mL 0.10 mol/L 碳酸钠溶液过程

3. 移液管和吸量管　移液管和吸量管（见图 1-11）用来精确转移一定
体积的溶液。移液管是用于准确量取一定体积溶液的量出式玻璃量器，中
间带有一膨大部分（称为球部）的玻璃管，球部的上部和下部均为较细窄
的管径，管颈上部刻有环形标线，由此标线开始放下液体的体积就是移液
管标示的体积。常用的移液管有 5 mL、10 mL、25 mL 和 50 mL 等规格。
吸量管是具有分刻度的直玻璃管。常用的吸量管有 1 mL、2 mL、5 mL 和
10 mL 等规格。

（1）洗涤：移液管和吸量管用铬酸洗液洗涤时，移液管和吸量管倒置，
用洗耳球吸取洗液，管尖套上橡皮管夹紧；也可放在高型玻筒或量筒内用
洗液浸泡。取出，沥尽洗液后，用自来水冲洗，再用蒸馏水润洗，最后用
少量被移取的液体洗涤 2～3 次。

（2）移液：用移液管吸取溶液之前，必须用少量待吸溶液荡洗内壁 2～
3 次，以保证溶液吸取后的浓度不变。被移取溶液一般倒入已用该液荡洗过
的小烧杯中。吸取时，右手拇指及中指拿住环形标线以上部位，使移液管
伸入容器中至液面下约 1 cm 处，以免外壁粘有溶液过多；也不应伸入太少，

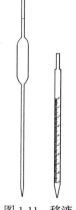

图 1-11　移液
管和吸量管

以免液面下降时吸入空气，如图 1-12（1）所示。左手拿洗耳球，先用手指捏挤排除内部
空气，然后将球的尖端接在管口上，慢慢松开左手使溶液吸入管内。移液管要随容器内溶
液液面下降而下降，当液体上升到环形刻度以上时，移去洗耳球，立即用右手食指紧按管
口，将移液管移出液面，左手改拿盛溶液的烧杯，烧杯倾斜约 45°，右手垂直地拿住移液
管使管尖紧靠液面以上的烧杯壁，用拇指和食指微微旋转移液管，食指轻微减压，直至液
面缓缓下降至与标线相切时再次按紧管口，使溶液不再流出。把移液管插入承接溶液的器
皿中，管的下端靠在器皿内壁，此时移液管应竖直，倾斜容器使它的内壁与移液管的尖端
相接触，松开食指让溶液自然流下，如图 1-12（2）所示，待液面下降到管尖，再停 15 s，
取出移液管，不可把残留在管尖的溶液吹出，此残留体积在移液管出厂时已校正。

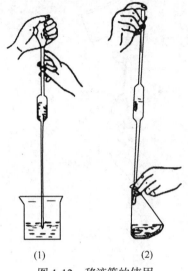

图 1-12　移液管的使用

吸量管用于吸取所需不同体积的溶液,常用的吸量管有 0.1～10 mL 等规格。吸量管的使用方法与移液管大致相同。实验中,要尽量使用同一支吸量管,以免带来误差。在同一实验中,应尽可能使用吸量管的同一部分。吸量管所量取的液体体积是管内液面最高刻度与放出液体后液面的最低刻度之差。

若移液管或吸量管上标有"吹"字样,就必须将残留在尖端部位的最后一滴溶液吹入接收容器内。吸量管上常标有"吹"字,特别是 1 mL 以下的吸量管更是如此,管尖的溶液必须吹出。

4. 滴定管　滴定管是在滴定过程中,用于准确计量滴定溶液体积的量器,是具有准确刻度、内径均匀的细长玻璃管。滴定管分为酸式和碱式两种(见图 1-13)。酸式滴定管的刻度管和下端玻璃尖嘴管之间通过玻璃活塞相连接,用于盛装酸性或氧化性溶液。碱式滴定管的刻度管和下端玻璃尖嘴管通过橡皮管连接,由放在橡皮管中玻璃球来控制溶液流速。碱式滴定管仅用于盛装碱性或中性(非氧化性)溶液。滴定管常用规格有 5 mL、10 mL、25 mL、50 mL 等,最小分度值为 0.1 mL,读数可估计到 0.01 mL。

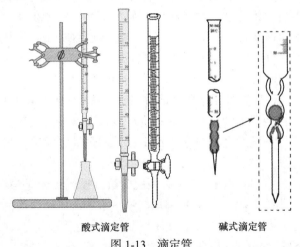

酸式滴定管　　　　　碱式滴定管

图 1-13　滴定管

(1)洗涤:滴定管必须洗净至管壁完全被水润湿不挂水珠,否则影响液体体积测量的准确性。

用自来水冲洗滴定管,用特制的滴定管软毛刷蘸洗涤剂水刷洗,如果此法仍不能洗净,可用 10 mL 洗液润洗滴定管内壁或浸泡 15 min,将洗液倒回洗液瓶中,用水将滴定管冲洗干净。用洗液洗碱式滴定管时,先去掉橡皮管,将滴定管倒置于洗液中,用洗耳球将洗液吸入滴定管,然后移去洗耳球,立即用右手食指按住管口,将滴定管平放并旋转,让洗液浸润滴定管内壁,稍等几分钟,将残留洗液控入洗液瓶,然后用水冲洗干净。

(2)涂油:酸式滴定管在使用前必须将滴定管平放在实验台上,取下活塞,用滤纸将活塞和活塞窝擦干,然后在活塞两头涂上一层薄薄的凡士林,注意不要把凡士林涂在活塞孔的那一面，以免造成堵塞。将涂好油的活塞插进活塞窝，向同一方向旋转活塞柄，直到活塞和活塞窝接触处全部透明为止。涂好油的酸式滴定管活塞与塞套应密合不漏水，并且转动灵活。可在活塞小头上套上一橡皮圈或活塞上绕橡皮筋以防活塞脱落。碱式滴定管要检查玻璃珠的大小与橡皮管粗细是否匹配，即是否漏水，能否灵活控制液滴。

（3）检漏：检查滴定管是否漏水时，可将滴定管内装水至"0"刻度左右，并夹在滴定管架上，观察活塞边缘和管尖有无水渗出。将活塞旋转180°，再观察一次，如无渗水现象，即可使用。

（4）装液：用蒸馏水洗净的滴定管再用待装溶液洗涤三次，用量依次为10 mL、5 mL、5 mL。荡洗时两手平端滴定管慢慢旋转，让溶液遍及全管内壁，然后从两端放出。荡洗完毕，装入滴定液至"0"刻度以上，检查活塞下端玻璃管内（或橡皮管内）有无气泡。如有气泡，将其排出。排气泡时，酸式滴定管用右手拿住滴定管使它倾斜30°，左手迅速打开活塞，使溶液快速冲出而将气泡赶出。如还难以排除气泡，在排气泡时同时转动滴定管排除气泡。碱式滴定管可将橡皮管上方的橡皮管弯曲，挤捏玻璃珠的稍上方，使溶液从尖端流出，气泡即可排出（见图1-14）。

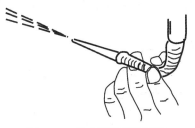

（5）读数：对于常量滴定管，读数应读到小数点后第二位。为了减少读数误差，滴定管应垂直，注入或放出溶液后应静置1 min左右再读数。

每次滴定前应将液面调节在"0"刻度或稍下位置，并注意检查管内有无气泡存在。滴定后还需观察管内壁是否挂有液珠，不挂液珠即可读数。

图1-14　碱式滴定管排气泡

读数时视线应与所读液面处于同一水平面上，对于无色（或浅色）溶液应读取溶液弯月面最低点处所对应的刻度，如图1-15（1）所示。对于颜色较深的溶液应读取弯月面上沿对应的刻度，如图1-15（2）所示。

（6）滴定：滴定时须去掉滴定管尖端悬挂的残余液滴，读取初读数，立即将滴定管尖端插入锥形瓶口（或烧杯）内约1 cm，如图1-16（1）、（2）所示。滴定管放在烧杯的左后方但不要靠杯壁（或锥形瓶壁）。

使用酸式滴定管时，左手握滴定管，无名指和小指向手心内弯曲，轻轻贴住出口部分，用其余三指控制活塞的转动。但应注意，不要向外用力，以免推出旋塞造成漏液，应使旋塞有一点手心的回力，如图1-16（1）所示。

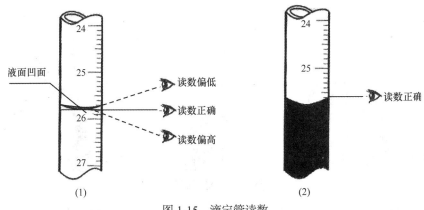

图1-15　滴定管读数

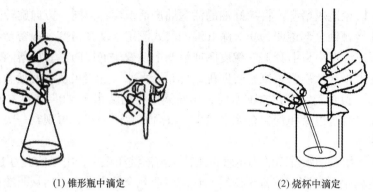

(1) 锥形瓶中滴定   (2) 烧杯中滴定

图 1-16 滴定操作

使用碱式滴定管时，仍以左手握管，拇指在前，食指在后，其余三指辅助夹住出口管。用拇指和食指向侧面挤压玻璃珠偏上方的橡皮管，使溶液从玻璃珠与橡皮管形成的缝隙间流出。不可挤压玻璃珠下方的橡皮管，以免空气进入形成气泡而影响读数的准确性。若在烧杯中进行滴定，左手拿玻璃棒顺着一个方向充分搅拌溶液。在锥形瓶内滴定时，用右手拿住锥形瓶，使溶液单方向不断旋转如图 1-17。

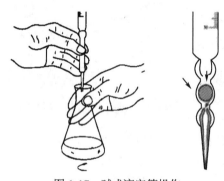

图 1-17 碱式滴定管操作

无论使用哪种滴定管都必须掌握不同的加液速度，即开始时连续滴加（不超过 $1.0\ mL \cdot min^{-1}$），接近终点时，改为每加一滴摇几下（或搅匀），最后每加半滴摇匀（或搅匀）。用锥形瓶加半滴溶液时，应使悬挂在滴定管口的半滴溶液沿器壁流入瓶内（烧杯中滴定可用玻璃棒碰接液滴法），并用蒸馏水冲洗瓶颈内壁，直至终点到达为止。

实验完毕，将滴定管中的剩余溶液倒出，洗净后倒置或装满蒸馏水再盖上滴定管盖备用。

（四）加热与冷却

通常的加热方法可分为直接加热（见图 1-18）和间接加热两种。加热器有电炉、电加热套、马弗炉或酒精灯、燃气灯等。也可使用微波加热，在使用前一定要认真阅读使用说明书，注意安全。

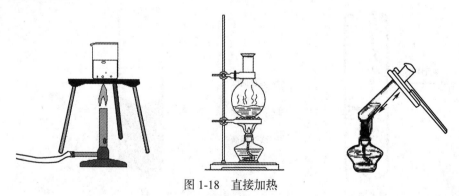

图 1-18 直接加热

1. 直接加热 加热前，须擦干容器如试管、烧瓶等外壁。一般容器中的被加热液体不要超过容量的 1/2，试管中的不要超过容量的 1/3，防止加热时液体外溅。烧杯和烧瓶直接加热时，应在容器与火焰之间加隔石棉网，避免容器骤热而破裂。加热试管中液体时，用试管夹夹住试管口上端 1/3 处，试管稍倾斜，管口向上，管口对无人处。宜用小火，先加热液体中上部，再往下移，并不时来回移动或振荡试管，使试管内液体受热均匀，谨防液体汽化时暴沸，液体喷出。加热带有沉淀的溶液时，更要注意受热均匀。

为了使物质脱水、分解或除去挥发性杂质，需高温加热固体时，应把固体放在坩埚或瓷舟内进行灼烧。夹取处在高温下的坩埚、瓷舟时，须用坩埚钳。灼热的物体不可以直接放在实验台上，应放在石棉网上。

2. 间接加热　根据被加热的物质不同，可选用空气浴、水浴、油浴、砂浴等。将装有被加热物质的容器置于空气、水（或油、砂）中，借空气、水、油、砂的温度来间接加热。易燃的物质如乙醇、乙醚等低沸点的有机物必须采用热浴间接加热法。

热浴加热均匀，常用的有六类：

（1）空气浴：利用加热器（如可调电炉、电加热套）控制局部空气温度来加热。采用空气浴加热的液体的沸点一般在 80℃ 以上。回流低沸点易燃的液体或减压蒸馏情况下不能用空气浴加热。电热套主要用于不能使用明火加热时的加热，要使反应瓶的外壁与加热器的内壁保持 1 cm 左右的距离，以便利用空气传热和防止局部过热等。

（2）水浴：需 80℃ 以下加热时，可将容器浸入水浴中加热并保持所需温度（水面要略高于容器内待加热物液面，勿使容器触及水浴底部）。需 80～100℃ 加热，可用沸水浴或水蒸气浴。

（3）油浴：在 100～250℃ 间加热可用油浴。甘油：100～150℃；石蜡（油）：小于 220℃；硅油：小于 250℃。

（4）酸浴：在 250～270℃ 间加热可用浓硫酸浴。

（5）砂浴：需加热到数百度以上时往往使用砂浴。将清洁而又干燥的细砂平铺在铁盘上，盛有液体的容器埋入砂中，在铁盘下加热。砂对热的传导能力差而散热快，故容器底部与砂浴接触处的砂层要薄些，使易受热；容器周围与砂浴接触处的砂层要厚些，使不易散热。

（6）盐浴：当物质需用高温加热时也可以使用熔融的盐加热。等重量的硝酸钠和硝酸钾混合物：<700℃；40%亚硝酸钠溶液、7%硝酸钠溶液和 53%硝酸钾溶液的混合物：150～500℃。使用盐浴应小心，防止其溢出或飞溅而触及皮肤引起烧伤。此外，还有盐水浴、金属浴等。

3. 冷却　在化学实验中，有时需要采取降温冷却的方法来完成实验（如一些放热反应的控温、低温操作等）。根据具体实验内容和要求选择降温冷却的方法。通常就是将盛有需冷却物质的容器浸入冷却剂中，通过器壁的传热作用来达到冷却降温的目的。实验中若有气体需冷却，则一定要使用冷却（凝）装置。

水是最常用的冷却剂之一。冷却水的温度依季节不同而异，通常要求在 15～35℃ 以下。空气也可用作冷却剂，其来源充足，但传热系数很小，所需传热设备尺寸较大。除水和空气外，实验中常用的冷却剂见表 1-3。

此外，用低温恒温反应浴（又称为低温恒温槽、低温浴槽等）进行低温实验，可代替干冰等作低温反应，或为相关试验设备提供低温条件。有些低温恒温槽在恒温槽底部装有磁力搅拌器，磁力搅拌器工作时，可以使低温恒温槽浴槽内介质溶液流动，以达到低温浴槽内温度更均匀、温度控制更精确的效果，同时还可以使受试液体在聚四氟搅拌子的搅拌下流动，使受试溶液温度更均匀，反应更充分。有些还在设备内增设循环泵，实现低温冷却液循环泵的效果，达到一机多用的目的。

表1-3 常用冷却剂的组成及冷却温度

冷却剂组成	冷却温度/℃	冷却剂组成	冷却温度/℃
冰-水（或碎冰）	0	干冰-乙腈	−75
食盐-冰（1∶3）	−20	干冰-丙酮	−78
液氨	−33	干冰-乙醚	−100
六水氯化钙-冰（10∶8）	−50（−20～−40）	液氨-乙醚	−116
干冰-四氯化碳	−55（左右）	液氮	−196
干冰-乙醇腈	−72	液氦	−269

（五）固体的溶解

固体物质的溶解可根据物质的多少分别在烧杯、试管中进行。若被溶解的物质固体颗粒较大时，可在溶解前放入研钵中研细，再移入容器中溶解。为加速溶解，可辅以搅拌、加热等方法。

加热时，应根据被溶解物的性质控制加热温度。搅拌液体时，应使玻璃棒在液体中均匀旋转，不要用力过大，不要碰击容器，以免碰破容器。

（六）蒸发与浓缩

当需要物质从稀溶液中结晶析出时，常进行蒸发、浓缩操作（见图 1-19）。蒸发通常在蒸发皿中进行。溶液在蒸发前应过滤除去不溶性杂质，然后将溶液移至蒸发皿中，溶液的量不超过蒸发皿的 2/3。当物质的热稳定性较好时，可把蒸发皿放在石棉网上直接加热，用玻璃棒不断搅动液体。当蒸发皿内的液体较少且析出固体颗粒时，说明蒸发接近完毕，应停止加热，利用余热继续蒸发，以免固体物质受热溅出。最安全可靠的蒸发是在快干时，将蒸发皿移至水浴上加热，使温度不超过 100℃，这样蒸发皿中的固体就不会因过热而四处飞溅。随着蒸发、浓缩的进行，可以有晶体不断析出，如冷却降温会加快析出晶体。

如果溶剂是易燃的，一定要用水浴等间接加热，不能直接加热，蒸发时要特别小心。

蒸发皿能耐高温，加热时用三脚架或铁架台固定。但加热后不能骤冷，以防止破裂，需要用坩埚钳移动蒸发皿。不能直接放到实验桌上，应放在石棉网上，以免烫坏实验桌。液体量多时可直接加热，量少或黏稠液体要垫石棉网或放在泥三角上加热。

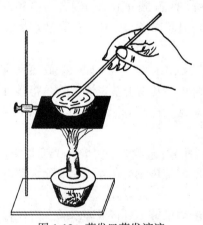

图 1-19 蒸发皿蒸发溶液

（七）回流与搅拌

1. 回流 化学实验中常用的回流装置如图 1-20 所示。图 1-20（1）是普通回流装置。图 1-20（2）是可以防潮的回流装置，球形冷凝管顶端带有干燥管。图 1-20（3）为能够吸收反应中生成的气体的回流装置，适用于回流时有水溶性气体（如 HCl、HBr、SO_2 等）产生的实验。图 1-20（4）为回流时可以同时滴加液体的装置。图 1-20

（5）为回流时可以同时测温和滴加液体的装置。回流加热前应先加入沸石，根据瓶内液体的沸腾温度，可选用水浴、油浴、砂浴、盐浴或石棉网直接加热等方式。回流的速度应控制在液体蒸气浸润不超过二个球为宜。

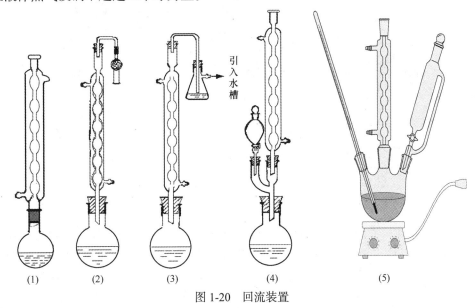

图 1-20　回流装置

　　2. 搅拌　当反应在均相溶液中进行时一般可以不要搅拌，因为加热时溶液存在一定程度的对流，从而保持液体各部分均匀地受热。如果是非均相反应或反应物之一系逐滴滴加时，为了尽可能使其迅速均匀地混合，以避免因局部过浓过热而导致其他副反应发生或有机物的分解，需进行搅拌操作；有时反应物是固体，如不搅拌将影响反应顺利进行，在这种情况下也应进行搅拌操作；在许多合成实验中若使用搅拌装置，不但可以较好地控制反应温度，同时也能缩短反应时间和提高产率。

　　常用的搅拌装置见图 1-21。图 1-21（1）、（3）是可同时进行搅拌、回流和测温的普通反应装置。图 1-21（2）、（4）是可同时进行搅拌、回流和自滴液漏斗加入液体物料的反应装置。图 1-21（5）的装置既能进行搅拌、回流还能同时加料和测温。

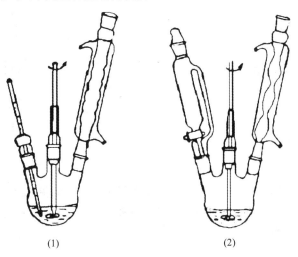

(1)　　　　　　　　　　(2)

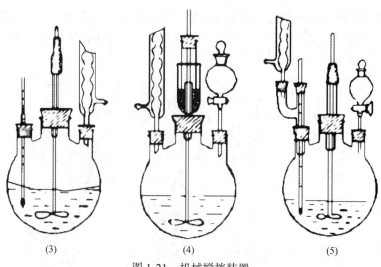

图 1-21　机械搅拌装置

　　图 1-21 中的搅拌器采用了简易密封装置或液封装置。在加热回流情况下进行搅拌可避免蒸气或生成的气体直接通至大气中。简易密封搅拌装置制作方法（以 250 mL 三颈瓶为例）：在 250 mL 三颈瓶的中口配置软木塞，打孔（孔洞必须垂直且位于软木塞中央），插入长 6～7 cm、内径较搅棒略粗的玻璃管。取一段长约 2 cm 内径与搅棒紧密接触、弹性较好的橡皮管套于玻璃管上端。然后自该管下端插入已制好的搅棒。这样，固定在玻管上端的橡皮管因与搅棒紧密接触而达到了密封的效果。在搅棒和橡皮管之间滴入少量甘油，对搅拌可起润滑和密封作用。搅棒的上端用橡皮管与固定在中口软木塞上的一短玻璃管连接以保持密封状态，下端接近三颈瓶底部，但不要相碰。这种简易密封装置（见图 1-22）在一般减压（1.4 kPa）时也可使用。另一种密封装置为液封装置（见图 1-23），可用惰性液体（如液体石蜡）进行密封，不易漏气，可用于有毒性气体产生的反应。

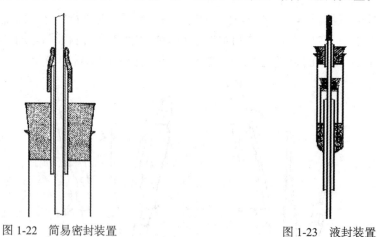

　　图 1-22　简易密封装置　　　　　　　　图 1-23　液封装置

　　搅拌所用的搅拌棒通常由玻璃棒制成，式样很多，常用的见图 1-24。其中（1）、（2）两种可以方便地用玻璃棒弯制。（3）、（4）较难制，其优点是可以伸入狭颈的瓶中，且搅拌效果较好。（5）为筒形搅拌棒，适用于两相不混溶的体系，其优点是搅拌平稳，搅拌效果好。

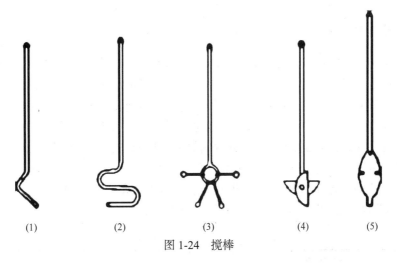

(1)　　　　(2)　　　　(3)　　　　(4)　　　　(5)

图 1-24 搅棒

在有些实验中还要用到磁力搅拌器。其由一根以玻璃或塑料密封的软铁搅拌子和一个可旋转的磁铁组成。将软铁投入盛有欲搅拌的反应物容器中，将容器置于内有旋转磁场的搅拌器托盘上，接通电源，由于内部磁场不断旋转变化，容器内搅拌子亦随之旋转，达到搅拌的目的。一般的磁力搅拌器（如 681 型磁力搅拌器）都有控制磁铁转速的旋钮及可控制温度的加热装置。

（八）气体吸收

图 1-25 为气体吸收装置，用于吸收反应过程中生成的水溶性和有刺激性的气体（例如 HCl、SO_2 等）。其中图 1-25（1）和（2）可作少量气体的吸收装置。装置（1）中的玻璃漏斗应略微倾斜使漏斗口一半在水中，一半在水面上。这样，既能防止气体逸出，亦可防止水被倒吸至反应瓶中。若反应过程中有大量气体生成或气体逸出很快时可使用装置（3），水（可利用冷凝管流出的水）自上端流入抽滤瓶中，在恒定的平面上溢出。粗的玻璃管恰好伸进水面被水封住以防止气体逸入大气中。图中的粗玻璃管也可用 Y 形管代替。

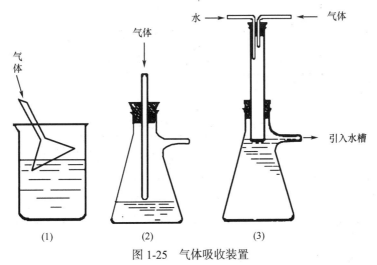

(1)　　　　(2)　　　　(3)

图 1-25 气体吸收装置

（九）固体的干燥

最常见的干燥方法就是自然干燥，既简便又经济。那些遇热易分解的物质或附有易燃、易挥发溶剂的晶体用此方法最合适。另一种干燥方法就是加热干燥。对于热稳定的固体可以直接放在烘箱中烘干，但应控制温度，防止过热、焦糊和熔融，以免固体分解，必要时可以放在恒温真空干燥箱中进行。易燃易爆物质不宜采用加热干燥的方法。某些易吸水潮解或需要长时间保持干燥的固体在干燥后应放在干燥器中保存，但要注意经常更换干燥剂。干燥剂分两类：无机干燥剂和分子筛。

常用的无机干燥剂有无水 $CaCl_2$、变色硅胶、P_2O_5、MgO、Al_2O_3 和浓 H_2SO_4 等。干燥剂的性能以能除去产品中水分的效率来衡量（见表1-4）。

表1-4　一些无机干燥剂的相对效率

干燥剂种类	残余水*（μg/L）
$Mg（ClO_4）_2$	~1.0
BaO（96.22%）	2.8
Al_2O_3（无水）	2.9
P_2O_5	3.5
分子筛 5A（Linde）	3.9
$LiClO_4$（无水）	13
变色硅胶**	70
$NaOH$（91%）（碱石棉剂）	93
$CaCl_2$（无水）	13.7
$NaOH$	~500
CaO	656

* 残余水是将湿的含 N_2 气体，通过干燥剂上吸附，以一定方法称重得到的结果。

** 变色硅胶是含有 $CoCl_2$ 盐的二氧化硅凝胶，吸水后变红，烘干变蓝后可重复使用。其变色原理为：

$$CoCl_2 \cdot 6H_2O \xrightleftharpoons{52.25℃} CoCl_2 \cdot 2H_2O \xrightleftharpoons{90℃} CoCl_2 \cdot H_2O \xrightleftharpoons{120℃} CoCl_2$$
$$\text{粉红} \qquad \text{紫红} \qquad \text{蓝紫} \qquad \text{蓝}$$

分子筛种类很多，目前作为商品出售和广泛应用的是 A 型、X 型和 Y 型（见表1-5）。用分子筛干燥后的气体中含水量一般小于 10 ppm。它还适合于许多气体（如：空气、天然气、氢、氧、乙炔、二氧化碳、硫化氢等气体）和有机溶剂（如：苯、乙醚、丙酮、四氯化碳等）的干燥。

表1-5　各类分子筛的化学组成

类型	孔径（Å）	化学组成	水吸附量%
A 型：3A（钾 A 型）	3.0	（$0.75K_2O$, $0.25Na_2O$）+Al_2O_3+$2SiO_2$	25.0
A 型：4A（钠 A 型）	4.0	Na_2O+Al_2O_3+$2SiO_2$	27.5
X 型：13X（钠 X 型）	10.0	Na_2O+Al_2O_3+（2.5 ± 0.5）SiO_2	39.5
Y 型	10.0	Na_2O+Al_2O_3+（$3\sim6$）SiO_2	35.2

（十）分光光度法

1. 溶液的吸光度　当一束波长一定的单色光照射均匀有色溶液时，有一部分光被有色溶液吸收，一部分光透过。溶液对光的吸收除与溶液的本性有关外，还与入射光的波长、溶液浓度、液层厚度及温度等因素有关。

对光的吸收和透射程度，一种是用透射率 T 表示，它是透射光的强度 I_t 与入射光的强度 I_0 之比，即 $T = I_t/I_0$。另一种是用吸光度 A 表示，它是透光率的负常用对数，即 $A = -\lg T = \lg(I_0/I_t)$。

A 值大表示光被有色溶液吸收的程度大，反之，A 值小表示光被有色溶液吸收的程度小。

设 c 为溶液的物质的量浓度（$mol \cdot L^{-1}$），b 为液层的厚度（cm），则吸光度 A 与 c、b 间的关系符合 Lambert-Beer 定律，即：$A = \varepsilon bc$，式中 ε 是摩尔吸光系数（$L \cdot mol^{-1} \cdot cm^{-1}$），其数值和入射光的波长、溶液的本性、溶液的组成量度的表示方法及温度有关。若波长、温度及比色皿厚度一定，则吸光度只与有色溶液的物质的量浓度成正比。

吸光度的测定使用分光光度计。常见的为 721 型分光光度计和 722 型分光光度计。

2. 721 型分光光度计的构造及使用

（1）721 型分光光度计的构造：721 型分光光度计是在可见光范围内（360～800 nm）进行分光光度分析的常用仪器，其光学系统结构如图 1-26 所示。721 型分光光度计的构造见图 1-27。

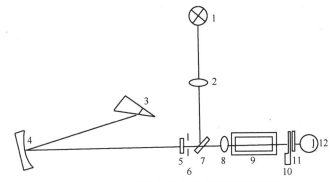

图 1-26　721 型分光光度计光学系统示意图

1. 光源灯（12V、25W）　2. 聚光透镜　3. 色散棱镜　4. 准直镜　5. 保护玻璃
6. 狭缝　7. 反射镜　8. 聚光透镜　9. 比色皿　10. 光门　11. 保护玻璃　12. 光电管

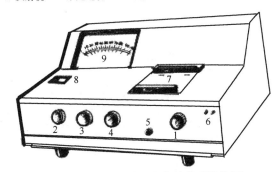

图 1-27　721 型分光光度计外形结构图

1. 灵敏度档　2. 波长调节器　3. 调"0"电位器　4. 光量调节器
5. 比色皿座架拉杆　6. 电源开关　7. 比色皿暗箱　8. 波长读数表头　9. 吸光度读数表头

（2）使用方法

1）接通电源，打开电源开关，指示灯亮。打开比色皿暗箱盖，调节"0"电位器使电表指针处于"0"的位置。

2）转动波长选择开关，选择需要的单色光波长。放大器灵敏度有五档，其选择原则是保证使空白档调到"100%"的情况下，尽可能采用灵敏度较低档，这样仪器的稳定性好。

3）将盛有空白液的比色皿置于比色皿架中，然后将比色皿暗箱盖合上，让空白液比色皿处于光路位置，使光电管受光，旋转调"100%"的光量调节器使电表指针到满刻度附近，打开比色皿暗箱盖，仪器预热约 20 min。然后连续几次调正"0"和"100%"，仪器即可进行测定工作。

4）洗净比色皿，并用待测溶液润洗三次，然后将待测液注入比色皿（一般装至容器的三分之二处），用吸水纸擦拭干净，按适当顺序置于比色皿架中，盖好暗箱盖。

5）轻轻拉动比色皿座架拉杆，使待测溶液进入光路，此时表头指针所示即为该溶液的吸光度 A。

6）测完后，切断电源，开关应拨在"关"的位置，将比色皿取出洗净，并将比色皿座架及暗箱用软纸擦净。

（3）仪器使用注意事项

1）为防光电管暗盒受潮造成放大器不稳而使电表抖动，仪器底部干燥剂一旦变色应立即换新或烘干。

2）拿比色皿时，手指只能捏住比色皿的毛玻璃面，不要碰比色皿的透光面，以免沾污。

3）测定待测液吸光度时，一定要用待测液润洗比色皿内壁 2～3 次，以免改变有色溶液的浓度。另外，在测定一系列溶液的吸光度时，通常都是按从稀到浓的顺序测定，以减小测量误差。

4）在实际分析工作中，通常根据溶液浓度的大小，选用液层厚度不同的比色皿，使溶液的吸光度控制在 0.2～0.7，以保证测试结果的准确度。

3. 722 型分光光度计的构造及使用 722 型数显分光光度计是在可见光范围内（360～800 nm）进行分光光度分析的常用仪器，其光学系统结构类似图 1-26，不同之处主要在于内部单色器用的是光栅，读数为数字显示。下面介绍两种外形结构不同的 722 型分光光度计及其使用方法。

（1）722 型分光光度计（甲）的构造及使用：722 型分光光度计（甲）的构造见图 1-28。使用方法如下：

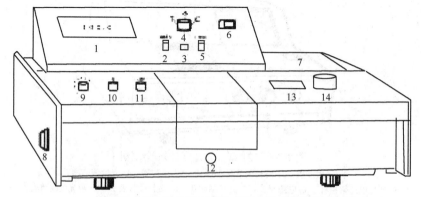

图 1-28　722 型分光光度计（甲）外形结构图

1. 数字显示器　2. 吸收比调零旋钮　3. 吸收比调斜率电位器　4. 选择开关
5. 浓度旋钮　6. 电源开关　7. 光源室　8. 干燥器　9. 灵敏度调节旋钮
10. "0"旋钮　11. "100"旋钮　12. 试样架拉手　13. 波长刻度窗　14. 波长手轮

1）将灵敏度旋钮调置"1"挡，此时放大倍率最小。

2）将选择开关置于"T"，开启电源预热 20 min。

3）轻轻打开试样室门（光门自动关闭），调节"0"旋钮，使数字显示为"00.0"。

4）转动波长选择开关，选择需要的单色光波长。

5）将盛有空白液的比色皿置于比色皿架中，然后将暗箱盖轻轻合上，让盛有空白液的比色皿处于光路位置，使光电管受光，旋转调"100%"旋钮使数字显示为"100.0"，打开比色皿暗箱盖。然后连续几次调正"0"和"100%"，仪器即可进行测定工作。

6）将被测溶液置于光路中，数显表上显示被测溶液的透射比（T）值。

7）吸光度 A 的测量，按操作"5）"，调整仪器的"00.0"和"100.0"，将选择开关置于 A，旋动吸收比调零旋钮，使数字显示为"00.0"，然后移入被测溶液，显示值即为被测溶液的吸光度值。

8）浓度 c 的测量，按操作"5）"，调整仪器的"00.0"和"100.0"，将选择开关置于 C，将已标定浓度的溶液移入光路，调节浓度旋钮，使得数字显示为标定值，将被测溶液移入光路，即可读出相应的浓度值。

（2）722 型分光光度计（乙）的构造及使用：722 型分光光度计（乙）的构造见图 1-29。使用方法如下：

1）仪器开关置关，打开吸收室盖，接通电源，打开仪器开关，预热 5～10 min。

2）用波长选择旋钮选择相应的波长。

3）将盛有空白溶液和待测溶液的比色皿放入架内，令其光滑面对准光路。

4）按动 A/T/C/F 键，光标切换到 T 状态。

5）将空白溶液推入光路，用▼/0%键调至显示屏显示 0.000。关闭吸收室盖。

6）用▲/100%键调至显示屏显示 100.0。按动 A/T/C/F 键，光标切换到 A 状态显示 0.000。

7）将待测溶液依次推入光路，分别读出吸光度 A。测定间隙，及时打开吸收室盖。

8）根据溶液浓度的大小，选用不同液层厚度的比色皿，使 A 在 0.2～0.7 之间，测量误差最小。

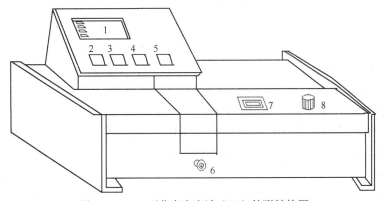

图 1-29　722 型分光光度计（乙）外形结构图
1. 数字显示器　2. A/T/C/F 键　3. SD 键　4. ▼/0%键
5. ▲/100%键　6. 样品架拉杆　7. 波长刻度窗　8. 波长选择旋钮

四、实验预习与文献资源

（一）实验预习

化学实验课与理论课不同，它的特点是同学们在教师的指导下自己动手，独立完成实验任务。实验预习是化学实验的重要环节。学生在实验前必须认真预习，以做到实验前心中有数、科学安排时间和顺序。

预习的重点可以放在以下几个方面：

（1）实验名称、目的、原理（涉及哪些基础理论、基本反应、主要技术和方法）。

（2）主要试剂和产物的理化性质，所用仪器型号、参数，实验装置草图。

（3）简明实验步骤（特别是仪器的操作要领）、实验注意事项。

（4）对于合成实验应计算理论产量，提出粗产物的分离纯化方法，给出可能出现的问题解决方案。

预习时除了阅读教材外，经常需要查阅有关的化学文献。

（二）化学文献

化学文献是关于化学及其相关领域在理论、实验与应用方面研究成果的文字著述和信息报道的总称。传统的化学文献以书刊为主，都是印刷品。随着记录手段的进步，相继出现了缩微型、声像型和计算机可读型等多种形式的化学文献。

1. 工具书 如《化工词典》、*Lange's Handbook of chemistry*（《兰氏化学手册》）、《溶剂手册》、《试剂手册》、《英汉精细化学品辞典》、《英汉汉英化学化工大词典》、*Dictionary of Organic Compounds*（《有机化学词典》）、*Aldrich Catalog Handbook of Fine Chemicals*（《精细化学品手册》）、*The Sadtler Standard Spectra Collections*《Sadtler 标准光谱图集》。

2. 参考书 除了相关的化学实验教材外，主要参考书还有：*Chemical Review*（《化学综述》）、*Purification of Laboratory Chemicals*（《实验室化学品的纯化》）、*Mellor's Comprehensive Treatise on Inorganic and Theoretical Chemistry*（《无机和理论化学总论》）、*Encyclopedia of Chemical Reactions*（《化学反应大全》）、*Organic Synthesis*（《有机合成》）、*Reagent for Organic Synthesis*（《有机合成试剂》）、（《无机合成与制备化学》）、（《无机合成化学》）、（《有机制备化学手册》）、（《有机合成事典》）。

3. 化学文摘 化学文摘（Chemical Abstracts，简称 CA）是世界最大的化学文摘库，也是目前世界上应用最广泛，最为重要的化学、化工及相关学科的检索工具。属于二级文献（二次文献），它是将大量分散、零乱、无序的一次文献进行整理、浓缩、提炼，并按照一定的逻辑顺序和科学体系加以编排存储，使之系统化，以便于检索利用。二级文献具有明显的汇集性、系统性和可检索性，它汇集的不是一级文献本身，而是某个特定范围的一级文献线索。它的重要性在于使查找一级文献所花费的时间大大减少。二级文献是查新工作中检索文献所利用的主要工具。其主要类型有目录、索引和文摘等。CA 创刊于 1907 年，由美国化学协会化学文摘社 CAS 编辑出版，CA 报道的内容几乎涉及了化学家感兴趣的所有领域，其中除包括无机化学、有机化学、分析化学、物理化学、高分子化学外，还包括冶金学、地球化学、药物学、毒物学、环境化学、生物学以及物理学等诸多学科领域。CA 收藏信息量大，收录范围广。期刊收录多达 9000 余种，另外还包括来自 47 个国家和 3 个国际性专利组织的专利说明书、评论、技术报告、专题论文、会议录、讨论会文集等，涉及世界 200 多个国家和地区 60 多种文字的文献。到目前为止，CA 已收文献量占全世界化工化学总文献量的 98%。其网络版 SciFinder，使人们轻点鼠标就可进入全世界最大的化学信息数据库 CAPLUS，从世界各地的数百万的专利和科研文章中获取最新的技术和信息。可分别从 Chemical Substance or Reaction、Research Topic、Author Name、Document Identifier、Company Name / Organization 等不同角度获取文献信息、物质信息、反应信息；从目次浏览（Browse Table of Contents）可以浏览所选定的期刊目次；此外，还可查阅重要的化学药品管理资讯、化学药品目录资讯、链接互联网、一个步骤查寻化学文摘号（CAN）或者专利号、通过化学结构和化学反应来查询，利用 SciFinder 可获取与研究课题相关的额外资讯：引用文献、核心化合物、链接 eScience 网站。

4. 原始文献 原始文献是人们直接以自己的生产、科研、社会活动等实践经验为依据生产出来的文献，也常被称为一级文献或一次文献，其所记载的知识信息比较新颖、具体、详尽。一次文献在整个文献系统中是数量最大、种类最多、使用最广、影响最大的文献，如期刊论文、专利文献、科技报告、会议录、学位论文等等。这些文献具有创新性、实用性和学术性等明显特征，是科技查新工作中进行文献对比分析的主要依据。如：*Science*（《科学》）、*Nature*（《自然》）、*Journal of the American Chemical Society*（*J. Am.Chem. Soc.*，（《美国化学会志》），*Journal of the Chemical Society*（*J. Chem. Soc.*，《英国化学会志》），*Angewandte Chemie*，*International Edition*（《应用化学国际版》）、*Journal of Organic Chemistry*（《有机化学杂志》）、*Synthetic Communications*（《合成通讯》）、*Tetrahedron*（《四面体》）、*Tetrahedron Letters*（《四面体快报》）、《中国科学（化学专辑）》、《化学学报》、《高等学校化学学报》、《有机化学》、《化学通报》、《中国化学快报》、《大学化学》、《应用化学》、《化学试剂》、《化学世界》、《合成化学》等。

5. 网络文献 网络数据库信息量大、更新快、品种全，是查找化学化工文献的重要信息源。

（1）CNKI 数据库：该数据库（http：//www.cnki.net/）属于中国期刊网，是按月定期连续出版的大规模集成化、多功能电子学术期刊全文文献检索系统。检索方法如下：进入 CNKI 主页，在左侧一栏先选定检索字段，如"关键词"，然后在检索框中输入要检索的关键词（还可以进行相关设定，如限定年限、学科范围等）。检索完毕，结果将以题录的形式列出来，可以在检索结果中进行二次检索，其结果与使用高级检索相当（可以选择所需要的文章进行下载；安装 CAJ 专用浏览器即可阅读文章）。

（2）万方数据资源系统：该数据库（http：//www.wanfangdate.com.cn/）包括：科技信息子系统、数字化期刊子系统、商务信息子系统。以报道自然科学方面的信息为主，集中报道全国各"大学学报"中的论文和英文版期刊信息。它的检索方法因不同子系统而异，例如"数字化期刊子系统"，当你进入该主页后，可以"分类检索"、"关键词检索"进行检索。

（3）Springer-Link 数据库：该数据库（http：//springer.lib.tsinghua.edu.cn）是外文数据库，可阅读 400 多种电子期刊的全文数据，收录了化学、环境科学、生命科学等 11 个学科的期刊。其检索途径有两种，即 search 和 browse。

（4）Internet 化学化工资源导航系统：与化学化工专业搜索引擎一样，Internet 化学化工资源导航系统是查询网上化学化工信息的一条捷径。这类站点大多采用主题分类，用浏览的方法便可以得到所需的信息。如：中国国家科学数字图书馆化学门户（http://chemport.ipe.ac.cn/）、化学信息网 CHIN（http://www.chimweb.com.cn）、美国印地安纳大学化学信息综合网站（http://www.Indiana.edu.cheminfo/）、英国皇家化学会官方网站（http://www.themsoc.org）等。其中化学信息网 CHIN（Chemical Information Network）是网上化学专业信息资源和信息服务的门户网站。主要栏目包括化学相关的教学资源、化学数据库、化学化工会议信息、化学软件、专利信息、化学相关的实验室和研究小组等。

（5）Internet 免费化学化工资源

1）NIST WebBook：NIST WebBook（http://www.webbook.nist.gov）是对美国国家标准与技术研究所数据汇集进行访问的一个入口，可在线访问 NIST 标准参考数据计划编辑和发布的全部数据。内容包括 4000 多种有机和无机化合物的热化学数据，1300 多个反应的反应热，5000 多种化合物的红外光谱，8000 多种化合物的质谱，1 2000 多种化合物离子能量数据。可通过名称、分子式、CAS 登录号、相对分子质量、电离能或光子亲和力来查找化合物的各类数据。

2）危险化学药品数据库：该数据库（http://ull.chemistry.uakron.edu/erd/）可让用户通过关键词直接检索数据库中近 2000 种危险化学品的信息。关键词可以是名称、分子式及登录号等。

3）美国化学会期刊杂志：该数据库（http://pubs.acs.org/jounals/jrhome.htm/）提供 31 种英文化学期刊，可查到最新一期杂志的目录内容，并可以在线阅读一些期刊，能够反映美国化学会出版和发行的最新信息。

（三）预习报告

实验前要认真阅读教材，查阅有关化学文献，明确实验目的和要求，理解实验原理，掌握实验方案，初步了解仪器使用方法，并写好预习报告。预习报告主要内容有：实验名称、日期、实验目的、实验原理、化学反应式、仪器装置、简明实验步骤、可能出现的现象和问题、注意事项。撰写预习报告时要力求语言简练，充分运用通用符号如 g、mL、Δ、↑、↓等等；试剂名称可写成分子式；有些文字叙述可用装置图代替。

五、实验记录与实验报告

学生在进行实验时必须仔细观察，积极思考，实事求是且不间断地做好实验记录。记录观察的现象，测得的数据，特别是要记录下与预期不同的现象和问题。实验记录是科学实验工作的原始资料，记录内容包括试剂名称、规格、用量，实验方法和具体条件（温度、时间、仪器名称型号等），操作关键及注意事项，现象（正常的和异常的）、数据和结果等。实验中如发生错误或对实验结果有怀疑，应如实说明，必要时应重做，不应将不可靠的结果当作正确结果。

实验记录应及时、准确、如实、详尽、清楚。

"及时"是指在实验中将观察到的现象、结果、数据及时记录在记录本（或《实验指导》合适位置）上。回顾性的记录容易造成无意或有意的失真。

实验结果的记录不可掺杂任何主观因素，不能受现成资料及他人实验结果的影响。若出现"不正常"的现象，更应如实详尽记录。

表格式的记录方式简练而清楚，值得提倡使用。如无专用的记录本，可分项记录于《实验指导》中相应的操作项目之下。记录时字迹必须清楚，不提倡使用易于涂改及消退的笔、墨作原始记录。

做完实验后，应及时完成实验报告。实验报告是实验的总结，必须认真写出并及时上交。一般实验报告应包括：题目、日期、目的、实验原理、操作方法、实验结果、讨论。

目的要求、原理、操作等项目可简单扼要叙述（或在预习报告中书写），但实验条件、操作关键应根据实际情况书写清楚。实验结果应根据实验要求，将数据整理归纳、分析对比、计算，并尽量总结成图表，如曲线图对照表等；针对结果进行必要的说明、分析，并作出结论，如果与理论上预期的不相同，要分析原因。讨论部分可以包括对实验方法、结果、现象、误差等进行探讨、评论和分析，对实验设计的认识、体会和建议，对实验课的改进意见等，并尽可能地分析实验的成败关键所在。

第二章　化学物质的分离与纯化

自然界中可用的物质多数以混合物的形式存在，为了利用，常需要从混合物中将某物质分离出来。混合物或化学合成产物，要获得高纯度的产品，对最终成品要进行提纯和精制。特别是化学合成原料药，由于其纯度和质量直接关系到人的生命安全，要得到的高纯度药品，对最终成品及关键中间体必须进行提纯和精制。

要使溶液中固体与液体分离，常采用的方法有：倾滗（倾析）、过滤、离心分离。

液态混合物其分离纯化一般采用蒸馏的方法。根据待分离物组分和理化性质的不同，蒸馏可以分为简单蒸馏和精馏（分馏）；根据装置系统内的压力不同又可分成常压蒸馏（分馏）和减压蒸馏（分馏）。

固态混合物其分离纯化一般采用重结晶和升华的方法。

水蒸气蒸馏法也是分离和提纯液态或固态混合物的方法之一，尤其是在反应产物中有大量树脂状杂质的情况下，效果较一般蒸馏或重结晶为好。

萃取是指把某种物质从一相转移到另一相的过程，是提取、提纯或分离有机化合物的基本操作之一。它可以从固体或液体混合物中提取出所需要的物质——萃取（提取），也可以除去混合物中少量杂质——洗涤。

当化合物的理化性质十分相近，上述几种方法均不能达到理想的分离效果时，用色谱法和电泳法却可能得到满意的结果。

一、固液混合物的分离方法

要使固溶液混合物中固体与液体分离，可采用的方法有：倾滗（倾析）法、过滤法、离心法。

（一）倾析法

当沉淀的密度较大或结晶的颗粒较大时，静置后容易沉降至容器底部，可用倾析法（又称倾滗法）进行沉淀的分离和洗涤。具体操作如图 2-1 所示，把沉淀上部的溶液倾入另一容器内，而使沉淀与溶液分离。如需洗涤沉淀，往盛有沉淀的容器内加入少量洗涤液，将沉淀与洗涤液充分搅拌后，静置沉降，待沉淀沉降到容器的底部后，再用倾析法倾去洗涤液。如此重复操作 3 遍以上，即可把沉淀洗净。

（二）过滤法

过滤法是利用混合物各组分在同一溶剂中溶解度的差异，使不溶固体与溶液分离开来的一种方法。分离溶液与沉淀最常用的操作方法就是过滤法。当溶液和沉淀的混合物通过过滤器时，沉淀留在滤纸上，而溶液则

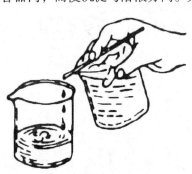

图 2-1　倾析法分离

通过过滤器而滤入接收的容器中，过滤所得的溶液叫作滤液。过滤方法共有 3 种：常压过滤、减压过滤和热过滤。

1. 常压过滤　此方法最为简便和常用，使用玻璃漏斗和滤纸进行过滤。按照滤纸孔隙的大小，滤纸可分为快速、中速和慢速 3 种，其中快速滤纸孔隙最大。过滤前，先把圆形滤纸或者方形滤纸折叠成 4 层（方形滤纸折叠后还要剪成扇形），展开成圆锥形，然后把三层厚的紧贴漏斗的外层撕去一小角，目的使滤纸和漏斗内壁更加密合，将滤纸放入漏斗内，滤纸边缘应低于漏斗的边缘，如图 2-2 所示。用少量的同种溶剂润湿滤纸，并使它紧贴在玻璃漏斗的内壁上，这时如果滤纸和漏斗壁之间有气泡，应该用手轻压滤纸，把气泡赶出。然后向漏斗中加溶剂至滤纸边缘，这时漏斗颈应该全部被溶剂充满，形成溶剂柱。如不形成溶剂柱，可以用手指堵住漏斗下口，稍稍掀起滤纸一边，用洗瓶向滤纸和漏斗的空隙处加溶剂，使漏斗充满溶剂，并且漏斗颈内气泡完全排出，压紧滤纸边，慢慢松开堵住出口的手指，此时溶剂柱即可形成。在全部过滤过程中，漏斗颈必须一直被液体所充满，这样才能迅速过滤。如仍不能形成溶剂柱，可能是漏斗形状不规范，滤纸未贴紧，或者漏斗颈油污，这时应重新处理。

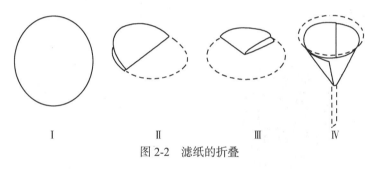

I　　　　　II　　　　　III　　　　　IV

图 2-2　滤纸的折叠

常压过滤的装置如图 2-3 所示。过滤操作需要注意，漏斗要放在漏斗架上或者铁圈上，调整漏斗架或者铁圈的高度，使漏斗颈端紧靠在接收容器的内壁上。过滤时，先转移溶液，后转移沉淀。转移溶液时，应把它滴在三层滤纸处并用玻璃棒引流，每次转移量不能超过滤纸高度的 2/3。如果沉淀需要洗涤，应待溶液转移完毕后，向盛着沉淀的容器中加入少量洗涤剂，然后用玻璃棒充分搅拌，静置放置一段时间，待沉淀沉降后，把上方溶液倒入漏斗，如此重复洗涤操作两三遍，最后再把沉淀转移到滤纸上。洗涤时应采取少量多次的原则，洗涤效率才高。

为了增大滤纸过滤有效表面积，加快过滤速度，在化学实验中还常用到折叠式滤纸（又称菊花形滤纸，详见"实验五　重结晶与粗品苯甲酸的提纯"）。

2. 减压过滤　减压过滤简称"抽滤"或"吸滤"，减压过滤可缩短过滤时间，并且可把沉淀抽得比较干燥，但它不适用于过滤胶状沉淀和颗粒太细的沉淀，因为胶状沉淀易穿透滤纸，颗粒太小的沉淀易在滤纸上形成一层密实的沉淀，溶液不易透过。减压过滤的装置如图 2-4 所示。利用循环水式真空泵抽真空，使吸滤瓶内压力减小，在布氏漏斗内的液面与吸滤瓶内造成一个压力差，因而加快了过滤速度。一般在连接真空泵和吸滤瓶之间安装一个安全瓶，

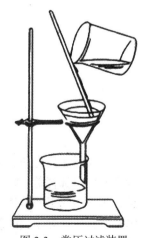

图 2-3　常压过滤装置

用以防止因突然关闭真空泵引起倒吸现象。

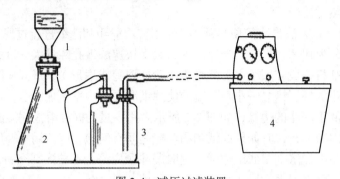

图 2-4　减压过滤装置
1. 布氏漏斗　2. 吸滤瓶　3. 安全瓶　4. 循环水式真空泵

3. 热过滤　当溶液中的溶质溶解度对温度极为敏感易结晶析出，而又不希望它在过滤过程中留在滤纸上，这时需要进行热过滤。过滤时可把短颈玻璃漏斗放在铜质（或其他金属制）的热漏斗中，使用短颈漏斗是为了避免过滤时溶液在漏斗颈内停留过久，散热降温，析出晶体使装置堵塞，如图 2-5 所示，热漏斗内装有热水并可随时用酒精灯加热热水，以维持溶液的温度。

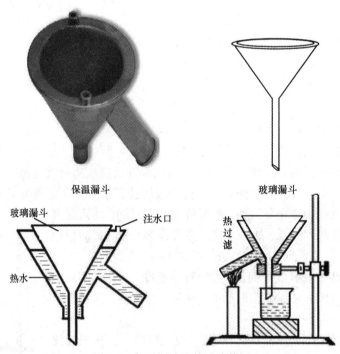

图 2-5　保温漏斗及热过滤装置

布氏漏斗为瓷质，漏斗上有很多小孔，过滤用的滤纸应比布氏漏斗的内径略小，但又能把瓷孔全部覆盖。将滤纸修剪到合适大小，放入布氏漏斗内，用少量的同种溶剂润湿滤纸，用干净的手或玻棒轻压滤纸除去缝隙，使滤纸贴在漏斗上。将漏斗放入吸滤瓶内，塞紧塞子，注意漏斗颈的斜切口应朝向抽滤瓶的抽气口。然后将各接口处接上橡皮管，检查布氏漏斗与抽滤瓶之间连接是否紧密，真空泵连接口是否漏气。打开真空泵开关，滤纸便紧贴在漏斗底部。如有缝隙或者气泡，一定要除去，然后开始过滤。过滤时一般先溶液，后转移沉淀或晶体。转移溶液时，用玻璃棒引导，倒入溶液的量不要超过漏斗总容量的 2/3。待溶液转移完毕再转移沉淀或者晶体，继续减压过滤，直至沉淀抽干。抽滤完毕，先拔掉抽滤瓶上的橡皮管，再关真空泵，防止倒吸，造成溶液的污染。用玻璃棒轻轻掀起滤纸边，取出滤纸和沉淀。滤液则由吸滤瓶上口倒出。在布氏漏斗上直接洗涤沉淀时，应关闭真空泵暂停抽滤，加入洗涤剂与沉淀充分接触后，再打开泵将沉淀抽干。

（三）离心法

当被分离的沉淀量很少时，可以用离心分离法。实验室内常用电动离心机进行分离，如图 2-6 所示。将沉淀和溶液放入离心管内，装有试样的离心管放入离心机的套管中，套管底部可先垫些棉花，为使离心机旋转时保持平稳，几个离心管应该放在完全对称的位置上，必要时在其对称位置放置一个装有等量水的离心管。盖好盖子，开动离心机，逐档调节，先慢速，后快速。沉淀受到离心力的作用迅速聚集在离心管的底部。离心一定时间后，逐步减速，关闭离心机，最后任其自行完全停止，决不能强制停止。取出离心管，将上

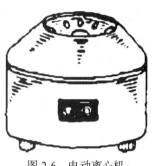

图 2-6 电动离心机

清液倒出。如需洗涤，可往沉淀中加少量的洗涤剂，充分搅拌混合后，再进行离心分离，重复操作两三遍即可。

二、液态物质的分离与纯化

将液态物质加热到沸腾变为蒸气，然后再使蒸气冷凝为液体，这两个过程的联合操作称为蒸馏。常压下进行的蒸馏称为常压蒸馏或简单蒸馏，即通常所说的蒸馏。

液体受热时，其蒸气压随温度升高而增大，当液体的蒸气压增大到与外界施于液面的总压力（外压）相等时就有大量气泡从液体内部逸出，即液体沸腾。此时的温度称为液体的沸点。通常所说的沸点指外压为 1.013×10^5 Pa 下的沸点。

通过常压蒸馏可以提纯和分离沸点相差 30℃ 以上的液态混合物，而且还可以测定液体的沸点和定性地检验其纯度；纯净的液态物质在大气压力下有一定的沸点，如果在蒸馏中沸点发生变动，说明物质不纯；纯物质的沸程很小，约为 0.5～1℃ 左右，而混合物往往没有一定的沸点，且沸程较大（详见"实验二十二 有机化合物熔点和沸点的测定"），但共沸混合物除外。

沸点相近或混溶的混合物，其提纯和分离通常要使用分馏。但共沸混合物不能用蒸馏或分馏方法分离，其分离采用共沸蒸馏（恒沸蒸馏）。

常压下沸点较高及常压蒸馏时易受热分解、氧化或聚合等热敏性化合物的分离和提纯，则常须采用减压蒸馏（分馏）的方法，有时需采用水蒸气蒸馏法（尤其是在反应产物中有大量树脂状杂质的情况下）。

实验一　常压蒸馏与工业二氯甲烷的提纯

【实验目的】

（1）学习蒸馏的基本原理。

（2）掌握常压蒸馏法提纯和分离液体化合物的实验操作方法。

（3）掌握工业二氯甲烷的提纯方法。

【实验原理】

当液体加热时，低沸点、易挥发物质首先蒸发，故蒸气中比原液体中易挥发组分比例大，在剩余的液体中含有较多的难挥发组分，因而蒸馏可使原混合物中各组分得到部分或完全分离。但只是在液体混合物各组分的沸点差大于 30℃时，利用蒸馏方法进行分离或提纯才能取得较理想的效果，但共沸混合物除外[①]。蒸馏过程可分为前馏分（馏头）、正馏分、馏尾三个阶段。

馏头（前馏分）阶段：蒸馏瓶内液体开始受热时，随着加热的进行不断汽化，温度计的水银球部位开始有蒸气冷凝形成的小液滴出现，此时温度计内水银柱急剧上升，直至接近易挥发组分的沸点才开始缓慢上升，冷凝管开始有蒸气冷凝的液体流出，这部分馏出的液体，其沸点未达到要收集组分（正馏分）的沸点，称之为前馏分（馏头），应作为杂质处理[②]。

正馏分阶段：馏头蒸出后，温度开始稳定在约为 1℃左右的范围（称沸点距或沸程）内，这部分馏出的液体是所要的组分（产品），称之为正馏分。组分纯度越高，则沸程范围越小（详见"实验二十二　有机化合物熔点和沸点的测定"）。随着正馏分的馏出，蒸馏瓶内液体体积不断减少，至温度刚要超过沸程即停止接收馏出液。

馏尾阶段：如果待蒸馏的液体只有一种组分需要收集，此时蒸馏瓶内的剩余液体也应视为杂质，称之为馏尾。如果是多组分蒸馏，第一组分蒸完后温度上升至第二组分沸程前馏出的液体则既是第一组分的馏尾又是第二组分的馏头，要单独收集。当温度稳定在第二组分沸程时，即可接收第二组分。如此重复，可得其他组分。最后，蒸馏瓶内液体很少时，温度下降，则须停止蒸馏操作，不得蒸干。

蒸馏前要加入可引入气化中心的助沸物（沸石），以防止暴沸[③]。蒸馏时还要控制加热速度，不宜太快[④]，蒸馏速度以每秒钟自接液管滴下 1～2 滴馏液为宜。

【仪器材料】

蒸馏烧瓶（100mL）1 只，直形冷凝管（30～40 cm）1 支，接收瓶（50mL）3 只，接液管 1 只，温度计（100℃）1 支，量筒（100 mL）1 只，沸石。

【试剂药品】

工业二氯甲烷（含杂质）。

【实验步骤】

按图 2-7 安装好蒸馏装置。安装的顺序一般是从热源处开始，"由下而上，从左到右"。温度计水银球的上缘须与蒸馏头支管的结合部（分支处）的下缘处于同一水平线上。

将 40 mL 含杂质的工业二氯甲烷，通过玻璃漏斗或沿着面对蒸馏头支管口的瓶颈小心倒入 100 mL 蒸馏瓶中（注意不要使液体从蒸馏头支管流出）[5]，然后投入 2～3 块沸石，仔细检查装置是否正确，各仪器之间的连接是否紧密，接液管（接引管）应与外界大气相通。先在冷凝管内通入冷水，然后水浴加热，最初宜用小火，逐渐增大火力使之沸腾，蒸气逐渐上升，当蒸气前沿到达温度计水银球部位时，温度计读数急剧上升，这时应调小火焰，使蒸馏速度以每秒钟自接液（引）管滴下 1～2 滴馏液为宜。分别收集 39.5℃ 以下、39.5～

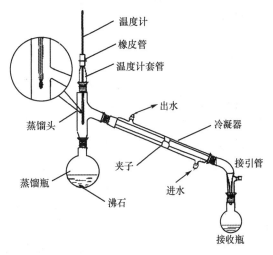

图 2-7　常压蒸馏装置

40.5℃ 和 40.5℃ 以上的馏分。继续蒸馏到液体快蒸完时（剩 2 mL 左右），或当蒸气温度发生突然而持续下降时，即要停止加热。不可将液体蒸干。记录馏出液的馏出温度范围和体积。

蒸馏完毕，先停火，后停止通水，拆卸仪器，其程序和装置时相反，即按次序取下接收瓶、接液管、冷凝管和蒸馏瓶、温度计等。计算产品收率（39.5～40.5℃正馏分占被蒸馏的含杂质的工业二氯甲烷的百分比）。

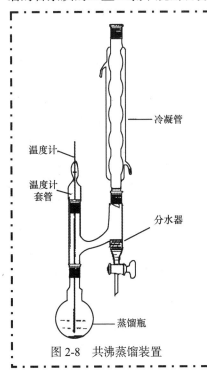

图 2-8　共沸蒸馏装置

链　接

对共沸物的分离采用共沸蒸馏（恒沸蒸馏）。在共沸混合物中加入第三组分，该组分与原共沸混合物中的一种或两种组分形成沸点比原来组分和原来共沸物沸点更低的、新的具有最低共沸点的共沸物，使组分间的相对挥发度增大，易于用蒸馏的方法分离。这种蒸馏方法称为共沸蒸馏，加入的第三组分称为恒沸剂或夹带剂。工业上常用苯作为恒沸剂进行共沸蒸馏制取无水乙醇。常用的夹带剂有苯、甲苯、二甲苯、三氯甲烷、四氯化碳等。实验室常用的共沸蒸馏装置如图 2-8 所示。它是在蒸馏瓶与回流冷凝管之间增加了一只分水器。共沸蒸馏时分水器下部为一个组分（如水，可从底端活塞放出），上部为与之不互溶的恒沸剂，超过一定高度即流回蒸馏瓶中继续进行共沸蒸馏。

【思考题】

（1）简述蒸馏原理，并说明什么情况下使用常压蒸馏法分离或纯化化合物。

（2）当有馏出液时，才发现冷凝管夹套未通冷凝水，能否立即通水？为什么？应如何正确处理?

（3）蒸馏时应注意哪些主要问题?

【附注】

①有些化合物与其他物质按一定比例组成混合物时，它们的蒸气成分与液体的组分一样，这种混合物称为共沸混合物或恒沸物。其有固定的沸点，而且低于或高于混合物中任何一个组成的沸点，该沸点称为共沸点或恒沸点。如乙醇-水恒沸物共沸点为 78.17℃（纯乙醇的沸点为 78.3℃），共沸组成为乙醇 95.6%，水 4.4%。通过蒸馏法除去工业乙醇杂质后得到的是含少量水的 95%乙醇（恒沸物）。共沸（混合）物的分离装置见图 2-8。

②如果被蒸馏的液体没有馏头或前馏分太少，当温度升至正馏分沸程时仍在冷凝管内流动，尚未滴入接收瓶，则应将最初接得的 4～5 滴液体当作冲洗仪器的前馏分处理（不要收集到正馏分中，以免影响产品质量），然后再更换接收瓶。

③如果液体不存在气化中心，加热时液体难以形成蒸气气泡，液体温度可能超过其沸点而不沸腾，即产生"过热"现象。此时属于不稳定状态，一旦有一个气泡形成，由于在此温度下液体的蒸气压远大于外压，可能会产生"暴沸"：突然放出大量蒸气而使液体从蒸馏瓶口喷出，同时混合液体的小液滴也可能被蒸气带出，混入馏出液中，降低分离效率，甚至造成损失和危险。助沸物为一些小的碎瓷片、毛细管、玻璃沸石等多孔性物质，其孔内吸附的空气在液体沸腾时可起到气化中心作用，使液体平稳沸腾，防止液体暴沸。如果加热前忘记加入沸石，决不能在沸腾时或接近沸腾时补加，一定要立即停止加热，将液体冷却至沸点以下后再补加，否则会引起暴沸；如果中途停止加热，重新加热前须加入新的沸石，因为这时沸石中已经吸附了冷却的液体，失去了助沸作用。

④加热太快，则蒸馏速度太快，会造成蒸馏体系内蒸气压超过外界大气压，蒸气来不及冷凝，杂质和所需组分可能会同时蒸出，达不到分离目的，甚至引起蒸馏仪器爆裂、待蒸馏物过热分解。

⑤如果要加入的是含有干燥剂的待蒸馏液体，则应用折成扇形的滤纸过滤（参见"第二章化学物质的分离与纯化　一、固液混合物的分离方法（二）过滤法"；"实验五　重结晶与粗品苯甲酸的提纯"）。待蒸馏液体的量不能少于蒸馏瓶容量的 1/3，但也不能超过 2/3。如果装料过多，沸腾激烈时液体可能冲出，同时混合液体的小液滴也可能被蒸气带出，混入馏出液中，降低分离效率；如果装入的液体太少，在蒸馏结束时，过大的蒸瓶中会容纳较多的气雾，相当于有一部分物料不能蒸出而使产品受到损失。温度计的选择应使其量程高于被蒸馏物的沸点至少 20℃。冷凝管也是根据被蒸馏物的沸点选择的，同时适当考虑被蒸物料的含量。通常蒸馏低沸点、高含量的液体选用粗而长的冷凝管，但蒸馏高沸点、低含量的液体则选用细而短的冷凝管。被蒸馏物沸点在 140℃以下，一般选用冷却水冷凝的直形冷凝管，在 140℃以上则选用空气冷凝管。

实验二　减压蒸馏与粗品乙二醇的提纯

【实验目的】

（1）学习减压蒸馏的基本原理。

（2）掌握减压蒸馏法分离提纯化合物的操作技能。

（3）掌握粗品乙二醇的提纯方法。

【实验原理】

液体的沸点是指它的蒸气压等于外界大气压时的温度。所以液体沸腾的温度是随外界压力的改变而变动的。若用真空泵等连接盛有液体的容器，使液体表面上的压力降低，即可降低液体的沸点。这种在较低压力下进行蒸馏的操作称为减压蒸馏，又称真空蒸馏。它适用于分离和提纯在常压蒸馏下容易氧化、分解或聚合的化合物，特别适合于高沸点化合物的提纯。一般的高沸点化合物，当压力降低到 2.7 kPa 时，其沸点要比常压下的沸点低 100～120℃。因此可以使高沸点化合物在较低的压力下，以远低于正常沸点的温度进行蒸馏而提纯。

【仪器材料】

克氏蒸馏瓶（50 mL）1 只，蒸馏烧瓶（50 mL）2 只，安全瓶 1 只，油泵 1 台，毛细管 1 根，直型冷凝管（30～40 cm）1 支，螺旋夹 1 个，温度计（150℃）1 支。

【试剂药品】

粗品乙二醇（混杂有少量仲丁醇）。

【实验步骤】

1. 仪器装置 减压蒸馏系统可分为抽气（减压）、测压与保护及蒸馏装置三部分（见图 2-9）。

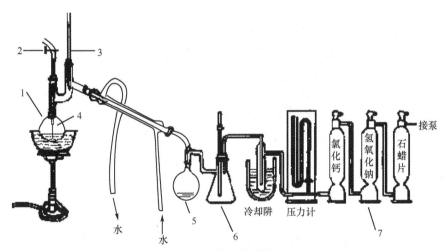

图 2-9 减压蒸馏装置

1. 减压蒸馏瓶 2. 螺旋夹 3. 温度计 4. 毛细管 5. 圆底烧瓶 6. 安全瓶 7. 吸收塔

（1）抽气部分：实验室通常用水泵或油泵抽气减压。水泵是利用液流与气流的空吸作用而把系统中的空气吸走的。从自来水管流出来的水经过不锈钢管（或玻璃管）的狭窄部分时，水的流速大为增加，压强变得较低，将待减压系统的空气吸出，随水流而去，一直到待减压系统的空气压强等于狭窄部分处压强为止。

水泵常用金属或玻璃制成，其效能与其构造、水压及水的蒸气压有关，水压较高时，水泵所能达到的最高真空度，即为当时室温下水的饱和蒸气压，例如在 25℃时为 3.167 kPa，10℃时为 1.228 kPa。泵在冬季水流速度很大时，可抽至 1.5 kPa 左右的低压。在夏季因水的饱和蒸气压较大，一般仅能抽至 4.0 kPa 左右。如果不需要获得很高的真空度，则采用水泵较为方便。有时实验室水压不高，使用水泵的效果不佳，可改用微型循环水真空泵。使用时只需将微型循环水真空泵的底部浸在水箱或盆内的水中，启动电机，一般可使真空度达 4 kPa 左右。

油泵的减压效果比水泵好得多。除了油泵的机械结构而外,油的质量也影响其减压效能。油泵可将减压蒸馏系统抽至 0.13 kPa 以下的低压。若被蒸馏物中含有易挥发的物质(如有机溶剂),应先用水泵减压蒸去低沸点物质,再换成油泵进行减压蒸馏。

(2)保护与测压装置部分:保护系统主要是安全瓶。瓶上的两通活塞,供调节系统压力及放气之用。安全瓶(又称缓冲瓶)的作用是使仪器装置内的压力不发生突然的变化,以及防止泵油或水被倒吸入接收瓶中。

使用油泵①抽气时,为防止有机溶剂、酸性物质和水气进入油泵,污染泵油,腐蚀机件,降低抽气效能,还须在接收器与油泵之间顺次安装冷却阱和几个吸收塔。冷却阱置于盛放有冷却剂(干冰、冰盐或冰水)的广口保温瓶内,具有冷却气体的作用,有利于除去低沸点物质,以免进入油泵中。它在每次实验后,应及时去除并清洗,以免混杂在装置中。常用吸收塔②有三个:一个装无水氯化钙或浓硫酸以吸收水气;另一个装固体氢氧化钠(或氢氧化钙)以吸收酸性气体和水气;再一个装石蜡片以吸除挥发性烃类气体。

测量减压系统的压力常用真空表和水银压力计。真空表所示压力为大气压力与系统中的压力之差。水银压力计有两种:一种为开口式,一种为封闭式。开口式水银压力计,其两臂水银面高度之差为大气压力与系统中的压力之差;封闭式水银压力计,其两臂水银面高度之差即为系统中的真空度。

(3)蒸馏部分:减压蒸馏时常有泡沫和暴沸发生,为了使液体不至冲到冷凝管中去,常采用有两个颈的克氏(Claisen)蒸馏瓶(减压蒸馏瓶),在瓶的一颈中插入温度计,另一颈中插入一根末端拉得极细的毛细管,其长要恰好使其下端离瓶底约 1~2 mm。在毛细管的粗端上接一段乳胶管,乳胶管内插入一根细铜丝,用螺旋夹 2 夹住,以调节进气量,使在减压时有极小量的空气进入液体,冒出小气泡,成为液体沸腾的气化中心,并起一定的搅拌作用,从而防止液体暴沸,使蒸馏平稳进行。接收器用圆底烧瓶(或用抽滤瓶,但切不可用平底烧瓶或锥形瓶)③。减压蒸馏的整个系统必须保持密封不漏气④。

2. 操作步骤

(1)接收器称重,并将需用的全套仪器按图 2-9 从左到右依次安装好,检查装置的气密性。

(2)向 50 mL 克氏蒸馏瓶中装入约占其容积 1/3~1/2 的蒸馏物质:20 mL 粗品乙二醇(混杂有少量仲丁醇)。

(3)关闭水银压力计的活塞,旋紧毛细管上的螺旋夹,打开安全瓶上的活塞。开动油泵。逐渐关闭安全瓶活塞,慢慢稍微旋开毛细管上的螺旋夹,使有很小的空气泡通过瓶内液体逸出。

(4)小心打开水银压力计活塞,若压力能达到 1.33 kPa,则通入冷凝水,把克氏烧瓶浸入水浴或油浴内,加热,并随时调节螺旋夹,使进入毛细管的空气量能保证液体平稳沸腾且压力稳定在 1.33 kPa(必要时调节安全瓶上的二通活塞)。

(5)当液体开始沸腾时,调节热源的温度(一般比待馏出液的沸点高 20~30℃),使馏出液流出的速度每秒钟不超过 1 滴。收集沸点在 91~93℃的馏分。

(6)蒸馏完毕时,和蒸馏过程中需要中断时(例如调换毛细管、接收瓶)一样,除去火源,撤去热浴,待稍冷后缓缓解除真空:先稍微旋开一点毛细管上的螺旋夹,再逐渐旋开安全瓶上的活塞(如果进入空气太快,水银柱有冲破玻璃管而四处飞溅的危险！）与外界大气相通，直至完全敞开，待系统内外压力平衡，压力计水银柱回升柱顶后方可关闭油泵。

（7）取下接收器，称重，计算产率。按相反顺序，拆卸减压蒸馏装置（减压系统即抽气装置一般不要拆卸）。

【思考题】

（1）液体化合物的沸点与压力有什么关系？

（2）减压蒸馏操作中主要有哪些注意事项？

（3）为什么有些化合物必须采用减压蒸馏的方法来分离、提纯？

【附注】

①油泵是减压蒸馏操作中的关键设备之一。虽设有保护体系，以延长其正常的运转时间，但仍应定期更换泵油清洗机械装置，尤其是在其真空度有明显的下降时，更应及时维修，若仍继续使用，则机械损坏更为严重。

②应适时定期更换吸收塔内装填物。装填物吸附饱和后，不仅不能起到保护真空泵的作用，还会阻塞气体通道，使真空度下降。如长期不更换，则会胀裂塔身（如装氯化钙塔），或者使玻璃瓶塞与塔身粘合，不能启开而报废（如装碱性填充物塔）。吸收塔内装填物若有潮湿状等，应及时更换装填物。

③玻璃仪器都必须是硬质的，接收瓶为圆形的，以免减压时破裂，引起爆炸。使用塞子时必须用橡皮塞，大小要适当，应使之有 1/3 最多 1/2 插入瓶内。塞子不宜太软，以防在抽气的条件下被大气压入瓶内。所有的塞孔都应该打得合适，以免漏气。

④检查气密性的方法：旋紧螺旋夹，关闭安全瓶上活塞，旋开水银压力计的活塞，开动抽气泵。观察真空形成的快慢如何。当停止抽气时，若压力计上的水银柱高度保持不变，则表示装置严密。如有变化，应仔细观察，并检查哪些地方可能漏气，待恢复常压后方可进行修整，必要时可用石蜡或胶封住漏气处。

实验三　水蒸气蒸馏与橙皮精油的提取

【实验目的】

（1）学习水蒸气蒸馏的基本原理。

（2）掌握水蒸气蒸馏的操作方法。

（3）掌握提取橙子皮中精油的方法。

【实验原理】

水蒸气蒸馏法是分离和提纯液态或固态物质的方法之一。水蒸气蒸馏常用于下列几种情况：混合物中含有常压蒸馏下易被破坏的某些高沸点组分；混合物中含有大量树脂状杂质、不挥发性的固体或含有焦油状物质；从较多固体反应物中分离被吸附的液体；采用普通蒸馏、过滤、萃取（详见"实验七　液-液萃取法从水中抽提苯甲醇"和"实验八　液-固萃取法从槐花米中提取芦丁"）等方法时难于进行混合物的分离。被提纯物质应不溶或难溶于水，共沸下与水不发生化学反应，在 100℃左右时有一定蒸气压（1.334 kPa 以上）。

根据分压定律，整个体系的蒸气压应为各组分蒸气压之和。两种互不相溶的液体混合物其蒸气压等于两种液体单独存在时的蒸气压之和。当此混合物的蒸气压等于大气压时，混合物就开始沸腾，被蒸馏出来。因此互不相溶的液体混合物的沸点比每个组分单独存在时的沸点低。当化合物与水共热时，利用水蒸气蒸馏，可以将不溶或难溶于水的化合物在比自身沸点低的温度（低于 100℃）下安全地蒸馏出来，直至被提纯物全部蒸出，蒸馏时混合物的沸点不变。伴随水蒸气馏出来的化合物与水两者质量（$m_{化合物}$、$m_水$）之比等于它们的分压（$p_{化合物}$、$p_水$）和分子量（$M_{化合物}$、$M_水$）乘积之比：

$$\frac{m_{化合物}}{m_水} = \frac{M_{化合物} \times p_{化合物}}{M_水 \times p_水}$$

因此，当已知被提取物与水混合物的沸腾温度，水在此温度下的分压，就可以计算出馏出液每克水中提纯物的质量（对略溶于水的化合物则为近似值）。

橙子类果皮（约占整果重的 20%）中富含橙皮精油。橙皮精油是天然香料精油中的一大类，其主要成分是萜烯类、倍半萜烯类以及高级醇类、醛类、酮类、酯类等组成的含氧化合物，无色透明，具有诱人的橙香味，在食品以及化妆品行业具有广泛的应用价值。柠檬、橙子和柚子等果皮经水蒸气蒸馏得到的精油（挥发油）约 90% 以上是柠檬烯，橙皮精油中柠檬烯约 95%。挥发油具挥发性，温度高时易分解，不溶于水，不与水反应，故可用水蒸气蒸馏法提取。

【仪器材料】

铁制水蒸气发生器 1 个，锥形瓶 1 只，冷凝管 1 支，接液管 1 只，圆底烧瓶（250 mL）1 只，T 形管 1 只，玻璃弯管 2 支，分液漏斗 1 只，螺旋夹 1 个，玻璃管（80 cm）1 支。

【试剂药品】

新鲜橙子皮，无水硫酸钠。

【实验步骤】

1. 仪器装置 水蒸气蒸馏装置由水蒸气发生器、蒸馏部分、冷凝部分和接收器四部分组成，如图 2-10 所示，比蒸馏装置多了水蒸气发生器部分。

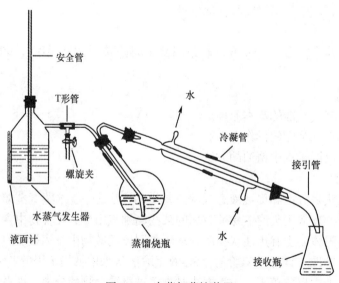

图 2-10 水蒸气蒸馏装置

水蒸气发生器有铜制、铁制的，也可以用 1000 mL 短颈圆底烧瓶（瓶口配一双孔胶塞，一孔插入安全管，另外一孔插入玻璃的蒸气导出管），中央的橡皮塞上插有一根接近器底的长度约 80 cm、内径约 0.5 cm 的玻璃管作安全管[①]。发生器还附装有液面计，可直接观察器内水面高度，以适时增加水量。操作时，通常盛装占其容积的 3/4 水量为宜，水若过量，则沸腾时将冲入烧瓶。水蒸气发生器的蒸气导出管与 T 形管相连，T 形管的支管套一短橡胶管，并用螺旋夹夹住。T 形管另一端与蒸馏烧瓶的蒸气导入管相连，这段水蒸气导管尽量短些，以减少水蒸气冷凝。T 形管用来除去水蒸气中冷凝下来的水，有时操作不正常（如发生阻塞，蒸气量过猛或系统内压力骤增）或操作结束时，可以旋开螺旋夹，释放蒸气，调节压力，或与大气相通，保证操作安全。

蒸馏部分用长颈圆底烧瓶作蒸馏烧瓶，并倾斜 45°，以免飞溅的液体泡沫被蒸气带进冷凝管。瓶内所盛液体不能超过容器的 1/3。蒸馏烧瓶上的蒸气导入管要正对烧瓶底中央，尽量接近瓶底（距瓶底 1 cm 左右）。蒸馏烧瓶上的玻璃弯头依次连接冷凝管、接引管、接收器。必要时，可从蒸气发生器的支管开始，至蒸馏烧瓶的蒸气通路，用保温材料包扎，以利于保温。进行水蒸气蒸馏时，先将溶液（混合液或混有少量水的固体）置于蒸馏烧瓶中。加热水蒸气发生器，直至接近沸腾后才夹紧螺旋夹，使水蒸气均匀地进入蒸馏烧瓶[②]。

在蒸馏过程中如安全管中的水位迅速升高，则表示系统中发生了堵塞，此时应立即打开螺旋夹，然后才移去热源。待排除了堵塞后再继续进行水蒸气蒸馏。在蒸馏需要中断或蒸馏完毕后，一定要先打开螺旋夹使之通大气后方可停止加热。否则，蒸馏烧瓶中的液体将会倒吸到水蒸气发生器中。

水蒸气冷凝时吸热较多，所以应选用长式冷凝管，冷却水流速要大些。

2. 操作步骤 在水蒸气发生器中加入约占容器 3/4 的热水，并加入 2~3 粒沸石。在 250 mL 蒸馏烧瓶中加入剪成极小碎片（不大于 3 mm 方块）的 80 g 新鲜橙子皮及 80 mL 蒸馏水，按图 2-10 所示装好水蒸气蒸馏装置，并检查整个装置是否漏气。打开 T 形管螺旋夹，开启冷凝水，加热水蒸气发生器至沸腾。当有大量蒸气从 T 形管冲出时旋紧螺旋夹，让水蒸气进入蒸馏部分，开始蒸馏。在蒸馏过程中，如因水蒸气冷凝而使蒸馏瓶内液体量增加，以至超过容器的 2/3 时，或者蒸馏速度不快时，则将蒸馏瓶隔石棉网加热，但要控制加热速度使蒸馏速度为每秒钟 2~3 滴。在蒸馏操作过程中，必须经常注意安全管水位是否正常，蒸馏瓶内混合物是否飞溅厉害或液体倒吸，如遇这些情况应立即旋开螺旋夹，然后移去热源，待排除故障后再继续加热。

当馏出液无明显油珠，澄清透明（馏出液约110 mL）时，先旋开螺旋夹，再移去热源，然后可以停止蒸馏。

将蒸馏液倒入分液漏斗中，静置数分钟，精油与水分层，收集上层精油。拆下蒸馏装置洗净放好。精油用无水硫酸钠干燥，分离，称重，计算收率。

【思考题】

（1）水蒸气蒸馏时如何避免蒸馏烧瓶内液体越聚越多？

（2）在水蒸气蒸馏完毕，为什么要先打开 T 形管下螺旋夹，再移去热源？

（3）本实验为什么选择水蒸气蒸馏法提取精油？

【附注】

①当蒸气通道受阻，器内的水沿着玻璃管上升，可起报警作用，应马上检修。当器内压力太大，水会从管中喷出，以释放系统的内压。当管内喷出水蒸气，表示发生器内水位已接近器底，应马上添加水，否则发生器要烧坏。

②为使蒸气不致在蒸馏烧瓶中冷凝而积聚过多，可对蒸馏烧瓶小火加热。但必须控制加热速度使蒸气能全部在冷凝管中冷凝下来。如果随水蒸气挥发的物质具有较高的熔点而容易凝固，则应调小冷凝水的流速，使之冷凝后仍保持液态；若已析出固体，且接近阻塞时，可暂时停止冷凝水的流通，甚至需要将冷凝水暂时放去以便物质熔融后随水流入接收器中。但当冷凝管要重新通入冷却水时，须小心而缓慢，以免冷凝管因骤冷而破裂；万一冷凝管已被阻塞，应立即停止蒸馏并设法疏通（如用玻棒将阻塞的固体捅出或在冷凝管夹套中灌以热水使之熔融流出）。

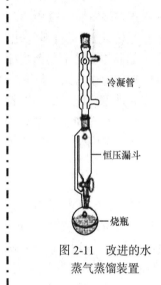

图 2-11 改进的水蒸气蒸馏装置

（标注：冷凝管、恒压漏斗、烧瓶）

链 接

对于小量水蒸气蒸馏还可采用改进装置，使用恒压漏斗收集产品，如图 2-11。操作步骤如下：

（1）在 250 mL 蒸馏烧瓶中加入剪成极小碎片（不大于 3 mm 方块）的 80 g 新鲜橙子皮及 100 mL 蒸馏水。

（2）按图 2-11 搭好装置，加热回流，精油与水一同蒸馏并冷凝收集于恒压漏斗中，当体积达 3/4 以上且未达恒压漏斗上支管口下缘时，将下层水缓慢滴入烧瓶中（与蒸馏速率相当），始终保持恒压漏斗液面低于上支管口下缘。

（3）2 h 后停止蒸馏，将恒压漏斗中水放净，留取上层精油用无水硫酸钠干燥，分离，称重，计算收率。拆下蒸馏装置洗净放好。

实验四 分馏与从甲醇水溶液中分离甲醇

【实验目的】

（1）学习分馏的基本原理。

（2）掌握分馏法分离提纯化合物的操作技能。

【实验原理】

简单蒸馏只能使液体混合物得到初步的分离。为了获得高纯度的产品，理论上可以采用多次部分汽化和多次部分冷凝的方法，即将简单蒸馏得到的溜出液再次部分汽化和冷凝，以得到纯度更高的馏出液。而将简单蒸馏剩余的混合液再次部分汽化，则得到易挥发组分更低、难挥发组分更高的混合液。只要上面这一过程足够多，就可以将两种沸点相差很近的液体混合物分离成纯度很高的易挥发组分和难挥发组分的两种产品。这种反复多次的简单蒸馏，即为分馏。分馏又称精馏，主要用于一次简单蒸馏还不足以将混合物分离，沸点很接近（沸点差小于 30℃）的液体混合物的分离和提纯（恒沸物除外）。在工业生产上，安装分馏塔（精馏塔）实现分馏操作，而在实验室中，则使用分馏柱进行分馏操作。

加热使沸腾的混合物蒸气通过分馏柱，由于柱外空气的冷却，蒸气中的高沸点组分冷却为液体，回流入蒸馏烧瓶中，故上升的蒸气含易挥发组分的相对量增加，而冷凝的液体含不易挥发组分的相对量也增加。冷凝液在回流过程中与上升的蒸气相遇，二者进行热交换，上升蒸气中的高沸点组分又被冷凝，而易挥发组分继续上升。这样，在分馏柱内反复进行着无数次的"气化、冷凝、回流"的循环过程。当分馏柱的效率高，操作正确时，在分馏柱上部逸出的蒸气接近于纯的易挥发组分，而向下回流入蒸馏烧瓶的液体，则接近难挥发的组分。再继续升高温度，可将难挥发的组分也蒸馏出来，从而达到分离的目的。

分馏柱有多种类型，适用于不同的分离要求，常见的有填充式分馏柱和刺形分馏柱（又称韦氏分馏柱，分馏效率不高，仅约相当于两次普通的整馏）。但无论何种分馏系统，须具备以下条件，才能得到满意的分馏效果：

（1）分馏柱要有一定的高度，自下而上保持一定的温度梯度[①]。

（2）选择合适的回流比，控制分馏的速度，维持恒定的馏速[②]。

（3）待分馏液内各组分的沸点有一定的差距，必要时采用减压分馏[③]。

【仪器材料】

接收瓶 3～4 只，分馏柱 1 根，分馏头 1 只，冷凝管 1 支，接引管 1 只，套管温度计（150℃）1 套，蒸馏烧瓶（50 mL）1 只。

【试剂药品】

甲醇水溶液（1∶1 体积比）。

【实验步骤】

1. 仪器装置　精馏的过程是在一套特殊的仪器装置中进行的，如图 2-12 所示。它由蒸馏瓶、分馏柱、冷凝管和接收器所组成，比蒸馏装置多了一根分馏柱。

分馏装置的安装方法及安装顺序与蒸馏装置的相同。但要注意保持蒸馏烧瓶与分馏柱的中心轴在同一竖直线上，不要倾斜。分馏柱外面用石棉绳、玻璃布或其他保温材料进行包扎，必要时最外面再用铝箔覆盖。准备 3～4 个干燥、清洁、已称重的接收瓶，以收集不同温度馏分的馏液。

2. 操作步骤　按图 2-12 所示安装分馏装置。分馏柱内装填玻璃环。分馏柱外面，用石棉绳缠绕，最外面再用铝箔覆盖。量取甲醇水溶液 25 mL，加入 50 mL 蒸馏烧瓶内，投入 3 块沸石。准备好 3～4 个干净的干燥接收器（接收瓶）。检查各磨口接头，使之连接严密，开通冷凝水并进行升温加热。注意观察温度的变化，记录蒸出第一滴液滴的温度，在温度（此时应为 64.5℃左右）稳定后，更换接收器，直至温度开始下降时，再换接收器。提高升温速率，在温度逐渐上升，并再次趋于稳定时，此时应为 100.0℃左右，更换接收器，直至大部分馏出液蒸出为止。待瓶内仅存

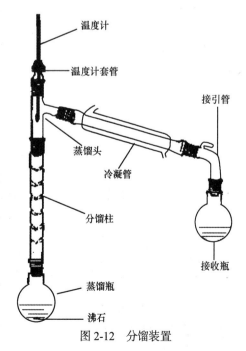

图 2-12　分馏装置

少量液体时（剩 1mL 左右），或当蒸气温度发生突然而持续下降时，停止加热。关闭冷

却水，取下接收器。按相反顺序拆卸装置，并进行清洗与干燥。

量取各馏分的体积数，计算产率。

链　接

回流液体在柱内聚集的现象称为液泛。液泛会减少液体和蒸气的接触面积，或者使上升的蒸气将液体冲入冷凝管中，达不到分馏目的或分馏效率下降。保温效果不好；蒸发速度变得太快而使上升的蒸气将下降的液体顶上去或加热速度变慢而使蒸气在柱内冷凝太快；使用填充柱时填料装得太紧或不均匀等，都会导致液泛。分馏柱可以用石棉绳、玻璃布或其他保温材料进行包扎，外面可用铝箔覆盖，以减少柱内热量的散发，削弱风与室温的影响，防止蒸气在柱内冷凝太快，保持柱内适宜的温度梯度。填料装得不适宜，则需重新装柱。要控制热源，使分馏缓慢平稳进行。分馏柱效率的高低与柱的高度、绝热性能和填充物的类型等均有关系。

【思考题】

（1）分馏与蒸馏有什么区别和联系？

（2）分馏时分馏柱的保温为什么很重要？

（3）为什么要平稳加热、要控制合适的回流比？

【附注】

①填充式分馏往内，装入具有大表面积的填充物，填充物之间要保留一定的空隙，以增加回流液体和上升蒸气的接触面，使蒸气与液体之间相互充分接触。分馏柱的底部往往放一些不锈钢丝或玻璃丝，以防止填充物坠入蒸馏瓶中。

②进行分馏操作时，要使有相当数量的液体自分馏柱流回烧瓶。一般回流比控制在4∶1，即冷凝液流回蒸馏烧瓶每4滴，柱顶馏出液为1滴。应尽量减少分馏柱的热量散发及柱温的波动，控制好柱顶温度。分馏要缓慢进行，使馏出液以每2～3秒1滴的速度平稳流出。

③对沸点相近，加热时易分解的高沸点混合物，或常压下被分离混合物的蒸气压相差不大，而减压时相差较大的物质，则须采用减压分馏。

三、固态物质的分离与纯化

分离纯化固态混合物一般采用重结晶或升华的方法。重结晶法利用混合物中各组分在某种溶剂中溶解度不同或在同一溶剂中不同温度时的溶解度不同而使它们相互分离。重结晶是提纯固体化合物的重要方法。将含有杂质的固体混合物在加热下溶解在适宜的溶剂中，使成饱和溶液，其中如有不溶物则趁热过滤除去，然后冷却使欲提纯的化合物重新从母液中结晶出来。如有溶解度较大的杂质，则会留在母液中。结晶是指在适当控制条件下使溶质从溶液中析出的操作。结晶物通常会很纯净。结晶与母液的分离通常采用过滤法。重结晶法主要适用于产品与杂质性质差别较大、产品中杂质含量小于5%的体系。

如欲提纯的固态化合物不经过液态阶段可以直接变为气体而杂质不能如此，可用升华法分离提纯固态混合物。升华法一般只能用于不太高的温度下有足够大的蒸气压力（在熔点前高于 266.69 Pa）的固态物质，比如咖啡因、萘、樟脑等。

实验五　重结晶与粗品苯甲酸的提纯

【实验目的】

（1）学习固态化合物的分离与纯化方法——重结晶。

（2）掌握抽滤和热过滤操作。

【实验原理】

重结晶是固态化合物分离与纯化的重要方法之一，其原理是利用混合物中各组分在某种溶剂中的溶解度不同而使它们相互分离。重结晶提纯法的一般过程为：

（1）选择合适的溶剂：溶剂应具备以下条件：①不与待纯化的重结晶物质发生化学反应；②在较高温度时（溶剂沸点附近），重结晶物质在溶剂中的溶解度比在室温或较低温度下的溶解度大许多（至少大三倍）；③杂质与重结晶物质在这个溶剂中的溶解度相差很大；④重结晶物质在其中能形成良好的晶体析出；⑤沸点在 30～150℃之间，沸点过低溶剂易挥发，给过滤等操作带来麻烦；沸点太高则不易将重结晶物质晶体表面附着的溶剂除去；⑥价廉，无剧毒。

（2）将粗产物溶于适宜的热溶剂中制成饱和溶液：固体的溶解应视溶剂的性质不同而选择不同的加热和操作方式，如乙醚作溶剂时必须避免直火加热，用易挥发的有机溶剂溶解则应在回流操作下进行。

（3）趁热过滤除去不溶性杂质：如溶液中存在有色杂质，则应先加入活性炭[①]，加热数分钟进行脱色处理。活性炭的用量以能完全除去颜色为度。活性炭应在溶液沸点以下加入。在加热时应不时搅拌，以免暴沸。

（4）冷却溶液，或蒸发溶剂，使之慢慢析出结晶而杂质留在母液中，或者杂质析出而欲提取的化合物留在溶液中。

（5）抽气过滤分离母液[②]，分出结晶体或杂质并洗涤、干燥结晶。

【仪器材料】

烧杯（250 mL）1 只，三角烧瓶（250 mL）1 只，热水漏斗（保温漏斗）1 只，布氏漏斗 1 只，抽滤瓶 1 只，水泵 1 台，滤纸，玻璃棒，量筒，表面皿。

【试剂药品】

苯甲酸（粗）3 g，蒸馏水，活性炭。

【实验步骤】

1. 折叠式滤纸（菊花形滤纸）**的折叠**　菊花形滤纸的折叠参照图 2-13：将滤纸对折后再对折，成 4 等分，再展开成半圆；将 2 与 3 对折出 4，1 与 3 对折 5（图 2-13A）；2 与 5 对折出 6，1 与 4 对折 7（图 2-13B）；2 与 4 对折出 8，1 与 5 对折出 9（图 2-13C）。此时，折好的滤纸角全部朝向里而边全部向外（图 2-13D）；再将滤纸反方向折叠，相邻的两条边对折，得到图 2-13（E），再展开得到图 2-13（F）的形状，将图 2-13（F）中的 1 和 2 向相反的方向折叠一次，即得到一个完好的折叠滤纸（图 2-13G）。

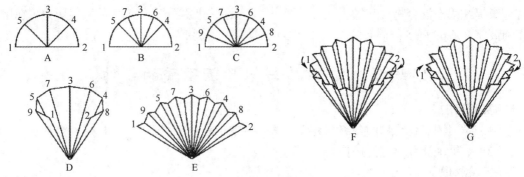

图 2-13 折叠式滤纸

2. 苯甲酸的重结晶 称取 3 g 含杂质的苯甲酸（粗）置于 150 mL 烧杯中，加入几粒沸石，加水，加热至沸，并用玻璃棒不断搅拌，使固体溶解[③]。若不能完全溶解，可适量添加少量热水，继续加热至沸，至粗品完全溶解。稍冷后，加入约 1 g 活性炭，煮沸 5～10 min，用热水漏斗（保温漏斗）和折叠式滤纸趁热过滤（参见"第二章 化学物质的分离与纯化 一、固液混合物的分离方法（二）过滤法 3.热过滤"），除去活性炭与不溶性杂质，滤液用 250 mL 三角烧瓶收集。放置室温后再冷却，使结晶完全。抽气过滤（参见"第二章 化学物质的分离与纯化 一、固液混合物的分离方法（二）过滤法 2.减压过滤"），至滤饼抽干，停止抽滤。用少量蒸馏水均匀洒在滤饼上，浸没晶体，用玻璃棒小心均匀搅动晶体，再次抽滤至干。如此重复洗涤两次，晶体已基本洗净。取出晶体放在表面皿上晾干，称量并计算产率。

【思考题】

（1）重结晶一般包括哪些步骤？各步骤的主要目的是什么？

（2）停止抽滤前，如不先拆开橡皮管就关水阀，会有什么问题产生？

【附注】

①不能向正在沸腾的溶液中加入活性炭，以免溶液暴沸而溅出。一般应在溶液冷却至室温时才加入活性炭。

②抽滤法过滤应注意：①滤纸不应大于布氏漏斗的底面；②在抽滤前应用同种溶剂润湿滤纸，使滤纸紧贴于布氏漏斗的底面。打开水泵将滤纸吸紧后，再倒入待抽滤的晶体，以免晶体在抽滤时从滤纸边沿吸入抽滤瓶中；③停止抽滤时，先将抽滤瓶与水泵间连接的橡皮管拆开，或将安全瓶上的活塞打开与大气相通，再关闭水泵（防止水倒流入抽滤瓶中）。

③苯甲酸在水中的溶解度：0.21 g（17.5℃）、0.35 g（25℃）、2.2 g（75℃）、2.7 g（80℃）、5.9 g（100℃）。

实验六 升华与樟脑的提纯

【实验目的】

（1）掌握固态化合物的分离与纯化方法——升华。

（2）学习樟脑的精制方法。

【实验原理】

具有较高蒸气压的固体化合物受热后往往不经过熔融状态而直接变成蒸气，蒸气遇冷后直接变成固体，这种过程叫升华。容易升华的固体化合物中含有杂质时，可以用升华的方法进行精制。升华不需要溶剂，便捷，所得产物纯度较高，特别适用于纯化易潮解及与溶剂起离解作用的少量化合物的精制。

实验室进行升华通常可分为常压升华（见图 2-14）和减压升华（见图 2-15）。

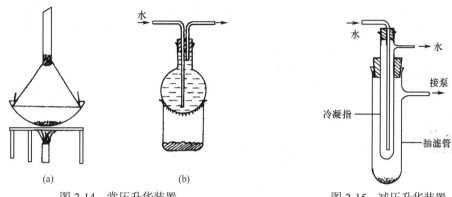

图 2-14　常压升华装置　　　　　　　　图 2-15　减压升华装置

常压升华时，样品置于蒸发皿中，其上覆盖一张穿有许多小孔的滤纸，再将颈部塞有玻璃毛或棉花团的合适玻璃漏斗倒覆在上面（最好在蒸发皿的边缘上先放置大小合适的用石棉纸做成的狭圈，用以支持此滤纸）。控制加热温度低于被升华物的熔点，加热蒸发皿进行慢慢升华。蒸气通过滤纸小孔上升，冷却后凝结在滤纸上或漏斗壁上。必要时漏斗外壁可用湿布冷却。

减压升华时，将固体物质放在吸滤管中，然后将装有"冷凝指"（指形冷凝管）的橡皮塞紧密塞住管口，利用水泵或油泵减压。接通冷凝水流，将吸滤管浸在水浴或油浴中加热，使之升华。

升华技术的关键是：①被升华的物质应尽量研细；②被升华物的蒸气不应泄漏；③加热均匀，升温慢，以使升华的蒸气能及时得到冷却。

【仪器材料】

研钵 1 套，蒸发皿 1 只，表面皿 1 只，酒精灯 1 只，台秤 1 台，漏斗 1 只，烧杯 2 只，小刀，滤纸，脱脂棉花，大针，玻璃棒，石棉网。

【试剂药品】

粗樟脑（或粗萘；实验室自制），氯化钠。

【实验步骤】

1. 升华装置　称取 0.5～1 g 待升华物质（可用樟脑[①]或萘与氯化钠的混合物），干燥后研细，均匀铺放于一个蒸发皿中，盖上一张刺有十多个小孔（直径约 3 mm）的滤纸[②]，然后将一个大小合适的玻璃漏斗（直径稍小于蒸发皿和滤纸）罩在滤纸上，漏斗颈用棉花塞住，防止蒸气外逸，减少产品损失。

2. 加热升华[③]　隔石棉网用酒精灯加热，慢慢升温，温度必须低于其熔点，待有蒸气透过滤纸上升时，调节灯焰，使其慢慢升华，上升蒸气遇到漏斗壁冷凝成晶体，附着在漏斗壁上或者落在滤纸上。当透过滤纸的蒸气很少时停止加热。

3. 产品的收集　用一根玻璃棒或小刀，将漏斗壁和滤纸上的晶体轻轻刮下，置于洁净的表面皿上，即得到纯净的产品。称重，计算产品的收率。

【思考题】

（1）升华技术的关键有哪些?

（2）若气温较高，本次实验可否采用图 2-14（b）装置?

【附注】

①樟脑为樟科植物樟的枝、干、叶及根部，经提炼制得的颗粒状结晶。樟脑具有通关窍、利滞气、辟秽浊、杀虫止痒、消肿止痛的功效，主治疥癣瘙痒、跌打伤痛、牙痛等症状。主要成分为纯粹的右旋樟脑（d-camphora），是莰类化合物。

②滤纸上小孔的直径要大些，以便蒸气上升时顺利通过。

③样品一定要干燥，如有溶剂将会影响升华后固体的凝结。升华温度一定控制在固体化合物的熔点以下。

四、萃取法提取目标化合物

利用物质在两种互不相溶（或微溶）溶剂中溶解度或分配系数的不同，可以使物质从一种溶剂内转移到另外一种溶剂中。经过反复多次操作，可以将绝大部分的目标化合物提取出来。这种方法可以用于分离或纯化液态混合物，称为液-液萃取或溶剂萃取，亦称抽提。类似地，也可以用溶剂分离固体混合物中的组分，称为液-固萃取，也叫浸取。例如，用水浸取甜菜中的糖类，用乙醇浸取黄豆中的豆油以提高油产量，用水从中药中浸取有效成分以制取流浸膏（即"渗沥"或"浸沥"）。萃取是化学实验室中用来提取和纯化化合物的手段之一。通过萃取，能从固体或液体混合物中提取出所需要的物质。

实验七　液-液萃取法从水中抽提苯甲醇

【实验目的】

（1）掌握液-液萃取的基本原理。

（2）学习分液漏斗的使用方法。

【实验原理】

萃取是指把某种物质从一相转移到另一相的过程，是提取、提纯或分离目标化合物的基本操作之一。它可以从固体或液体混合物中提取出所需要的物质，也可以除去混合物中少量杂质。通常前者称为萃取（提取），后者称为洗涤，两者原理相同而目的相反。萃取和洗涤是利用物质在不同溶剂中的溶解度或分配比的不同来进行分离的操作。

常见的萃取有两种：一种是用溶剂从液体混合物中分离物质，称为液-液萃取；另一种是用溶剂从固体混合物中分离所需物质，称为液-固萃取（详见"实验八　液-固萃取法从槐花米中提取芦丁"）。这里的溶剂称为萃取剂（洗涤时则称为洗涤剂）。

液-液萃取是利用物质在 A、B 两种不互溶的溶剂中溶解度的不同，使物质自一种溶剂内转移到另一种溶剂中，经过反复多次的提取，能将绝大部分物质提取出来，分配定律是液-液萃取方法的主要理论依据[①]。物质在 A、B 溶剂中溶解度不同时，当温度一定，则物质在 A、B 两液相中浓度（c）之比是一个常数，称为分配系数 K，即：$K = \dfrac{c_A}{c_B}$

分配系数 K 可近似地用相同温度下被萃取的物质在萃取剂和溶剂中溶解度的比值来

表示。分配系数是选取萃取剂首先要考虑的问题,分配系数 K 大,则被萃取组分在萃取相的组成高,萃取剂用量小,待萃取的物质易被萃取出来。

在液-液萃取中,水几乎总是被使用的一种液体,所选萃取剂一般要求具备下列条件:①与水不相混溶或在水中的溶解度小,以减少在萃取(或洗涤)时的损失;②与水的相对密度差异较大,以便在进行分液漏斗操作时容易分层;③对被萃取的化合物有良好的溶解性,可根据"相似相溶"原理进行选择[2];④具有挥发性,沸点较低,以便于用蒸馏法除去而与被萃取的化合物分离;⑤具有化学稳定性,最好无毒性和不能燃烧。

根据分配定律,如果用定量溶剂将所需要萃取的物质充分提取出来,则以"少量多次"萃取为好:把溶剂分成几小份,多次萃取(或洗涤)比用同样量一次性萃取的收效要大。

液-液萃取(或洗涤)通常是在分液漏斗中进行的,分液漏斗的容积以被萃取液体积一倍以上为宜。在进行分液漏斗操作时,所分出的拟弃去的液体应收集在锥形瓶内,不要马上轻易处理,一定要等全部实验结束,以便发现取错液层,进行及时纠正。

本实验采用液-液萃取法以乙醚(或二氯甲烷)为萃取剂从苯甲醇水溶液中萃取苯甲醇,通过蒸馏收集苯甲醇。

【仪器材料】
分液漏斗(60 mL)1 只,锥形瓶 1 只,烧杯(100 mL)1 只,常压蒸馏装置一套。

【试剂药品】
5%苯甲醇溶液,乙醚(或二氯甲烷)。

【实验步骤】
取 60 mL 洁净的分液漏斗 1 个,将下端玻璃活塞取出,用滤纸擦去水,均匀涂上一薄层凡士林(勿堵塞小孔),然后塞上,沿顺时针旋转几圈后再反时针旋转几圈,使凡士林铺匀至活塞透明为止,小孔畅通。然后加水检查活塞和漏斗上端玻璃塞是否漏水,若漏水则重新涂凡士林。确认不漏水后,把分液漏斗放在铁架台的铁环上,关闭活塞,取下盖子(玻璃塞),加入 20 mL 的 5%苯甲醇水溶液于分液漏斗中,再加入 10 mL 乙醚,盖紧盖子,取下漏斗,用右手握住漏斗,右手的手掌顶住盖子,左手握在漏斗的活塞处,左手的大拇指和食指按住活塞(活塞的旋面应向上),中指垫在活塞座下边,两手将漏斗振摇,使两液层充分接触;振摇时,将漏斗的下端出料口稍向上倾斜,如图 2-16(1)所示;经过几次摇荡后,将漏斗朝向无人处开启下端活塞"放气",如图 2-16(2)所示(否则,在振摇后溶剂产生的蒸气压,加上原来空气和水蒸气压,就会超过大气压,玻璃塞就有可能被顶出造成漏液)。如此重复 3~4 次,待漏斗内只有很小压力,再剧烈摇荡 2~3 min 后,将漏斗静置于铁环上。待两相有明显的分界线,溶液分成清晰的两层后(否则还需要静置一段时间)[3],先打开上端玻璃盖子,眼睛盯住两相的分界面,然后再徐徐开启下端活塞,放出下层(水层)于一个 100 mL 锥形瓶中,剩下的上层(乙醚层)

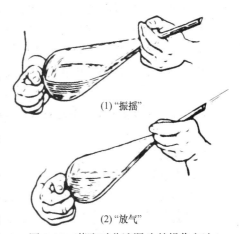

(1)"振摇"

(2)"放气"

图 2-16 萃取时分液漏斗的操作方法

则从上口倒入烧杯,再将分离出的下层水溶液倒回分液漏斗,用 5 mL 乙醚按上法再萃取1 次,并分离出乙醚层及水层。将两次乙醚萃取液倒入收集瓶中。分液时,一定要尽可能分离干净，有时两相界面有絮状物也要一起分离出去。不能经活塞将上层液体放出，以免下层液体污染上层液体。（若用二氯甲烷萃取，则上层为水层，萃取的苯甲醇含在下层二氯甲烷油层中，若两相界面有絮状物则分离时应使下层不含絮状物，将絮状物与水层一起留在分液漏斗中，再加入二氯甲烷萃取，并分离出二氯甲烷层及水层。）

将两次乙醚（或二氯甲烷）萃取液倒入收集瓶中，无水硫酸镁干燥，水浴回收乙醚（或二氯甲烷），再换用空气冷凝管回收苯甲醇，收集 205～206℃的馏分（参见"实验一　常压蒸馏与工业二氯甲烷的提纯"）。

【思考题】

（1）液-液萃取的主要理论依据是什么？

（2）选择萃取剂的标准是什么？

（3）在液-液萃取操作中为什么要不断放气？

【附注】

①另一类萃取剂的萃取原理是利用它能和被萃取物质起化学反应而进行萃取。这类操作，经常应用在合成反应中，以除去杂质或分离出化合物。常用的萃取剂有：5%氢氧化钠溶液、碳酸钠溶液、碳酸氢钠溶液、稀盐酸、稀硫酸和浓硫酸等。碱性萃取剂可从有机相中分离出酸性化合物或从溶于有机溶剂的化合物中除去酸性杂质（使酸性杂质生成钠盐溶解于水中）；酸性萃取剂可从混合物中萃取碱性物质或用于除去碱性杂质；浓硫酸则可用于从饱和烃中除去不饱和烃，从卤代烷中除去醚或醇等。

②在实际操作中，难溶于水的物质，用石油醚或汽油等从水溶液中萃取，可溶于水的物质用苯或乙醚等，易溶于水的物质用乙酸乙酯或其他相似溶剂提取。有时，将水溶液用某种盐饱和，使待萃取物质及萃取剂在水中的溶解度大大下降，促使迅速分层，减少溶剂在水中的损失，提高萃取效率，称之为盐析效应。

③在萃取（或洗涤）时，有时形成乳状液导致没有明显的两相界面，无法从分液漏斗中分离。可以采用下面的一些方法破除乳状液促使分层：①手握住分液漏斗，使之直立地间歇而缓慢地打旋，每次打旋完毕，仍放在铁圈上静置；②加入几滴醇类化合物或用少许稀无机酸酸化；③加入饱和氯化钠溶液以降低有机物在水中的溶解度和增加水层的相对密度，或者加入戊烷或四氯化碳来降低或增加有机层的相对密度；④将分液漏斗中的全部液体（包括水层、有机层和乳化层）进行抽滤，滤去某些悬浮的微粒，也可用离心分离的方法除去这些微粒；⑤将盛放全部液体的分液漏斗较长时间静置，或转移到锥形瓶中静置过夜或更长时间；⑥稍微加热或使用抽真空等方法，破除乳状液。

实验八　液-固萃取法从槐花米中提取芦丁

【实验目的】

（1）掌握液-固萃取的基本原理。

（2）学习天然产物提取的一般方法。

【实验原理】

用溶剂浸渍固体混合物以分离可溶组分及残渣，从而提取出所需要物质的单元操作称为液-固萃取，也称浸取。其原理与液-液萃取（参见"实验七　液-液萃取法从水中抽提苯甲醇"）相似。

一般来说，液-固萃取可由以下三个步骤组成：

（1）固体表面层的溶质溶解于萃取剂中而从固相进入液相。

（2）固体内层溶质通过萃取剂从固体小孔中向颗粒外表面扩散。

（3）溶质通过萃取剂从固体颗粒外表面向溶液主体中移动。

上述三个步骤中，哪一步进行得最慢，该步就成为固液萃取速率的主要控制因素。通常第一步进行得很快，为非决定速率步骤；后两步是溶质分子与溶剂分子相互扩散的过程，一般较慢，为决定速率的步骤。

萃取时的扩散过程主要由分子扩散和对流扩散组成。在固体样品表面与溶剂接界处为分子扩散，而远离固体样品表面处为对流扩散，在对流扩散中也有分子扩散。对分子扩散来说，影响萃取的主要因素是温度、被萃取物质的分子大小和液体介质的黏度。温度升高，分子扩散速度增加，介质的黏度也随着发生改变。就对流扩散而言，影响萃取的主要因素是流动液体的速度和状态，液体的黏度，样品表面的性质等。对这两种扩散的综合分析表明，影响液-固萃取的因素如下：

（1）物料的性质：主要指样品中所含杂质的状况及其理化性质，样品的颗粒度等。

（2）萃取时的温度：提高萃取时的温度虽然可以提高萃取效率，但是萃取温度也不能任意提高。当接近或超过溶剂的沸点时，溶剂气化，致使萃取难以进行；如果萃取温度过高，常常是被萃取出来的杂质也随着增多。通常，萃取时的温度应当比所用溶剂的沸点低$10\sim15℃$。

（3）萃取时间：萃取时间在一定的范围内越长越好，时间越长，被萃取物质的分子就有足够的时间来达到平衡。但是，当萃取液达到一定的浓度时，被萃取物在固液相之间达到平衡，再无限制地延长萃取时间就没有实际意义了。因为在这种情况下，萃取推动力的减弱（浓度差降低）样品中的被萃取物质不可能全部地被萃取完全。

（4）溶剂的性质：与萃取时溶剂的用量以及萃取方法有关。溶剂用量太多致使样品被稀释，没有实际意义。但是溶剂用量太少，萃取作用不完全，萃取效率低。还有，溶剂的种类和性质对萃取效率影响很大。

（5）样品中溶剂保留量：样品在萃取时，它本身需要保留一定量的溶剂（或溶液），称为保留量。在萃取时保留量越少越好，这样可以从样品中多萃取出萃取液。

（6）萃取液的浓度：萃取时，由于样品内部被萃取物浓度大于萃取液的浓度，所以被萃取物会不断地从样品内部渗透和扩散到萃取液中。随着浓度增高萃取液内外的浓度差降低，扩散动力也随着降低。同时，萃取液浓度增大，它的黏度也随着增大，这些都会影响萃取效率。

（7）溶剂的穿透速度：在单位时间内，加快溶剂（或溶液）穿透样品的速度，对提高萃取的效率具有很大作用。

因此，提高浸取效率的主要措施可概括为：降低溶液的黏度；搅拌；提高样品的破碎程度；延长浸取时间；选择合适的提取溶剂（萃取剂）；升温。

从固体混合物中萃取所需要的物质主要是利用固体物质在溶剂中的溶解度不同来达到分离、提取的目的，通常采用浸出法或加热提取法。浸出法是选用合适的溶剂对固体混合物进行长时间的浸渍，使能溶解的物质与难溶的物质通过过滤或倾析法加以分离。此法耗时间，费溶剂，效率不高。

实验室大多用加热提取法。一般采用普通回流提取（图2-17），当溶剂被加热至沸时，溶剂的蒸气上升至冷凝管被冷却后不断变成液体回流到烧瓶中，从而避免了有机溶剂的挥发而损失；另一种是用索氏提取器（脂肪提取器）来进行连续萃取（图 2-18），提取器上端接回流冷凝管，下端接烧瓶，烧瓶中的溶剂经加热气化，经冷凝器冷凝成液体，流入提取筒中进行萃取。得到的萃取液经逆流沿虹吸管返回烧瓶中，其溶剂再气化、冷凝、萃取，如此反复循环，即可提取出大部分物质。它是利用回流及虹吸原理，使待萃取的固体物质每次均为冷凝流入的纯溶剂所萃取，不断富集到烧瓶中，从中可提取出要萃取的物质，效率较高（详见"实验三十五　从红辣椒皮中提取植物色素"）。

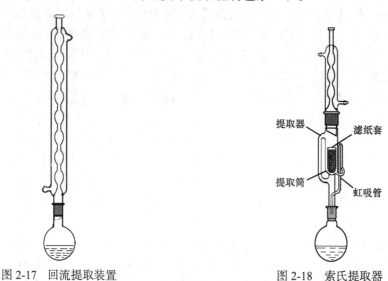

图 2-17　回流提取装置　　　　　　　　　图 2-18　索氏提取器

本实验采用液-固萃取法使用普通回流装置从槐花米①中提取芦丁②。

【仪器材料】

回流冷凝管 2 支，锥形瓶 1 只，球形冷凝管 1 支，尾接管 1 只，圆底烧瓶（100 mL）2 只，减压过滤装置 1 套，温度计（100℃）1 支，油泵 1 台，压力计 1 台，抽滤瓶 1 只，烧杯（100 mL）1 只，布氏漏斗 1 只，结晶铲 1 把，滤纸。

【试剂药品】

70%乙醇溶液，槐花米粗粉。

【实验步骤】

称取槐花米粗粉 5 g，置于 100 mL 圆底烧瓶中，加 70%乙醇溶液 40 mL，按图 2-17 装置加热回流 20 min，趁热过滤于一烧杯中。残渣再加 70%乙醇溶液 20 mL，用上法再加热回流 10 min，仍趁热过滤于同一烧杯中。然后，将滤液采用减压蒸馏法浓缩（参见"实验二　减压蒸馏与粗品乙二醇的提纯"），并回收乙醇，当浓缩至无醇味时停止加热，待冷却后，将沉淀减压过滤（参见"第二章　化学物质的分离与纯化　一、固液混合物的分离方法　（二）过滤法　2.减压过滤"）。用少量蒸馏水洗涤沉淀 1～2 次，抽干。干燥后，即得淡黄色芸香甙粉末。

【思考题】

（1）脂肪提取器与普通回流加热提取有什么区别？

（2）有没有其他的方法从槐花米中提取芦丁？

【附注】

①槐花米是一种中药，含芦丁高达 12～16%，在医疗上用于止血。槐花米收集后应立即以水蒸气处理 10 min，破坏酶的活性，再干燥，才能保持含量不变，如市售槐花米由于加工、贮存不好，会造成实验效果不佳。可考虑选用质量较好的槐花米或改用芦丁配加适量的惰性杂质供实验用。

②芦丁（rutin，又称芸香甙）为淡黄色小针状结晶，含三分子结晶水，m. p.（熔点）174～178℃，无水物 m.p. 188℃，其结构式如下：

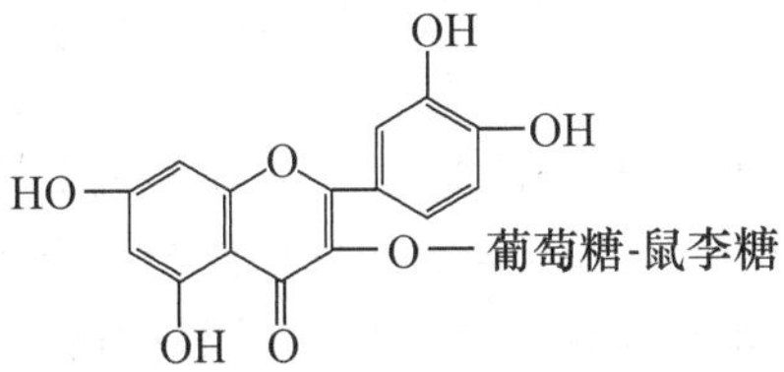

五、色谱法分离混合物

色谱分离技术又称层析分离技术或色层分离技术，是分析、分离混合物中各个组分的有效方法。色谱法作为一种物理化学分析方法，是分离、提纯和鉴定化合物的重要方法之一。其基本原理是利用混合物中各组分在某一物质中的吸附或溶解性能的不同，使混合物的溶液流经该物质时进行反复的吸附或分配等作用，从而将各组分分开。流动的混合物溶液称为流动相，固定的物质称为固定相（固定相可是固体或液体）。

根据分离原理的不同可将色谱法分为吸附色谱、分配色谱、离子交换色谱、凝胶色谱、电泳色谱、气相色谱等。根据物质吸附能力不同进行分离的称为吸附色谱，常用的吸附剂有硅胶、氧化铝、聚酰胺、活性炭等。根据物质在两相不互溶的溶剂中的分配比不同进行分离的称为分配色谱，常用的支持剂有硅胶、硅藻土、纤维粉等。根据物质解离程度不同进行分离的称为离子交换色谱。根据物质分子大小不同进行分离的称为凝胶色谱。利用电流通过时，离子趋电性不同进行分离的称为电泳色谱。色谱法根据操作条件的不同，又可分为薄层色谱、纸色谱、柱色谱、气相色谱及高效液相色谱等类型。本书重点介绍薄层色谱、纸色谱和柱色谱。

实验九　薄层色谱法分离小檗碱与咖啡因

【实验目的】

（1）掌握薄层色谱法的点样、展开、显色等基本操作。

（2）熟悉薄层色谱板的制备。

（3）了解薄层色谱法的原理。

【实验原理】

薄层色谱法（thin layer chromatography，TLC）是 Kirchner 等人在 20 世纪 50 年代从经典柱色谱法及纸色谱法的基础上发展起来的一种色谱技术。薄层色谱法通常是指以吸附剂或支持剂为固定相的一种液相色谱法，即将固定相在玻璃板、金属或塑料等光洁的表面上均匀地铺成薄层，把要分离分析的样品点加在薄层的一端，选择适当的溶剂系统，使流动相在毛细作用下流经固定相，在一定的条件下显色或直接在日光或紫外光下观察所获得的斑点，从而达到分离、分析、鉴定和定量的目的。因为色谱是在薄层上进行的，所以称之为薄层色谱或薄板色谱。薄层色谱常用的是吸附色谱和分配色谱，吸附薄层色谱最常用的吸附剂是硅胶、氧化铝，而分配薄层色谱最常用的支持剂是硅胶和纤维粉。

薄层色谱法具有操作方便简单、分离快速灵敏等优点，且不需要特殊设备，固定相一次性使用，样品预处理比较简单。薄层色谱法对被分离物质的性质没有限制，使用范围广，并具有多路柱效应，可同时进行多个样品的分离，在同一色谱上可根据被分离化合物的性质选择不同显色剂或检测方法进行定性或定量，并且可以重复测定。

欲分离的样品或混合物经色谱分离后，某种组分原点至该组分斑点中心的距离与原点至展开剂前沿的距离的比值称为该组分的比移值（R_f 值），比移值表示某组分经色谱分离后在色谱中相对位置的一个数值。化合物的吸附能力与其本身的极性成正比，因此具有较大极性的化合物吸附较强，比移值较小。某种化合物的比移值与所用的吸附剂或支持剂的类型、规格及活度，展开剂的极性、组成及溶剂的纯度等实验条件有关，因此在叙述某化合物的比移值时一定要注明所用的吸附剂、展开剂等实验条件，条件一定时该化合物的比移值是个常数。只要条件（如温度、展开溶剂的组成）不变，R_f 值是常数，故可根据 R_f 值作定性判断。

$$R_f = \frac{原点与色谱斑点中心的距离}{原点与展开剂前沿的距离}$$

【仪器材料】

薄层层析缸，玻璃板，紫外灯，烘箱，烧杯，点样毛细管，电吹风。

【试剂药品】

1%小檗碱乙醇溶液，1%咖啡因氯仿溶液，氯仿，甲醇，乙醇，氧化铝 G。

【实验步骤】

1. 薄层板的制备和活化　采用简易平铺法制备薄层板。称取 5 g 氧化铝 G（含有 5%的煅石膏），置于烧杯中，加入 10 mL 蒸馏水搅拌，调制成均匀的薄浆状混合液，如有气泡，可加入乙醇 1~2 滴（乙醇为消泡剂）。将适量调制好的吸附剂迅速倒在玻璃板上，用食指和拇指侧面捏住玻璃板，前后左右振摇、摆动，使吸附剂涂布均匀成薄层（厚度为 0.2~0.3 mm），薄层表面光滑无气泡。将薄板放置于水平台上，室温干燥后，进行加热活化（氧化铝板：150~200℃加热活化 4~5h；硅胶板：100~120℃加热活化 1~2h）。活化后的薄层应放在干燥器内保存。

2. 点样　将样品溶于低沸点溶剂（丙酮、甲醇、乙醇、氯仿、苯、乙醚、四氯化碳等）配成 1%的溶液，用内径小于 1 mm 管口平整的毛细管点样。毛细管取样品溶液后，在薄层板一端约 1cm 处，垂直地、轻轻地接触到薄层上的吸附剂，样品溶液就可靠到薄层上。样品点间距 1~1.5 cm，样品斑点直径一般不超过 3 mm（见图 2-19）。在薄层色谱中，样品的用量对化合物分离效果有影响。样品太少，斑点不清楚，难以观察；样品量太多，会出现斑点太大或拖尾现象，不能使混合物分开。若样品溶液浓度太

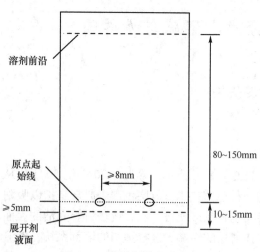

图 2-19　薄层色谱法示意图

溶剂前沿

原点起始线

展开剂液面

≥5mm

≥8mm

80~150mm

10~15mm

小，可重复点样，但应待前次点样的溶剂挥发后方可在原样品点重新点样。同一薄层上的样点直径应一致，另外点样要轻，不要刺破吸附剂薄层。

本实验样品为小檗碱①，咖啡因及两者混合物，按上述操作方法点样。

3. 展开　倾斜上升法，将一定量展开剂②倒入层析缸中，其高度不超过 1 cm（超过点样线，则样品点将被溶解掉）。薄层色谱的展开操作前，要使展开剂蒸气在层析缸内达到饱和，可在缸内壁放置一高 5 cm，环绕周长约 4/5 的滤纸，或放置两张 11 cm 滤纸，下面浸入展开剂中。把点好试样的薄层板样品点一端朝下放入缸内，浸入展开剂中约 0.5 cm，盖好缸盖，展开剂在毛细作用下沿薄层上升，样品中各组分随展开剂在薄层中以不同的速度自下而上移动而导致分离。当展开剂前沿上升到样品原点上方 8～10 cm 或距另一端 1 cm 左右时取出薄层板，放平，铅笔标明溶剂前沿位置，冷风吹干溶剂。

本实验展开剂系统为氯仿：甲醇体积比 9.5：0.5 的混合溶剂，按上述方法展开。

4. 显色　展开的薄层板上化合物斑点本身有颜色时，可直接观察。若化合物本身无色，可在紫外灯下观察荧光斑点，也可用显色剂显色。简单常用的显色剂是碘蒸气，广口瓶中放置少量碘晶体，使用时将薄层板放入，盖上瓶盖，密封瓶内的碘蒸气即可使大部分有机化合物显色（饱和烃与卤代烃除外）。

5. R_f值的计算　记录样品组分最高浓度中心至原点距离和展开剂前沿至原点距离，计算 R_f 值。本实验中小檗碱和咖啡因在氯仿：甲醇体积比 9.5：0.5 的展开剂中的 R_f 值分别约为 0.25、0.65。

【思考题】

（1）什么是薄层色谱法？有何特点？

（2）薄层色谱点样操作的要求是什么？为什么要这样做？

（3）什么是 R_f 值？在薄层色谱中有什么意义？

【附注】

①小檗碱（berberine）：分子式 $(C_{20}H_{18}NO_4)^+$，分子量 336.37，是季胺类生物碱。游离小檗碱为黄色针状结晶（乙醚），mp 145℃，能缓缓溶于冷水（5%），可溶于冷乙醇（1%），易溶于热水或热乙醇，难溶于丙酮、氯仿、苯，几乎不溶于石油醚。

咖啡因（caffeine）：分子式 $C_8H_{10}N_4O_2$，化学名为 1,3,7-三甲基-2,6-二氧嘌呤，属于嘌呤类化合物，是从茶叶、咖啡果中提炼出来的一种生物碱，适度地使用有祛除疲劳、兴奋神经的作用，临床上用于治疗神经衰弱和昏迷复苏。咖啡因是弱碱性化合物，易溶于氯仿（12.5%）、水（2%）及乙醇（2%）、热苯（5%）等。

②展开剂也称洗脱剂，是在平面色谱中用作流动相的液体。展开剂的主要任务是溶解被分离的物质，在吸附剂薄层上转移被分离物质，使个别组分的 R_f 值在 0.2～0.8 之间并对被分离物质有适当的选择性。作为展开剂的溶剂应满足以下要求：对被分离成分有良好的溶解性；可使各组分分开；被分离组分的 R_f 值在 0.2～0.8 之间，定量测定在 0.3～0.5 之间；不与被分离组分或吸附剂发生化学反应；沸点适中，黏度较小；展开后组分斑点圆且集中适当的纯度。

实验十　纸色谱法分离氨基酸

【实验目的】

（1）掌握氨基酸纸层析法的操作技术。

（2）熟悉纸色谱法分离氨基酸的原理。

【实验原理】

纸色谱法（paper chromatography）是以滤纸作为惰性支持剂的分配色谱。滤纸的成分是纤维素，纤维素上的羟基（—OH）是亲水基，可吸附一层水或其他溶剂作为固定相，与水不互溶有机溶剂作为流动相。当将样品（被分离物）点在滤纸的一端后，该样品溶解在吸附于支持物上的水分子或其他溶剂分子的固定相中，流动相流经支持物时即可对固定相上的样品进行连续抽提，使被分离物质在两相间不断分配而得到分离。纸色谱中展开剂是由互不相溶的有机溶剂和水组成，它们互相混合时分成两相：一相是以水饱和了的有机相，另一相是以有机溶剂饱和了的水相。纸色谱法按展开操作步骤的不同可分为垂直型和水平型两类。垂直型是将层析滤纸置于垂直位，流动相自上而下移动，称为下行层析；反之，使有机溶剂自下而上移动，称为上行层析。水平型是将圆形层析滤纸置于水平位，溶剂由中心向四周扩散，此法也称为圆形纸色谱法。

纸色谱法的特点是样品用量少，操作简单、不需要特殊设备、分离效果好，像薄层色谱一样，是一种有效的分析、分离及鉴定常用的手段。经纸色谱法分离开的各组分可以通过 R_f 值来比较和鉴定，R_f 值的计算方法与薄层色谱相同。样品中如果有多种成分，且某些成分的 R_f 值相近，若只用一种溶剂展开，就不能将其有效分开。因此对于成分复杂的样品当用一种溶剂展开后，可将滤纸旋转 90°，在其垂直方向上再用另一溶剂展开，从而达到分离的目的，这种方法称为双向纸色谱法。双向展开色谱不仅纸色谱法可以用，薄层色谱也可以，用双相展开色谱可分离鉴别多达四十个样品斑点。本实验采用单向上行纸色谱法。

氨基酸本身无色，无色物质的层析图谱可用光谱法（如核苷酸类物质用紫外光照射）或显色法鉴定。氨基酸纸色谱图谱常用的显色剂有茚三酮、吲哚醌。本实验采用茚三酮为显色剂。茚三酮显色反应受温度、pH，时间影响较大。如果要使结果重复，必须严格控制上述条件。

【仪器材料】

层析滤纸，层析缸，喷雾器，铅笔，毛细管，直尺，标本缸（7.5 cm×15 cm），电吹风。

【试剂药品】

0.1%甘氨酸水溶液，0.1%亮氨酸水溶液，0.1%茚三酮乙醇溶液，正丁醇，甲酸。

【实验步骤】

1. 层析滤纸的选择及准备[①] 选用质地均匀平整、机械强度高、边缘整齐的滤纸作为层析滤纸。将活化的一张 5 cm×14 cm 的层析滤纸条，在离底边 1.5 cm 处用铅笔画一直线作为起始线[②]，在起始线上点 A、B、C 三个点，各点之间的距离为 1.5 cm，A、C 两点分别离层析纸边为 1 cm，在起始线 7 cm 处画一直线作为展开剂前沿线（见图 2-18）。

2. 点样[③] 点样对获得良好的色谱图有很大影响。点样要合适，样品点得太浓，斑点易扩散或拉长。将准备好的滤纸平铺在实验台上，取内径约 0.5 mm 的毛细管三根，分别插入不同样品溶液中，吸取溶液少许，在 A 点处点甘氨酸溶液，B 点处点甘氨酸、亮氨酸的混合溶液，C 点处点亮氨酸溶液，样点的直径约 2～3 mm。如果溶液太稀，点样过程中必须在第一滴样品干后再点第二滴、第三滴，为使样品加速干燥，可使用吹风机吹干。

3. 展开 将 30 mL 展开剂（正丁醇：甲酸：水体积比为 5：3：2）倒入层析缸中，盖上盖子，饱和 20 min 后，再将点好样品的层析纸上端用回形针别住，把层析纸悬挂在层析缸盖的钩上，使层析纸的底边浸入展开剂 0.5 cm。展开剂到达前沿线后，展开完毕，取出层析纸，晾干或红外灯下烘干。

4. 显色 将烘干的层析纸，用喷雾器喷洒显色剂（茚三酮溶液），再到红外灯下烘到显色为止[④]。

5. 计算 R_f 值 用笔画出斑点，找出斑点的中心距离，并量出起始线至斑点中心的距离，如图 2-20 所示。计算各氨基酸的 R_f 值，并将纯样品和未知样品的 R_f 值进行对照。

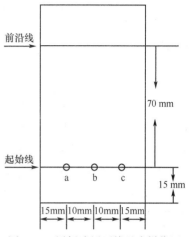

图 2-20 层析滤纸画线及点样位置

【思考题】

（1）展开剂的液面高出滤纸上的样点，将会产生什么后果？

（2）纸色谱为什么要在密闭的容器中进行？

【附注】

①层析纸使用前，应在烘箱中干燥，具体方法为100℃的温度下，烘 1～2 h。否则会产生拖尾现象。

②画线时只能使用铅笔，不能使用其他的笔。其他笔的颜色为有机染料，在有机溶剂中染料溶解，颜色会产生干扰。

③无论是画线还是点样，不能用手接触层析纸前沿线以下的任何的部位，因为，手指上有相当量的氨基酸，足以在本实验方法中被检出并干扰实验。

④喷有显色剂的层析纸，在烘干时应注意温度的控制，温度太高，不但氨基酸会产生颜色，茚三酮也会产生颜色干扰实验现象。

实验十一 柱色谱法分离荧光黄和亚甲蓝

【实验目的】

（1）掌握利用柱色谱分离提纯有机化合物的基本操作。

（2）熟悉柱色谱法的基本原理。

【实验原理】

柱色谱法是色谱分离常用的方法之一，原理与薄层色谱、纸色谱类似，利用吸附剂（硅胶、氧化铝等）对不同组分吸附能力的差异使混合物各组分达到有效分离。柱色谱法有吸附色谱法和分配色谱法两类，前者常以硅胶或氧化铝作固定相，后者以硅胶、硅藻土和纤维素作支持剂，支持剂本身不起分离作用，以其吸收较大量的液体作固定相。

柱色谱吸附剂的选择一般要根据待分离的化合物类型而定。如硅胶的性能比较温和，属于无定形多孔物质，极性小，有弱酸性，适用于极性较大的物质分离。氧化铝极性较大，对于弱极性物质具有较强的吸附作用，适用于分离极性较弱的化合物。酸性氧化铝适合于分离羧酸或氨基酸等酸性化合物；碱性氧化铝适合于分离胺；中性氧化铝则可用于分离中性化合物。大多数吸附剂都能强烈地吸水，使其活性降低。因此吸附剂使用前一般要经过纯化和活性处理。另外吸附剂的颗粒大小应当均匀一致，吸附剂粒度愈小表面积愈大，吸附能力就愈高，但颗粒愈小时，溶剂的流速就太慢，因此应根据实际分离需要而定。

在柱色谱分离中，展开剂（又称洗脱剂）的选择是重要的一环，通常根据被分离物中各组分的极性、溶解度和吸附剂的活性等来考虑。但是须注意选择的展开剂极性不能大于样品中各组分的极性，否则样品组分在柱色谱中移动过快，不能建立吸附-洗脱平衡，影响分离效果。选用展开剂时，应从低极性溶剂开始，然后逐步增加展开剂的极性，使吸附在吸附剂上的组分逐个被洗脱下来，从而达到分离的目的。如果样品组分极性小，可选用石油醚或正己烷作为起始展开剂，如果样品极性较大则可选用氯仿或苯或乙酸乙酯等作为起始展开剂，待起始展开剂中不再有成分被洗脱下来时，再加大展开剂的极性，且要逐步增加极性。一般在进行柱色谱之前，需要通过薄层色谱的方法寻找柱色谱的展开剂。须注意的是薄层色谱的条件不能直接用到柱色谱中去，薄层色谱只能提供最初的起始展开剂和更换的展开剂。通常的做法是先用石油醚、正己烷、苯、氯仿、乙酸乙酯等单纯的溶剂进行展开，如果最前沿斑点的 R_f 值在 0.2～0.3 左右，则该溶剂可以作为最初的起始展开剂；通过观察比较薄层色谱结果，根据分离效果选取最佳配对溶剂，从而确定展开剂极性的最佳溶剂。

【仪器材料】

层析柱（15 cm×1.5 cm），烧杯，漏斗，玻璃棒，脱脂棉，锥形瓶，量筒，滴管。

【试剂药品】

中性氧化铝（100～200 目），石英砂，1 mL 溶有 1 mg 荧光黄和 1 mg 亚甲蓝的 95% 乙醇混合液。

【实验步骤】

1. 装柱（干法）　在 15 cm×1.5 cm 的色谱柱内添加厚 1 cm 左右的石英砂，然后添加 100～200 目的氧化铝约 18 cm 左右，再在上面加一层 1 cm 厚的石英砂（见图 2-21）。向柱中倒入一定量的 95%乙醇溶液，打开活塞，赶走气泡[①]，注意控制流出速度每秒 1 滴左右。

2. 加样　当溶剂刚好流至上层石英砂面时，用滴管沿壁加入 1 mL 的荧光黄与亚甲蓝混合液，当此溶液流至石英砂面时，立即用少量的 95%乙醇溶液清洗下管壁的有色物质，如此连续 2～3 次，直至洗净为止。

3. 洗脱　用 95%乙醇溶液作展开剂进行洗脱，控制流速每秒 1 滴左右，观察色谱柱内的明显谱带。因蓝色的亚甲蓝极性小，先从色谱柱中洗脱出来，而极性大的荧光黄则后洗脱出来。当蓝色色带快洗脱出来时，更换锥形瓶，继续洗脱，至滴出液无色为止，再换一接收器。改用水做洗脱剂至黄绿色荧光黄开始滴出，用另一接收器收集至绿色全部洗出[②]。分离结束后，应先让溶剂尽量流干，然后倒置，用吸耳球从活塞口向管内挤压空气，将吸附剂从柱顶挤压出。使用过的吸附剂倒入垃圾桶里，切勿倒入水槽，以免堵塞水槽。

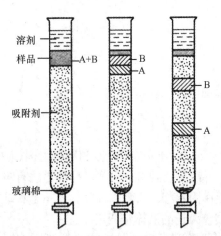

图 2-21　柱色谱装置及分离过程示意图

溶剂
样品　A+B　B
A
吸附剂
B
A
玻璃棉

【思考题】

（1）柱色谱中为什么极性大的组分要用极性较大的溶剂洗脱？

（2）柱中若留有空气或填装不均，对分离效果有何影响？如何避免？

【附注】

①色谱柱填装的紧密与否，对分离效果影响较大，要保证固定相在柱中均匀紧凑。若柱中气泡或各部分松紧不均时，会影响洗脱速率及显色均匀。一般柱子的直径与长度比为1：10～1：5，硅胶量是样品量的30～40倍。若柱中气泡或各部分松紧不均时，会影响洗脱速率及显色均匀。

②为了保持色谱柱的均一性，使整个吸附剂浸泡在溶剂或溶液中是必要的。否则当柱中溶剂或溶液流干时，就会使柱身干裂，影响显色的均一性。

第三章 医药基础化学实验

通过医药基础化学课程的学习与实验，加深对基础化学基本理论和基础知识的理解，学习并掌握基础化学实验的基本方法和操作技能，培养动手能力，掌握玻璃仪器的洗涤和使用方法、电子天平和分光光度计等仪器的使用方法、一般溶液的配制方法及无机化合物制备中的蒸发、浓缩、结晶、过滤等基本操作，为后继的课程及将来的工作和科研打下基础。

实验十二 药用氯化钠的制备

【实验目的】

（1）掌握药用氯化钠的制备原理和方法。

（2）熟悉溶解、过滤、蒸发、结晶等基本操作。

（3）根据粗食盐的提纯过程，来熟悉对其他含有杂质的混合物的除杂方法。

【实验原理】

生理盐水是以药用氯化钠为原料配制而成。粗食盐中主要含有 Ca^{2+}、Mg^{2+}、K^+ 和 SO_4^{2-} 等可溶性杂质以及泥沙等不溶性质。选择适当的试剂将可溶性杂质生成难溶化合物，经过滤便可将杂质除去。

粗食盐溶解后，先加入稍过量 $BaCl_2$，通过 Ba^{2+} 与 SO_4^{2-} 反应，生成不溶固体 $BaSO_4$，经过滤以除去 SO_4^{2-}。

$$Ba^{2+}+SO_4^{2-} = BaSO_4\downarrow$$

加入 NaOH 和 Na_2CO_3 溶液，除去 Ca^{2+}、Mg^{2+} 和过量的 Ba^{2+}。

$$Mg^{2+}+2OH^- = Mg(OH)_2\downarrow$$
$$Ca^{2+}+CO_3^{2-} = CaCO_3\downarrow$$
$$Ba^{2+}+CO_3^{2-} = BaCO_3\downarrow$$

经过滤除去上述所有沉淀杂质，接着加入 HCl 溶液中和，除去过量的 OH^- 和 CO_3^{2-}。

$$NaOH + HCl = NaCl + H_2O$$
$$Na_2CO_3 + 2HCl = 2NaCl + CO_2\uparrow + H_2O$$

粗食盐中的 K^+ 与上述试剂不起作用，仍留在溶液中。由于 KCl 的溶解度大于 NaCl 的溶解度，而且含量较少，所以在蒸发和浓缩溶液时，NaCl 先结晶出来，而 KCl 因未达到饱和而仍留在母液中，滤出母液，便可获得较纯的食盐晶体。

【仪器材料】

托盘天平，烧杯，量筒，布氏漏斗，吸滤瓶，真空泵，酒精灯，三脚架，蒸发皿，滤纸，石棉网，pH 试纸。

【试剂药品】

粗食盐，$1\ mol \cdot L^{-1}$ $BaCl_2$ 溶液，$2\ mol \cdot L^{-1}$ HCl 溶液，$2\ mol \cdot L^{-1}$ NaOH 溶液，饱和 Na_2CO_3 溶液，$0.5\ mol \cdot L^{-1}$ $(NH_4)_2C_2O_4$ 溶液，$6\ mol \cdot L^{-1}$ HAc 溶液，镁试剂。

【实验步骤】

1. 粗食盐的精制

（1）称量和溶解：在托盘天平上称取 5 g 粗食盐于 150 mL 烧杯中（参见"第一章 医药化学实验基本知识 三、化学实验基本操作 （二）物品的称量 1.台秤"），加 20 mL 水，加热搅拌溶解使其不溶性杂质沉于底部。

（2）除去 SO_4^{2-}：将粗食盐溶液加热至近沸，一边搅拌一边逐滴加入 1 mol·L^{-1} $BaCl_2$ 溶液 2 mL 至沉淀完全，（为了检查硫酸根离子是否除尽，将烧杯从石棉网上取下，待沉淀沉降后，滴入 1~2 滴 $BaCl_2$ 溶液，观察上部清液。若有浑浊现象，表示 SO_4^{2-} 仍未除尽，还需要再加入 $BaCl_2$ 溶液，直到上层清液不再产生浑浊为止）。继续加热 5 min，使沉淀颗粒长大而易于沉降。

（3）除去 Ca^{2+}、Mg^{2+} 和过量的 Ba^{2+}：将滤液加热至近沸，在搅拌下加 2 mol·L^{-1} NaOH 溶液 0.5 mL，再逐滴加入饱和 Na_2CO_3 溶液，直到没有沉淀生成时，再多加 0.5 mL Na_2CO_3 溶液，静置，澄清后减压过滤（参见"第二章 化学物质的分离与纯化 一、固液混合物的分离方法 （二）过滤法 2.减压过滤"），弃去所有沉淀，滤液转移到蒸发皿中。

（4）除去过量的 OH^- 和 CO_3^{2-}：向滤液中滴加 2 mol·L^{-1} HCl 溶液，使溶液呈酸性（pH = 3~4）。

（5）除去 K^+：将盛有滤液的蒸发皿置石棉网上小火蒸发（切勿大火加热以免飞溅），并不断搅拌，浓缩到溶液表面出现一片薄层晶体时停止加热（切勿蒸干）。冷却后减压过滤。

（6）烘干与称重：把所得的晶体放在蒸发皿内，在石棉网上小火烘干。冷却至室温，称重并计算产率。

2. 纯度检验 取粗食盐和提纯后的食盐各 1 g 分别加去离子水（约 5 mL）溶解，两种澄清溶液分别盛于三支小试管中，组成三组，用下列盐溶液分别进行纯度检验。

（1）SO_4^{2-} 的检验：在第一组溶液中分别加入 2 滴 2 mol·L^{-1} HCl 溶液，使溶液呈酸性，再加入 3~5 滴 1 mol·L^{-1} $BaCl_2$ 溶液，如有白色沉淀，证明存在 SO_4^{2-}，记录结果，进行　　比较。

（2）Ca^{2+} 的检验：在第二组溶液中分别加入 2 滴 6 mol·L^{-1} HAc 溶液使溶液呈酸性[①]，再加入 3~5 滴 0.5 mol·L^{-1} $(NH_4)_2C_2O_4$ 溶液。如有白色 CaC_2O_4 沉淀生成，证明 Ca^{2+} 存在。记录结果，进行比较。

（3）Mg^{2+} 的检验：在第三组溶液中分别加入 3~5 滴 2 mol·L^{-1} NaOH 溶液，使溶液呈碱性，再加入 2 滴镁试剂[②]。若有天蓝色沉淀生成，证明 Mg^{2+} 存在。记录结果，进行比较。

【思考题】

（1）粗产品中主要杂质是什么？是如何除去的？为什么先加 $BaCl_2$ 溶液再加 NaOH 溶液和 Na_2CO_3 溶液？

（2）浓缩过程中能否把溶液蒸干？为什么？

（3）影响本实验产率的因素有哪些？如果产率过高或过低可能原因是什么？

（4）检验产品纯度时，能否用自来水溶解食盐？

【附注】

①$(NH_4)_2C_2O_4$ 检验 Ca^{2+} 时，Mg^{2+} 对此有干扰，也生成白色的 MgC_2O_4 沉淀，但 MgC_2O_4

溶于 HAc，所以加 HAc 酸化可以排除 Mg^{2+} 干扰。

②对硝基偶氮间苯二酚又称镁试剂，它在酸性溶液中显黄色，在碱性溶液中显紫色，被 $Mg(OH)_2$ 吸附后显天蓝色。镁试剂的配制：称取 0.01 g 镁试剂溶于 1000 mL 2 mol·L^{-1} NaOH 溶液中，摇匀即可。

实验十三　缓冲溶液的配制与性质

【实验目的】

（1）学习缓冲溶液的配制方法，加深对缓冲溶液性质的理解。

（2）理解缓冲容量与缓冲剂浓度和缓冲组分的比值关系。

（3）练习吸量管的使用方法。

【实验原理】

能抵抗外来少量强酸、强碱或适当稀释而保持 pH 基本不变的溶液叫缓冲溶液。

缓冲溶液是一对共轭酸碱体系，一般是由弱酸及其盐、弱碱及其盐、多元弱酸的酸式盐及其次级盐组成。缓冲溶液的 pH 与混合物组分浓度关系可用下式计算：

$$pH=pK_a+\lg\frac{C_{(共轭碱)}}{C_{(弱酸)}} \quad 或 \quad pOH=pK_B+\lg\frac{C_{(共轭碱)}}{C_{(弱酸)}}$$

缓冲溶液 pH 除主要决定于 pK_a（pK_b）外，还与盐和酸（或碱）的浓度比值有关，若配制缓冲溶液所用的盐和酸（或碱）的原始浓度相同均为 C，酸（碱）的体积为 V_a（V_b），盐的体积为 V_s，总体积为 V，混合后酸（或碱）的浓度为 $\frac{C \cdot V_a}{V}\left(\frac{C \cdot V_b}{V}\right)$，盐的浓度为 $\frac{C \cdot V_s}{V}$，则

$$\frac{C_s}{C_a}=\frac{CV_s/V}{CV_A/V}=\frac{V_s}{V_a} 或 \frac{C_s}{C_b}=\frac{V_s}{V_b} （C_s 为盐的浓度，C_a、C_b 代表弱酸、弱碱的浓度）$$

所以缓冲溶液 pH 可写为

$$pH=pK_a+\lg\frac{V_s}{V_a} \quad 或 \quad pOH=pK_a+\lg\frac{V_s}{V_a}$$

配制缓冲溶液时，只要按计算值量取盐和酸（或碱）溶液的体积，混合后即可得到一定 pH 的缓冲溶液。

缓冲容量（β）是衡量缓冲溶液的缓冲能力大小的尺度。缓冲溶液的总浓度和缓冲比是影响缓冲容量的主要因素：为获得最大的缓冲容量，总浓度一定时，应控制 C_s/C_a（或 C_s/C_b）＝1，缓冲比越偏离 1，缓冲容量越小，缓冲比小于 1/10 或大于 10 时，缓冲溶液基本失去缓冲能力，故一般认为 $pH=pK_a\pm1$ 为缓冲溶液的缓冲范围；缓冲比一定时，酸（或碱）、盐浓度大的，缓冲容量亦大。但实践中酸（或碱）、盐浓度不宜过大。

配制缓冲溶液的一般步骤是：

（1）选择合适的缓冲对，根据所配制缓冲溶液的 pH，其弱酸的 pK_a 与溶液 pH 接近，且在缓冲范围（$pH=pK_a\pm1$）内。

（2）分别配制浓度（一般在 0.02～0.1 mol·L^{-1}，使配成缓冲溶液总浓度控制在 0.05～0.2 mol·L^{-1}）相同的弱酸及共轭碱的溶液备用。

（3）计算出所需弱酸及共轭碱溶液的各自体积，然后按此结果分别取这两种溶液，将其均匀混合配成缓冲溶液。一般为配制方便常常使用相同浓度的弱酸及其共轭碱。实验室中常用的是体积比。

（4）用酸度计或 pH 试纸测定并校正溶液的 pH。

【仪器材料】

吸量管，烧杯，试管，量筒等。

【试剂药品】

0.1mol·L^{-1}HCl 溶液，pH＝4 的 HCl 溶液，HAc 溶液（0.1 mol·L^{-1}、1 mol·L^{-1}），NaOH 溶液（0.1 mol·L^{-1}、2 mol·L^{-1}），pH＝10 的 NaOH 溶液，NH$_3$·H$_2$O（0.1 mol·L^{-1}），NaAc 溶液（0.1 mol·L^{-1}、1 mol·L^{-1}），NaH$_2$PO$_4$ 溶液（0.1 mol·L^{-1}），Na$_2$HPO$_4$ 溶液（0.1 mol·L^{-1}），NH$_4$Cl 溶液（0.1 mol·L^{-1}），甲基红指示剂，广泛 pH 试纸，精密 pH 试纸。

【实验步骤】

1. 缓冲溶液的配制

（1）配制 pH＝4.0 的缓冲溶液 pH＝10.0 的缓冲溶液各 30 mL，计算所需各组分的毫升数，并填入表 3-1。按表中计算的用量，用量筒配 1$^\#$，2$^\#$ 两种缓冲溶液，盛于已标号码的两支 50 mL 烧杯中。然后用试纸或酸度计测它们值，并填入表 3-1 中。

表3-1 pH 4.0和pH 10.0缓冲溶液各组分体积和实测pH

编号	pH	组分	组分的体积 / mL	实测 pH
1$^\#$	4.0	0.1 mol·L^{-1} HAc 0.1 mol·L^{-1} NaAc		
2$^\#$	10.0	0.1 mol·L^{-1} NH$_3$.H$_2$O 0.1 mol·L^{-1} NH$_4$Cl		

（2）根据克拉克和乐勃斯缓冲溶液的 pH 表，查出配制 pH 为 9.8 的缓冲溶液 30 mL，所取各组分之毫升数。配好后，用 pH 试纸或用酸度计测定 pH，并填入表 3-2 中。

表3-2 pH 9.8缓冲溶液各组分体积和实测pH

编号	pH	组分	组分的体积 / mL	实测 pH
3$^\#$	9.8	0.05 mol·L^{-1} NaHCO$_3$ 0.1 mol·L^{-1} NaOH		

2. 缓冲溶液的性质

（1）取四支试管分别加入 5 mL pH＝4.0 的缓冲溶液（1$^\#$缓冲溶液）和 5 mL pH＝4.0 的 HCl 溶液各两份，然后分别加入 4 滴 0.1 mol·L^{-1} HCl 溶液和 0.1 mol·L^{-1} NaOH 溶液，用 pH 试纸测其 pH[①]并填入表 3-3。

（2）pH＝10.0 的缓冲溶液（3#缓冲溶液）和 pH＝10.0 的 NaOH 溶液代替 pH＝4.0 的两种溶液，重复上述实验，将实验结果填入表 3-4。

表3-3 pH 4.0缓冲溶液的抗酸碱作用

试管号	溶液	加入酸或碱的量	pH
1	pH = 4.0 的缓冲溶液	0.1 mol·L^{-1} HCl 4 滴	
2	pH = 4.0 的 HCl 溶液	0.1 mol·L^{-1} HCl 4 滴	
3	pH = 4.0 的缓冲溶液	0.1 mol·L^{-1} NaOH 4 滴	
4	pH = 4.0 的 HCl 溶液	0.1 mol·L^{-1} NaOH 4 滴	

表3-4 pH 10.0缓冲溶液的抗酸碱作用

试管号	溶液	加入酸或碱的量	pH
1	pH = 10.0 的缓冲溶液	0.1 mol·L⁻¹ HCl 4 滴	
2	pH = 10.0 的 NaOH 溶液	0.1 mol·L⁻¹ HCl 4 滴	
3	pH = 10.0 的缓冲溶液	0.1 mol·L⁻¹ NaOH 4 滴	
4	pH = 10.0 的 NaOH 溶液	0.1 mol·L⁻¹ NaOH 4 滴	

（3）在四支试管中，依次加入 pH = 4.0 的缓冲溶液、pH = 4.0 的 HCl 溶液、pH = 10.0 的缓冲溶液、pH = 10.0 的 NaOH 溶液各 2mL，然后在各试管中加入 6 mL 蒸馏水，摇匀后测 pH，并将结果填入表 3-5。

表3-5 缓冲溶液的抗稀释作用

试管号	溶液	加入蒸馏水的量	pH
1	pH = 4.0 的缓冲溶液	6 mL	
2	pH = 4.0 的 HCl 溶液	6 mL	
3	pH = 10.0 的缓冲溶液	6 mL	
4	pH = 10.0 的 NaOH 溶液	6 mL	

3. 缓冲容量

（1）缓冲容量与缓冲剂浓度的关系：取 2 支试管，在一支试管中加 0.1 mol·L⁻¹ HAc 和 0.1 mol·L⁻¹ NaAc 溶液各 20 滴，另一支试管中加 1 mol·L⁻¹ HAc 和 1 mol·L⁻¹ NaAc 溶液各 20 滴，摇动使之混合均匀。

1）测两试管内溶液的 pH 是否相同？

2）在两试管中分别滴入 2 滴甲基红指示剂，溶液颜色如何？

3）然后在两试管中分别滴加 2 mol·L⁻¹ NaOH 溶液（每加一滴均需充分混合），直到溶液的颜色变成黄色。记录各管所加的滴数填入表 3-6，解释所得的结果。

表3-6 缓冲容量与缓冲剂浓度的关系

试管号	溶液	加指示剂后溶液颜色	溶液刚变黄时加 NaOH 滴数
1	1 mL 0.1 mol·L⁻¹ HAc 1 mL 0.1 mol·L⁻¹ NaAc		
2	1 mL 1 mol·L⁻¹ HAc 1 mL 1 mol·L⁻¹ NaAc		

（2）缓冲容量与缓冲比的关系：另取 2 支试管，在一支试管中加入 0.1 mol·L⁻¹ Na_2HPO_4 和 0.1 mol·L⁻¹ NaH_2PO_4 各 20 滴，另一支试管中加入 36 滴 0.1 mol·L⁻¹ Na_2HPO_4 和 4 滴 0.1 mol·L⁻¹ NaH_2PO_4[②]，用精密 pH 试纸或 pH 计测定两溶液的 pH。然后在每支试管中加入 10 滴 0.1 mol·L⁻¹ NaOH，再用精密 pH 试纸或 pH 计测定它们的 pH，并填写表 3-7。

1）每支试管加 NaOH 溶液前后两次的 pH 是否相同？

2）两支试管比较情况又如何？解释原因。

表3-7 缓冲容量与缓冲比的关系

试管号	溶液	C（HPO_4^{2-}）/ C（$H_2PO_4^-$）	pH	加碱后 pH	ΔpH
1	20 滴 Na_2HPO_4 20 滴 NaH_2PO_4				
2	36 滴 Na_2HPO_4 4 滴 NaH_2PO_4				

【思考题】

（1）缓冲溶液的 pH 由哪些因素决定？

（2）现有下列几种酸及这些酸的各种对应盐类（包括酸式盐），欲配制 pH = 2.0、pH =10.0、pH=12.0 的缓冲溶液，应各选用哪种缓冲剂较好？

$$H_3PO_4、HAc、H_2C_2O_4、H_2CO_3、HF$$

（3）将 10 mL 0.1 mol·L^{-1} HAc 溶液和 10 mL 0.1 mol·L^{-1} NaOH 溶液混合后，所得溶液是否具有缓冲能力？使用 pH 试纸检验溶液的 pH 时，应注意哪些问题？

【附注】

①溶液一定要混匀，估计 pH（或用广泛 pH 试纸确定）范围后再用该范围的精密 pH 试纸测定。

②所用滴管规格要相同，以避免体积误差太大。

实验十四 沉淀的生成与溶解

【实验目的】

（1）掌握溶度积规则，运用其解释沉淀的生成和溶解。

（2）理解影响沉淀溶解平衡的因素。

（3）观察分步沉淀现象和沉淀的转化。

（4）掌握离心分离操作。

【实验原理】

沉淀平衡是难溶电解质在一定温度下与它的饱和溶液中相应离子所建立的化学平衡。

$$A_mB_n(s) \underset{沉淀}{\overset{溶解}{\rightleftharpoons}} mA^{n+}(aq) + nB^{m-}$$

$$K_{sp}(A_mB_n) = [A^{n+}]^m [B^{m-}]^n$$

$K_{sp}(A_mB_n)$ 称为溶度积，在一定温度下，A_mB_n 饱和溶液中，$K_{sp}(A_mB_n)$ 为常数。将任意溶液中实际离子浓度的幂次方乘积定义为离子积，用 IP 表示

$$IP = [A^{n+}]^m [B^{m-}]^n$$

那么离子积 IP 与溶度积 K_{sp} 之间有以下关系，称溶度积规则：

$$IP>K_{sp} 过饱和溶液，可能析出沉淀；$$

$$IP=K_{sp} 饱和溶液，处于沉淀溶解平衡；$$

$$IP<K_{sp} 不饱和溶液，沉淀溶解。$$

所以，增加沉淀剂离子浓度，使 $IP>K_{sp}$ 即可析出沉淀；减少溶液中离子的浓度，使其 $IP<K_{sp}$ 即可使沉淀溶解。常见的沉淀溶解方法有：①生成弱电解质；②生成配合物；③发生氧化还原反应。

在一定条件下，如果溶液中含有多种离子，且都能与所加沉淀剂反应生成沉淀，形成沉淀物的溶解度又相差较大，在这种情况下向溶液中缓缓加入沉淀剂，IP 先达到 K_{sp} 的化合物首先析出，当它沉淀完全（$c \leqslant 10^{-5} \, mol \cdot L^{-1}$），另一种化合物开始沉淀，这种先后沉淀的过程称为分步沉淀。

在含有沉淀的溶液中，加入适当的试剂，使之与某一离子结合生成另一种沉淀，这一过程称为沉淀的转化，在实际工作中常利用分步沉淀进行离子间的分析和分离。

【仪器材料】

试管，离心试管，玻璃棒，烧杯（50 mL），量筒（5 mL），离心机，酒精灯，移液管（25 mL），精密 pH 试纸（pH=8.0～10.0）或 pH 计。

【试剂药品】

K_2CrO_4 溶液（0.1 mol·L^{-1}），Na_2S 溶液（2 mol·L^{-1}、0.1 mol·L^{-1}），Pb（NO$_3$）$_2$ 溶液（0.1 mol·L^{-1}、0.001 mol·L^{-1}），KI 溶液（0.1 mol·L^{-1}、0.001 mol·L^{-1}），饱和 PbI$_2$ 溶液，MgCl$_2$ 溶液（1 mol·L^{-1}、0.2 mol·L^{-1}），NH$_3$·H$_2$O（6 mol·L^{-1}），HCl 溶液（6 mol·L^{-1}），饱和 NH$_4$Cl 溶液，AgNO$_3$ 溶液（0.1 mol·L^{-1}），NaCl 溶液（0.1 mol·L^{-1}），饱和（NH$_4$）$_2$C$_2$O$_4$ 溶液，HNO$_3$ 溶液（6 mol·L^{-1}），Na$_2$C$_2$O$_4$ 溶液（0.5 mol·L^{-1}），NaOH 溶液（0.1 mol·L^{-1}）。

【实验步骤】

1. 沉淀的生成和同离子效应

（1）在试管中加 5 滴 0.1 mol·L^{-1} Pb（NO$_3$）$_2$ 溶液，加入等量 0.1 mol·L^{-1} K$_2$CrO$_4$ 溶液，观察实验现象。

（2）在试管中加 5 滴 0.1 mol·L^{-1} Pb（NO$_3$）$_2$ 溶液，加入等量 0.1 mol·L^{-1} mol·L^{-1} Na$_2$S 溶液，观察实验现象。

（3）在试管中加入 5 滴 0.1 mol·L^{-1} Pb（NO$_3$）$_2$ 溶液和 5 滴 0.1 mol·L^{-1} KI 溶液；在另一试管中加入 5 滴 0.001 mol·L^{-1} Pb（NO$_3$）$_2$ 溶液和 5 滴 0.001 mol·L^{-1} KI 溶液，观察并解释现象。

（4）在两份 PbI$_2$ 饱和溶液中，分别滴加 0.1 mol·L^{-1} KI 溶液和 0.1 mol·L^{-1} Pb（NO$_3$）$_2$ 溶液，观察并解释现象。

2. 沉淀的溶解

（1）各用 5 滴 1 mol·L^{-1} MgCl$_2$ 溶液和 5 滴 6 mol·L^{-1} NH$_3$·H$_2$O 分别制得两份沉淀溶液。向一份中加入 6 mol·L^{-1} HCl 溶液，另一份中加入 NH$_4$Cl 饱和溶液至沉淀溶解，解释所观察到的现象。

（2）在离心试管①中加入 5 滴 0.1 mol·L^{-1} AgNO$_3$ 溶液，逐滴加入 0.1 mol·L^{-1} NaCl 溶液，观察沉淀的生成，将其离心分离后，弃去上清液，再往试管中逐滴滴加 6 mol·L^{-1} NH$_3$·H$_2$O，边加边振荡，观察现象并加以解释。

（3）在离心试管中加入 5 滴 0.1 mol·L^{-1} Pb（NO$_3$）$_2$ 溶液和 5 滴 0.1 mol·L^{-1} Na$_2$S 溶液。离心沉降②，弃去上清液。用蒸馏水洗涤沉降一次，离心沉降，再去上清液。加入 0.5 mL 6 mol·L^{-1} HNO$_3$，将试管在水浴中加热。

3. 分步沉淀　在试管中加入 10 滴 0.1 mol·L^{-1} NaCl 溶液和 5 滴 0.1 mol·L^{-1} K$_2$CrO$_4$ 溶液，振荡混匀，然后逐滴加入 0.1 mol·L^{-1} AgNO$_3$ 溶液，观察生成沉淀的颜色及变化并加以解释。

4. 沉淀的转化

（1）在试管中滴加 5 滴 0.1 mol·L^{-1} Pb（NO$_3$）$_2$ 溶液中和 2 滴 0.1 mol·L^{-1} NaCl 溶液；再加入 1 滴 0.1 mol·L^{-1} KI 溶液；再加入 3 滴 0.5 mol·L^{-1}（NH$_4$）$_2$C$_2$O$_4$ 溶液；再加入 3 滴 0.1 mol·L^{-1} K$_2$CrO$_4$ 溶液；再加入 1 滴 2 mol·L^{-1} Na$_2$S 溶液。逐步观察并解释实验中出现的现象。

（2）已知 K_{sp}（AgCl）$=1.8\times10^{-10}$，K_{sp}（AgI）$=8.5\times10^{-17}$，设计利用浓度均是 0.1 mol·L^{-1} 的 AgNO$_3$ 溶液、NaCl 溶液、KI 溶液，实现 AgCl 沉淀转化成 AgI 沉淀的实验。

【思考题】

（1）促成沉淀溶解，可采取哪些方法？

（2）分步沉淀的顺序如何确定？

【附注】

①离心管要对称放置以保持平衡，若只有一份试样，则在对称的位置上放置一支装有与试样等量水的试管。

②使用离心机时应逐渐加速，关闭时需待离心机自行停止才可打开盖子取出离心管。

实验十五　化学反应速率与化学平衡

【实验目的】

（1）掌握反应物浓度、反应温度和催化剂对反应速率的影响。

（2）理解反应物浓度、反应温度对化学反应平衡的影响。

（3）练习秒表的使用和热水浴操作。

【实验原理】

1. 影响化学反应速率的因素　在水溶液中，过二硫酸铵与碘化钾之间存在如下反应：

$$（NH_4）_2S_2O_8 + 3KI = （NH_4）_2SO_4 + K_2SO_4 + KI_3$$

其离子反应方程式为：

$$S_2O_8^{2-} + 3I^- = 2SO_4^{2-} + I_3^- \tag{1}$$

该反应的平均反应速率可以表示为：

$$v = -\Delta c[S_2O_8^{2-}]/\Delta t = kc^m（[S_2O_8^{2-}]）c^n（I^-）$$

式中：v 为平均反应速率；$\Delta c[S_2O_8^{2-}]$ 为 Δt 时间内 S$_2$O$_8^{2-}$ 浓度变化值；c（[S$_2$O$_8^{2-}$]）和 c（I$^-$）分别为 S$_2$O$_8^{2-}$ 和 I$^-$ 的起始浓度；k 为反应速率常数；m、n 为反应级数。

由反应（1）生成的碘能与淀粉反应生成蓝色配合物，使溶液呈蓝色。为了便于测定，不使析出的微量碘立即与淀粉发生作用显色，在混合（NH$_4$）$_2$S$_2$O$_8$ 与 KI 溶液时，同时加入一定量的还原剂 Na$_2$S$_2$O$_3$，这样在反应（1）进行的同时，也存在着如下反应：

$$2Na_2S_2O_3 + I_2 = Na_2S_4O_6 + 2NaI$$

离子反应式：

$$S_2O_3^{2-} + I_2 = S_4O_6^{2-} + 2I^- \tag{2}$$

因为反应（2）比反应（1）迅速，故由反应（1）生成的 I$_2$ 能及时被 Na$_2$S$_2$O$_3$ 转化为 I$^-$。当体系中的 Na$_2$S$_2$O$_3$ 消耗完时，新生成的 I$_2$ 遇淀粉立即显蓝色。由于该事件中每份混合物中

$Na_2S_2O_3$ 的量都是相同的，不同的只是反应物（NH_4）$_2S_2O_8$ 的量，因此出现蓝色所需的时间长短，就可以反映出速率的快慢。比较不同浓度、不同温度及有无催化剂存在的情况下，出现蓝色所需要的时间，就可以判断浓度、温度及催化剂对反应速率的影响。

2. 化学平衡移动　在水溶液中，三氯化铁与硫氰化钾之间存在如下反应：

$$Fe^{3+} + nCNS^- \rightleftharpoons [Fe(CNS)n]^{(3-n)-} \quad n = 1 \sim 6$$

$$（红色）$$

若在平衡体系中，增加 $FeCl_3$ 或 KCNS 的浓度，依据 Le Chatelier 原理，平衡向右移动，溶液颜色加深。

在一定的温度下，二氯化氮和四氧化二氮共存于平衡体系中。

$$2NO_2（红棕色）\rightleftharpoons N_2O_4（无色）+ 61.25 KJ$$

由于该反应的正反应为放热反应，所以升高温度，则平衡向左移动，气体的颜色变深；降低温度，则平衡向右移动，气体的颜色变浅。

【仪器材料】

烧杯（250 mL），圆底烧瓶（150 mL），锥形瓶（50 mL），量筒（10 mL），吸量管（10 mL），大试管，温度计，秒表，酒精灯，石棉网，铁架台。

【试剂药品】

（NH_4）$_2S_2O_8$ 溶液（0.2 mol·L^{-1}），KI 溶液（0.2 mol·L^{-1}），$PbNO_3$（s），$Na_2S_2O_3$ 溶液（0.01 mol·L^{-1}），KNO_3 溶液（0.2 mol·L^{-1}），（NH_4）$_2SO_4$ 溶液（0.2 mol·L^{-1}），$CuNO_3$ 溶液（0.02 mol·L^{-1}），MnO_2 溶液（s），$FeCl_3$ 溶液（1 mol·L^{-1}、0.01 mol·L^{-1}），KCNS 溶液（1 mol·L^{-1}、0.01 mol·L^{-1}），淀粉溶液（0.5%），H_2O_2（30%），蒸馏水。

【实验步骤】

1. 浓度对化学反应速率的影响　取干净的大试管三支，用吸量管分别吸取 0.2 mol·L^{-1} KI 溶液 10 mL 和 0.01 mol·L^{-1} $Na_2S_2O_3$ 溶液 4 mL 于三支试管内，各加入 0.5% 淀粉溶液 10 滴，摇匀。

取三只 50 mL 锥形瓶[①]，编号，用吸量管取 0.2 mol·L^{-1}（NH_4）$_2S_2O_8$ 溶液 2.5 mL 和蒸馏水 7.5 mL 于 1 号锥形瓶内，摇匀[②]；吸取 0.2 mol·L^{-1}（NH_4）$_2S_2O_8$ 溶液 5.0 mL 和蒸馏水 5.0 mL 于 2 号锥形瓶内，摇匀；吸取 0.2 mol·L^{-1}（NH_4）$_2S_2O_8$ 溶液 10.0 mL 于 3 号锥形瓶内，摇匀。

在 1 号锥形瓶中导入一管已混合好的 KI 和 $Na_2S_2O_3$ 溶液，立即按下秒表开始计时[③]，并不断振摇锥形瓶，注意瓶内溶液的颜色变化，待刚刚出现蓝色时立刻按停秒表，记录反应时间和反应时的室温。

2. 温度对化学反应速率的影响　取干净的大试管两支，用吸量管吸取 0.2 mol·L^{-1} KI 溶液 10 mL 和 0.01 mol·L^{-1} $Na_2S_2O_3$ 溶液 4 mL 于三支试管内，并加入 0.5% 淀粉溶液 10 滴，摇匀。另取两只锥形瓶，用吸量管吸取 0.2 mol·L^{-1}（NH_4）$_2S_2O_8$ 溶液 2.5 mL 和蒸馏水 7.5 mL 于两锥形瓶内。将其中一支大试管和一只锥形瓶置于比室温高出 10℃ 的水浴中，待溶液温度达到水温时，把试管内溶液倒入锥形瓶内，振摇，并立即按下秒表计时，记录反应开始至出现蓝色所需时间及反应时的温度。

再将剩下的一支试管和一只锥形瓶置于比室温高出 20℃ 的水浴中，在此条件下，重复上述实验。

把两次实验结果连同实验 1 中的 1 号瓶的实验结果放在一起比较，说明温度的改变对化学反应速率的影响。

3. 催化剂对化学反应速率的影响

（1）MnO_2 对 H_2O_2 的分解反应速率的影响：取干净的大试管一支，加入 30% H_2O_2 溶液 1 mL（注意：切勿接触皮肤）④，观察是否有其他的速率。然后，再加入少许 MnO_2 固体于试管内，再观察有无其他产生及产生气体的速率。

（2）$Cu(NO_3)_2$ 对 $(NH_4)_2S_2O_8$ 与 KI 反应的催化作用：取干净的大试管一支，用吸量管吸取 0.2 $mol \cdot L^{-1}$ KI 溶液 10.0 mL 和 0.01 $mol \cdot L^{-1}$ $Na_2S_2O_3$ 溶液 4.0 mL 于试管内，加入 0.5%淀粉溶液 10 滴和溶液 0.02 $mol \cdot L^{-1}$ $CuNO_3$ 1 滴摇匀。再去干净的锥形瓶 1 只，用吸量管吸取 0.2 $mol \cdot L^{-1}$ $(NH_4)_2S_2O_8$ 溶液 2.5 mL 和蒸馏水 7.5 mL 于瓶内，摇匀。将试管倒入锥形瓶内，立即按秒表计时，并不断振荡锥形瓶，待溶液出现颜色变化时，立即按停秒表，记录反应所需时间。

把该反应所用时间与实验 1 中 1 号瓶反应所用时间进行比较，说明催化剂对化学反应速率的影响。

4. 浓度对化学平衡的影响　取干净大试管一支，加入 0.01 $mol \cdot L^{-1}$ $FeCl_3$ 溶液 1.0 mL 和 0.01 $mol \cdot L^{-1}$ KCNS 溶液 1.0 mL，再加入蒸馏水 4.0 mL，摇匀，然后分装于三支小试管中。在第一支小试管中加入 1 $mol \cdot L^{-1}$ $FeCl_3$ 溶液 2 滴，摇匀；在第二支小试管中加入 1 $mol \cdot L^{-1}$ KCNS 溶液 2 滴，摇匀；观察以上两支试管内溶液的颜色变化，并与第三支试管内溶液颜色比较，由观察到的结果，说明浓度对化学平衡的影响。

5. 温度对化学平衡的影响　取 150 mL 圆底烧瓶一只，通入 NO_2 气体[可利用 $Pb(NO_3)_2$ 加热分解制成 NO_2，需在通风良好处或通风橱中进行]，立即塞紧塞子，观察瓶内颜色（此时瓶内 NO_2 和 N_2O_4 处于平衡状态），然后将其分别浸入热水浴，冷水浴中，再观察其颜色变化，依据实验结果说明温度对于化学平衡的影响。

【思考题】

（1）影响化学反应速率的因素有哪些？它们对化学反应速率的影响实质是否一样？

（2）何为化学平衡？受哪些因素影响？

【附注】

①注意对所使用的试管及锥形瓶进行编号。

②振荡时避免撒落。

③秒表计时之前要练习启动和停止操作，以免计时操作出现失误。

④H_2O_2 具有腐蚀性，使用时需注意安全。

实验十六　配合物的生成与性质

【实验目的】

（1）了解配合物的生成、组成及性质。

（2）掌握配离子与简单离子的区别并比较配离子的稳定性。

（3）掌握酸碱平衡、沉淀平衡、氧化还原平衡与配位平衡的相互影响。

（4）了解螯合物的形成条件及性质。

【实验原理】

中心原子或离子（统称中心原子）与一定数目的中性分子或阴离子以配位键结合，并按一定的组成和空间结构所形成的复杂离子称为配离子；若形成的是复杂分子，则称为配分子。配离子（内界）与带有相同数目的相反电荷的离子（外界）组成配位化合物，简称配合物。配位（共价）键是配位化合物中存在的化学键，由一个原子（配位原子）提供成键的两个电子（孤对电子），成为电子给予体，另一个成键原子（中心原子）的空轨道接受电子，成为电子接受体。

配合物和复盐都是由简单化合物结合而成的复杂化合物，不同的是，配合物在水中解离出的配离子或配分子性质较稳定，只有极少部分配离子能够继续解离成简单离子，而复盐则全部解离成简单离子。

如配合物：$K_3[Fe(CN)_6] = 3K^+ + [Fe(CN)_6]^{3-}$

其中，K^+称为该配合物的外界，可完全电离，$[Fe(CN)_6]^{3-}$称为该配合物的内界，只能发生微弱电离。

复盐：$NH_4Fe(SO_4)_2 = NH_4^+ + Fe^{3+} + 2SO_4^{2-}$

配离子的稳定性可用稳定常数 $K_稳$ 或不稳定常数 $K_{不稳}$ 来表示。例如中心原子 M（略去电荷数，下同）和配体 L 形成的配离子$[ML_X]$，在水溶液中存在配位平衡：

$$M + X\,L = [ML_X] \qquad K_稳 = \frac{[ML_X]}{[M][L]^X} = \frac{1}{K_{不稳}}$$

对于配离子类型的配体数相同的配合物，$K_稳$ 越大，表明生成该配离子的倾向性也越强，则配离子的稳定性也越强。

简单金属离子在形成配离子后，其颜色，酸碱性，溶解性及氧化还原性等往往和原物质有很大的差别。配离子之间也可转化，一种配离子转化为另一种稳定的配离子。

具有环状结构的配合物称为螯合物，螯合物的稳定性更大，且有些具有特征颜色。利用此类螯合物的形成作为某些金属离子的特征反应而定性、定量地检验金属离子的存在。如：一定酸度条件下，可用丁二肟溶液检验 Ni^{2+} 的存在；硼酸是一种很弱的酸，但是可与多羟基化合物如甘油等形成螯合物而使其酸性增强等。两个反应的方程式如下：

【仪器材料】

试管，试管架，广泛 pH 试纸。

【试剂药品】

0.1 mol·L^{-1} CuSO$_4$ 溶液，1 mol·L^{-1} BaCl$_2$ 溶液，2 mol·L^{-1} NaOH 溶液，6 mol·L^{-1} 氨水，0.1 mol·L^{-1} (NH$_4$)$_2$C$_2$O$_4$ 溶液，0.1 mol·L^{-1} K$_3$[Fe(CN)$_6$] 溶液，0.1 mol·L^{-1} NH$_4$Fe(SO$_4$)$_2$ 溶液，0.1 mol·L^{-1} FeCl$_3$ 溶液，0.1 mol·L^{-1} KSCN 溶液，6 mol·L^{-1} HCl 溶液，0.1 mol·L^{-1} NaCl 溶液，0.1 mol·L^{-1} AgNO$_3$ 溶液，0.1 mol·L^{-1} KBr 溶液，0.1 mol·L^{-1} Na$_2$S$_2$O$_3$ 溶液，0.1 mol·L^{-1} KI 溶液，CCl$_4$ 溶液，0.1 mol·L^{-1} NiCl$_2$ 溶液，蒸馏水，1%丁二肟溶液，0.1 mol·L^{-1} H$_3$BO$_3$ 溶液，甘油。

【实验步骤】

1. 配合物的生成与组成

（1）取 0.1 mol·L^{-1} CuSO$_4$ 溶液 10 滴于小试管中，然后向其中加入 1 mol·L^{-1} BaCl$_2$ 溶液 2 滴，观察并记录现象，最后再向其中加入 2 mol·L^{-1} NaOH 溶液 2 滴，观察并记录现象，并写出涉及的化学反应方程式。

（2）取 0.1 mol·L^{-1} CuSO$_4$ 溶液 20 滴于小试管中，向其中逐滴加入 6 mol·L^{-1} 氨水溶液，边滴加边振荡，观察并记录颜色和状态的变化，继续滴加 6 mol·L^{-1} 氨水溶液，至沉淀完全溶解[①]，观察并记录颜色和状态的变化。

将得到的溶液分为两份于小试管中，分别向其中滴加 1 mol·L^{-1} BaCl$_2$ 溶液和 2 mol·L^{-1} NaOH 溶液，观察并记录两试管中颜色和状态的变化，根据实验现象，分析说明此配合物组成。

2. 简单离子与配离子的区别　在三支试管中分别加入 1 mL 0.1 mol·L^{-1} K$_3$[Fe(CN)$_6$] 溶液、NH$_4$Fe(SO$_4$) 溶液$_2$、FeCl$_3$ 溶液，然后各加入 2 滴 0.1 mol·L^{-1} KSCN 溶液，观察颜色的变化并解释之。比较上述实验的结果，讨论配离子与简单离子、复盐与配合物有什么区别。

3. 酸碱平衡与配位平衡　取 0.1mol·L^{-1} FeCl$_3$ 溶液 2 滴于小试管中，再向其中加入 0.1 mol·L^{-1} (NH$_4$)$_2$C$_2$O$_4$ 溶液 1 滴，观察生成配合物[Fe(C$_2$O$_4$)$_3$]$^{3-}$的颜色。然后再向其中加入 0.1 mol·L^{-1} KSCN 溶液 1 滴，观察溶液颜色有无变化。再向溶液中逐滴加入 6 mol·L^{-1} HCl 溶液，观察溶液颜色有无变化，写出涉及的化学反应方程式，并加以解释。

4. 沉淀平衡与配位平衡　取 0.1 mol·L^{-1} AgNO$_3$ 溶液 2 滴于小试管中，再向其中加入 0.1 mol·L^{-1} NaCl 溶液 2 滴，继续向其中加入 6 mol·L^{-1} 氨水溶液直至沉淀刚好完全溶解为止，观察并记录实验现象，写出涉及的化学反应方程式。

继续向上述溶液中加入 0.1 mol·L^{-1} NaCl 溶液 1 滴，观察并记录溶液有无变化。再加入 0.1 mol·L^{-1} KBr 溶液 1 滴，观察并记录颜色和状态的变化。继续向其中滴加 0.1 mol·L^{-1} KBr 溶液，至不再产生沉淀为止，再向其中滴加 0.1 mol·L^{-1} Na$_2$S$_2$O$_3$ 溶液直至沉淀刚好溶解为止，解释实验现象，写出涉及的化学反应方程式。

继续向上述溶液中加入 0.1 mol·L^{-1} KBr 溶液 1 滴，观察并记录溶液有无变化。再加入 0.1 mol·L^{-1} KI 溶液 1 滴，观察并记录颜色和状态的变化。解释实验现象，写出涉及的化学反应方程式，并比较相关配离子的稳定性大小。

5. 氧化还原平衡与配位平衡　取 0.1 mol·L^{-1} KI 溶液 10 滴和 0.1 mol·L^{-1} FeCl$_3$ 溶液 2 滴于小试管中，然后再向其中加入 20 滴 CCl$_4$，充分振荡，观察并记录 CCl$_4$ 层的颜色。

再继续往上述溶液中逐滴加入 $0.1\ mol \cdot L^{-1}(NH_4)_2C_2O_4$ 溶液, 充分振荡②, 观察并记录 CCl_4 层的颜色变化。解释实验现象, 写出涉及的化学反应方程式。

6. 螯合物的生成与应用

（1）取 $0.1\ mol \cdot L^{-1}$ $NiCl_2$ 溶液 2 滴于小试管中, 再依次向其中加入蒸馏水和 $6\ mol \cdot L^{-1}$ 氨水溶液各 10 滴。摇匀后, 再向其中加入 1%丁二肟溶液 2 滴。观察并解释现象, 写出涉及的化学反应方程式。

（2）取一条 pH 试纸, 一端滴加 $0.1\ mol \cdot L^{-1}$ H_3BO_3 溶液, 观察溶液显示的 pH。另一端滴加甘油溶液 1 滴, 待两种溶液扩散重叠后, 观察溶液重叠处所显示的 pH。解释现象并写出涉及的化学反应方程式。

【思考题】

（1）总结本实验所观察到的现象, 说明哪些因素影响配位平衡?

（2）衣服上沾有铁锈时, 常用草酸去洗, 为什么?

（3）用实验说明形成配合物时会使原物质的某些性质（如颜色、溶解度、氧化还原性、pH 等）发生变化。

【附注】

①小心控制化学试剂的用量, 确保沉淀完全溶解, 透光观察溶液澄清透明。

②反应物处于互不相溶的水层和四氯化碳层中, 如震荡不充分, 则两反应物不能充分接触, 反应缓慢, 现象不明显。

实验十七　电解质溶液

【实验目的】

（1）掌握并验证同离子效应对弱电解质解离平衡的影响。

（2）掌握水解平衡及平衡移动的基本原理。

（3）掌握并验证温度对盐类水解平衡的影响。

（4）了解难溶电解质的多相解离平衡及平衡移动原理。

【实验原理】

弱电解质溶液中加入含有相同离子的另一强电解质时, 会使弱电解质的解离程度降低, 这种效应称为同离子效应。

质子理论认为, 既能给出质子, 又能接受质子的物质是两性物质。该类物质在水溶液中存在酸式和碱式两种解离平衡, 溶液的 pH 不同, 平衡会向不同的方向移动。

盐类离子与水反应生成弱电解质和 H^+ 或 OH^- 的反应称为盐的水解反应。向体系中加入水解产物可抑制水解反应, 稀释盐溶液或者升高反应温度可以促进水解反应的进行。

难溶电解质与其饱和溶液是一个多相解离平衡体系。在一定温度下, 难溶电解质的饱和溶液中离子浓度幂的乘积是一个常数, 即为该物质的溶度积常数, 简称溶度积, 用 K_{sp} 表示。根据溶度积规则, 任意溶液中, 其离子积 $IP > K_{sp}$ 或者 $IP > K_{sp}$ 时, 解离平衡就会发生移动。

【仪器材料】

试管, 试管架, 点滴板, 小烧杯, 铁架台（带铁圈）, 酒精灯, 广泛 pH 试纸。

【试剂药品】

$0.1\ mol \cdot L^{-1}$ HCl 溶液, $0.1\ mol \cdot L^{-1}$ HAc 溶液, 锌粒, 蒸馏水, $2\ mol \cdot L^{-1}$ 氨水, NH_4Cl

固体，酚酞指示剂 1 mol·L^{-1} HAc 溶液，甲基橙指示剂，NaAc 固体，0.1 mol·L^{-1} MgCl$_2$ 溶液，饱和 NH$_4$Cl 溶液，6 mol·L^{-1} 氨水，0.1 mol·L^{-1} Al$_2$(SO$_4$)$_3$ 溶液，2 mol·L^{-1} NaOH 溶液，2 mol·L^{-1} HCl 溶液，1 mol·L^{-1} Na$_2$CO$_3$ 溶液，1 mol·L^{-1} NaCl 溶液，1 mol·L^{-1} NH$_4$Ac 溶液，1 mol·L^{-1} Al$_2$(SO$_4$)$_3$ 溶液，0.1 mol·L^{-1} Na$_3$PO$_4$ 溶液，0.1 mol·L^{-1} Na$_2$HPO$_4$ 溶液，0.1 mol·L^{-1} NaH$_2$PO$_4$ 溶液，0.5 mol·L^{-1} NaAc 溶液，0.1 mol·L^{-1} Na$_2$CO$_3$ 溶液，0.1 mol·L^{-1} (NH$_4$)$_2$C$_2$O$_4$ 溶液，0.1 mol·L^{-1} H$_2$C$_2$O$_4$ 溶液，6 mol·L^{-1} HCl 溶液。

【实验步骤】

1. 强弱电解质的比较

（1）在两支试管中分别加入少量 0.1 mol·L^{-1} HCl 溶液和 0.1 mol·L^{-1} HAc 溶液，用 pH 试纸测定两溶液的 pH[①]，并与计算值相比较。

（2）在两支试管中分别加入 1 mL 0.1 mol·L^{-1} HCl 溶液或 0.1 mol·L^{-1} HAc 溶液，再分别加入一小颗锌粒（可用砂纸擦去表面的氧化层）[②]，并用酒精灯加热试管，观察哪支试管中产生的氢气的反应比较剧烈。

（3）由实验结果比较 HCl 和 HAc 的酸性有何不同？为什么？

2. 弱酸、弱碱的解离平衡及其平衡移动

（1）各取蒸馏水 1 mL、2 mol·L^{-1} 氨水溶液 10 滴以及酚酞指示剂 1 滴于两只小试管中[③]，振荡均匀后，观察并记录两试管颜色的变化。然后向其中一支试管加入少量 NH$_4$Cl 固体，振荡均匀后，与另一支试管比较，观察记录，并作出解释。

（2）取 1 mol·L^{-1} HAc 溶液 2 mL 和甲基橙指示剂 1 滴于小试管中，振荡均匀后，观察并记录溶液颜色。再向其中加入少量 NaAc 固体，振荡均匀后，观察并记录溶液颜色变化，说明原因。

（3）各加 5 滴 0.1 mol·L^{-1} MgCl$_2$ 溶液两支小试管中，再向其中一支试管中滴加饱和 NH$_4$Cl 溶液，然后分别向两支试管中 6 mol·L^{-1} 氨水溶液 5 滴，观察并记录两试管中颜色的变化有何不同，并说明原因。

3. 两性溶液的性质　各加 0.1 mol·L^{-1} Al$_2$(SO$_4$)$_3$ 溶液 5 滴于两支小试管中，再分别向其中滴加 2 mol·L^{-1} NaOH 溶液至有沉淀生成，观察并记录沉淀的状态。继续向其中一支试管中滴加 2 mol·L^{-1} NaOH 溶液，同时向另一支试管中滴加 2 mol·L^{-1} HCl 溶液，观察并记录两试管中出现的实验现象，并说明原因。

4. 盐类的水解和影响盐类水解的因素

（1）盐的水解与溶液的酸碱性

1）在三支试管中分别加入少量 1 mol·L^{-1} Na$_2$CO$_3$ 溶液、NaCl 溶液、NH$_4$Ac 溶液及 Al$_2$(SO$_4$)$_3$ 溶液，用 pH 试纸测试其酸碱性。写出水解的离子方程式，并解释。

2）在三支试管中分别加入少量 0.1 mol·L^{-1} Na$_3$PO$_4$ 溶液、Na$_2$HPO$_4$ 溶液、NaH$_2$PO$_4$ 溶液，用 pH 试纸测试其酸碱性。

3）酸式盐是否都呈酸性，为什么？

（2）影响盐类水解的因素

1）温度对水解的影响：在两支试管中分别加入 1 mL 0.5 mol·L^{-1} NaAc 溶液，并各加入 3 滴酚酞溶液，将其中一支试管用酒精灯（或水浴）加热[④]，观察颜色的变化。

2）观察冷却后颜色有何变化？为什么？

3）相互水解：取两支试管，分别加入 3 mL 0.1 mol·L^{-1} Na$_2$CO$_3$ 溶液及 2 mL 1mol·L^{-1}

$Al_2(SO_4)_3$ 溶液，先用 pH 试纸分别测定其 pH，然后混合。观察有何现象？写出反应的离子方程式。

5. 沉淀的生成与溶解 各加 $0.1\ mol \cdot L^{-1}$ $CaCl_2$ 溶液 5 滴于两支小试管中，向第一支试管中加入 $0.1\ mol \cdot L^{-1}$ $(NH_4)_2C_2O_4$ 溶液 5 滴，在第二支试管中加入 $0.1\ mol \cdot L^{-1}$ $H_2C_2O_4$ 溶液 5 滴，观察并记录两支试管的实验现象。然后再向第一支试管中 $6\ mol \cdot L^{-1}$ HCl 溶液 5 滴，观察实验现象。继续向该试管中加入稍过量的 $6\ mol \cdot L^{-1}$ 氨水溶液，观察记录实验现象。为判断实验过程中产生的沉淀是 $Ca(OH)_2$ 还是 CaC_2O_4，可在第三支试管中滴加等量的 $CaCl_2$ 溶液和氨水溶液，进行对照试验。

【思考题】

（1）试解释为什么 Na_2HPO_4、NaH_2PO_4 均属酸式盐，但前者的溶液呈弱碱性，后者却呈弱酸性？

（2）同离子效应对弱电解质的电离度和难溶电解质的溶解度各有什么影响？

（3）沉淀的溶解和转化的条件是什么？

【附注】

①用 pH 试纸试验溶液的性质时，方法是将一小片试纸放在干净的点滴板上，用洗净的玻璃棒蘸取待测溶液，滴在试纸上，观察其颜色的变化。注意：不要把试纸投入被测试液中测试。

②锌粒回收至指定容器中。

③取用液体试剂时，严禁将滴瓶中的滴管伸入试管内，或用其他滴管到试剂瓶中吸取试剂，以免污染试剂。取用试剂后，必须把滴管放回原试剂瓶中，不可置于实验台上，以免弄混及交叉污染试剂。

④用试管盛液体加热时，液体量不能过多，一般以不超过试管体积的 1/3 为宜。试管夹应夹在距离管口 1～2 cm 处，然后挟持试管，从液体的上部开始加热，再过渡到试管下部，并不断地晃动试管，以免由于局部过热，液体喷出或受热不均使试管炸裂。加热时，应注意试管口不能朝向别人或自己。

实验十八　硫酸亚铁铵的制备

【实验目的】

（1）掌握实验有关原理及制备硫酸亚铁铵的方法。

（2）巩固水浴加热、溶解、过滤、蒸发、结晶等基本操作。

（3）了解目视比色法检验产品中杂质含量的分析方法。

【实验原理】

硫酸亚铁铵 $FeSO_4 \cdot (NH_4)_2SO_4 \cdot 6H_2O$ 又称摩尔盐，是浅蓝绿色单斜晶体，能溶于水，但难溶于乙醇。虽然硫酸亚铁通常情况下不稳定，但是硫酸亚铁铵在空气中不易被氧化。所以在化学分析中硫酸亚铁铵可作为基准物质，用来直接配制标准溶液或标定未知溶液浓度。

由硫酸铵、硫酸亚铁和硫酸亚铁铵在水中的溶解度数据（见表 3-8）可知，在一定温度范围内，硫酸亚铁铵的溶解度比组成它的每一组分的溶解度都小。因此，硫酸亚铁铵 $FeSO_4 \cdot (NH_4)_2SO_4 \cdot 6H_2O$ 很容易从浓的硫酸亚铁和硫酸铵混合溶液中结晶制得。在制备过程中，溶液需保持足够的酸度，以防 Fe^{2+} 被氧化和水解。

表3-8　四种物质的溶解度（ g/100 g H_2O ）

物质 \ 温度（℃）	0	10	20	30	40
$FeSO_4 \cdot 7H_2O$	28.8	40.0	48.0	60.0	73.3
$(NH_4)_2SO_4$	70.6	73.0	75.4	78.0	81.0
$FeSO_4 \cdot (NH_4)_2SO_4$	12.5	17.2	26.4	33.0	46.0
$FeSO_4 \cdot (NH_4)_2SO_4 \cdot 6H_2O$	17.2	31.0	36.5	45.0	—

本实验先将金属铁屑溶于稀硫酸制得硫酸亚铁溶液：

$$Fe + H_2SO_4 = FeSO_4 + H_2\uparrow$$

然后加入等物质的量的硫酸铵制得混合溶液，加热浓缩，冷却室温，便析出硫酸亚铁铵复盐：

$$FeSO_4 + (NH_4)_2SO_4 + 6H_2O = FeSO_4 \cdot (NH_4)_2SO_4 \cdot 6H_2O$$

目视比色法是确定杂质含量的一种常用方法，在确定杂质含量后，便能定出产品的级别。将产品配成溶液，与各标准溶液进行比色，如果产品溶液的颜色比某一标准溶液的颜色浅，就可确定杂质含量低于该标准溶液中的含量，即低于某一规定的限度，反之则高于某一规定的限度，所以这种方法又称这限量分析。本实验仅做摩尔盐中 Fe^{3+} 的限量分析。Fe^{3+} 与 SCN^- 能生成红色的物质 $[Fe(SCN)_n]^{(3-n)+}$。若红色较深，表明产品中 Fe^{3+} 较多；若红色较浅，表明产品中 Fe^{3+} 较少。

【仪器材料】

量筒，烧杯，蒸发皿，布氏漏斗，吸滤瓶，酒精灯，台秤，烘箱，水浴锅。

【试剂药品】

铁屑，硫酸铵（固体），稀硫酸（3.0 mol·L^{-1}），Na_2CO_3 溶液（2.0 mol·L^{-1}），稀盐酸溶液（2.0 mol·L^{-1}），KSCN 溶液（1.0 mol·L^{-1}），pH 试纸。

【实验步骤】

1. 铁屑的净化　称取 4.0 g 铁屑放在 250 mL 的烧杯中，加入 2.0 mol·L^{-1} 的 Na_2CO_3 溶液 15 mL，缓慢加热约 10 min 后，用倾析法除去碱液（回收），用自来水冲洗铁屑两遍，再用去离子水冲洗干净[①]（纯净的铁屑可省略此步）。

2. 硫酸亚铁的制备　往盛有处理过铁屑的烧杯中加入 3.0 mol·L^{-1} H_2SO_4 溶液 30 mL，水浴加热，轻轻振摇，水浴温度控制在 70～80℃之间，铁屑与硫酸反应不再有气泡产生为止（注意在反应过程中要适当补加水，以补充蒸发掉的水分）[②]。趁热减压过滤（参见"第二章　化学物质的分离与纯化　一、固液混合物的分离方法（二）过滤法　2.减压过滤"），用少量、热的去离子水洗涤烧杯及漏斗上的残渣。滤液转移到蒸发皿中，备用。残渣用水洗涤，并用滤纸吸干称重。根据已反应的铁屑，计算出生成的硫酸亚铁的理论物质的量。

3. 硫酸亚铁铵的制备　根据实验表骤 2 计算出 $FeSO_4$ 的理论物质的量，按 $FeSO_4$: $(NH_4)_2SO_4 = 1 : 1$（物质的量之比）的比例，往硫酸亚铁溶液中加入硫酸铵固体，加热使之溶解（注意用稀硫酸保持溶液的 pH 在 1～2 之间）。溶解后，蒸发浓缩至表面出现晶膜为止。冷却、结晶、抽滤（减压过滤），用少量乙醇洗涤晶体。称量，计算产率。

4. 产品纯度检验——Fe^{3+} 的限量分析　称取 1.0 g 硫酸亚铁铵试样，加入 2.0 mol·L^{-1}

盐酸溶液 2mL 和 1.0 mol·L^{-1} KSCN 溶液 0.50 mL，用不含氧的去离子水③稀释至 25 mL，摇匀，与 Fe^{3+}标准溶液比色，确定产品的级别。如表 3-9 是不同等级标准溶液所对应的 Fe^{3+}含量。

表3-9　不同等级标准溶液Fe^{3+}含量

规格	I	II	III
Fe^{3+}含量（mg）	0.050	0.100	0.200

【思考题】

（1）粗产品中主要杂质是什么？是如何除去的？

（2）在制备反应中如果馏出的油层带有棕黄色是什么原因？如何除去？

（3）影响本实验产率的主要因素有哪些？

（4）分液漏斗有什么用途？使用中要注意什么？

【附注】

①若所用铁屑不纯，含有硫、磷、砷等杂质，会同时与酸作用，产生有毒的氢化物，但这些氢化物都具有还原性，可用高锰酸钾溶液处理。

②Fe^{2+}在中性溶液中能被氧化并进一步发生水解，其至析出棕黄色的碱式硫酸铁（或氢氧化铁）沉淀，但酸度太高硫酸又可氧化 Fe^{2+}，所以制备过程中溶液应保持足够得酸度但又要防止酸度过高而补充蒸发掉的水分：

$$4FeSO_4 + O_2 + 2H_2O \;=\; 4Fe(OH)SO_4$$

$$2FeSO_4 + 2H_2SO_4 = 2Fe_2(SO_4)_3 + SO_2\uparrow + 2H_2O$$

③将去离子水用小火煮沸 5 min 以除去溶解的氧，盖好表面皿，冷却后即可取用。

实验十九　冰点下降法测定氯化钠注射液渗透压

【实验目的】

（1）了解冰点渗透压计的测定原理和方法。

（2）掌握冰点下降法测定氯化钠注射液渗透压的操作过程。

（3）观察显微镜下红细胞在低渗、等渗和高渗溶液中的不同形态。

【实验原理】

溶剂通过半透膜由低浓度溶液向高浓度溶液扩散的现象称为渗透。阻止渗透所需施加的压力，即为渗透压。在涉及溶质的扩散或通过生物膜液体转运各种生物的过程中，渗透压都起着极其重要的作用。

溶液的渗透压，依赖于溶液中粒子的数量，是溶液的依数性之一，通常以渗透压摩尔浓度（osmolality）来表示。它反映的是溶液中各种溶质对溶液渗透压贡献的总和。

在理想的稀溶液中，冰点下降符合关系式：

$$\Delta T_f = K_f \cdot m$$

式中，ΔT_f 为冰点下降值，K_f 为冰点下降常数（当水为溶剂时是 1.86），m 为重量摩尔浓度①。

而渗透压符合关系式：

$$P_o = K_o \cdot m$$

式中，P_o为渗透压，K_o为渗透压常数，m为溶液的重量摩尔浓度。

由于两式中的浓度等同，故可以用冰点下降法测定溶液的渗透压摩尔浓度。

冰点渗透压计是采用冰点下降法的原理测量溶液晶体的渗透压（或渗透浓度）。工作原理是：以冰点下降值与溶液的质量摩尔浓度成正比例关系为基础，不冻液作为传导媒介，使半导体制冷器内的被测样品冷却，高灵敏度的热敏电阻测量溶液的冰点，并通过电量转化为渗透压单位。

以图 3-1 所示的 FM-8P 型全自动冰点渗透压计为例。渗透压计的主要部件有半导体制冷装置、高精度测温系统、过冷[②]引晶装置等。

本实验用渗透压计测定所配制的低渗、等渗、高渗三种氯化钠注射液和尿液的渗透压，并在显微镜下观察红细胞在低渗、等渗和高渗溶液中的形态变化。

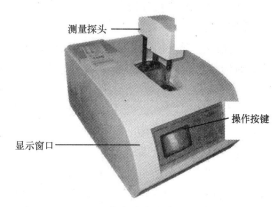

测量探头

操作按键

显示窗口

图 3-1　FM-8P 型全自动冰点渗透压计外观结构图

【仪器材料】

容量瓶（50 mL），滴管，小试管，烧杯（50 mL），刻度吸管（1 mL），玻璃棒，洗瓶，一次性采血吸管（10 μL），分析天平，光学显微镜，盖玻片，载玻片，FM-8P 型全自动冰点渗透压计（上海医大仪器厂）。

【试剂药品】

NaCl（分析纯），少量血液（新鲜），吸水纸巾纸，尿液（新鲜）。

【实验步骤】

1. 配制溶液

（1）低渗溶液：用电子天平准确称取 0.25～0.26 g NaCl 置于烧杯中（参见"第一章　医药化学实验基本知识　三、化学实验基本操作　（二）物品的称量　2. 电子天平"），用少量蒸馏水溶解后，小心移入容量瓶中，再用少量蒸馏水淋洗烧杯壁 3 次，每次淋洗的蒸馏水全部移入容量瓶中（参见"第一章　医药化学实验基本知识　三、化学实验基本操作　（三）液体的量取　2. 容量瓶"）。往容量瓶中加蒸馏水至刻度，摇匀，配成低渗溶液，备用。

（2）等渗溶液：用电子天平准确称取 0.44～0.46 g NaCl 置于烧杯中，同上法配成 50 mL 等渗溶液，备用。

（3）高渗溶液：用电子天平准确称取 1.25～1.30 g NaCl 置于烧杯中，同上法配成 50 mL 高渗溶液，备用。

2. 测定溶液和尿液的渗透压　用冰点渗透压计测定所配制的低渗、等渗、高渗氯化钠溶液和尿液的渗透压值。每个样品测 3 次，取平均值。

3. 观察红细胞在低渗、等渗和高渗溶液中的形态　用一次性采血吸管分别吸取新鲜血液 10 μL，加入各装有 1 mL 低渗、等渗和高渗溶液的 3 支小试管中，摇匀，即得红细胞悬浮液。

从上述 3 支试管中各取一滴红细胞悬液滴于载玻片上，盖上盖玻片，在显微镜下用高倍镜（40 或 45 倍）观察它们的形态变化。

【思考题】

（1）冰点降低法还适宜于测定哪些溶液的渗透压？

（2）解释显微镜下观察到的红细胞在低渗、等渗和高渗溶液的形态有何不同？

（3）观察细胞形态时如何采集新鲜的血液？

（4）配制溶液时为何用少量蒸馏水淋洗烧杯壁？

【附注】

①凝固点降低值的大小，与溶液中溶质的质点数目直接有关。当溶质在溶液中缔合或解离时应用该公式计算的分子量不是溶质真正的分子量，只有当溶质以单分子存在于溶液中时应用该公式计算的分子量才是正确的。一般只适用于强电解质稀溶液。

②凝固点是指一大气压下，液相与固相共存时的平衡温度。将纯溶剂逐步冷却时，在未凝固之前，温度随时间均匀下降，开始凝固后，由于放出凝固热补偿了热损失，温度不随时间改变，此时保持恒定。当其全部凝固后，温度再继续下降。但实际过程中常出现过冷现象，即溶剂冷却至凝固点以下固相仍不析出。当固体开始析出后，温度即迅速回升到稳定的平衡温度，此平衡温度即溶剂的凝固点。溶液的冷却曲线与纯溶剂的不同，即当析出固体，温度回升至平衡温度后不能保持一稳定值。因为部分溶剂析出后，剩下溶液的浓度逐渐增大，平衡温度也要逐渐下降。如果溶液过冷程度不大，可以将温度回升（冷却曲线转折）的最高值作为标准的凝固点，如过冷太甚，所得凝固点偏低，必将影响测定结果。

实验二十　金霉素水溶液的有效期预测

【实验目的】

（1）掌握化学反应动力学方程和温度对化学反应速率常数的影响。

（2）熟悉药物的结构特点及其影响稳定性的因素。

（3）了解药物含量测定方法，设计化学动力学实验。

【实验原理】

药品的稳定性是指原料药及制剂保持其物理、化学、生物学和微生物学的性质，通过对原料药和制剂在不同条件（如温度、湿度、光线等）下稳定性的研究，掌握药品质量随时间变化的规律，为药品的生产、包装、贮存条件和有效期的确定提供依据，以确保临床用药的安全性和临床疗效。

稳定性研究是药品质量控制研究的主要内容之一，与药品质量研究和质量标准的建立紧密相关。稳定性研究具有阶段性特点，贯穿药品研究与开发的全过程，一般始于药品的临床前研究，在药品临床研究期间和上市后还应继续进行稳定性研究。

我国《化学药物稳定性研究技术指导原则》中详细规定了样品的考察项目、考察内容以及考察方法，不仅为药品的生产、包装、贮存、运输条件和有效期的确定提供了科学依据，也保障了药品使用的安全有效性。

稳定性研究的设计应根据不同的研究目的，结合原料药的理化性质、剂型的特点和具体的处方及工艺条件进行。根据研究目的和条件的不同，稳定性研究内容可分为影响因素试验、加速试验、长期试验等。本实验根据反应速率原理，对金霉素药物的贮存有效期进行预测。

金霉素在酸性溶液中变成脱水金霉素，这个反应为一级反应。生成的脱水金霉素在酸性溶液中呈黄色，溶液在 450 nm 波长处的吸光度 A 与脱水金霉素的浓度成正比。

按一级反应动力学方程式：

$$\ln \frac{c}{c} = kt$$

式中，c 和 c_0 分别为 t 时刻与 $t = 0$ 时的金霉素的浓度。若用 x 表示脱水金霉素的量，则反应到 t 时刻金霉素的浓度为 $c = c - x$，代入上式：

$$\ln \frac{c_0 - x}{c_0} = -kt$$

在酸性条件下，测定溶液的吸收度的变化，可用 A_∞ 表示金霉素完全变成脱水金霉素的吸收度，A_t 表示 t 时部分金霉素变成脱水金霉素的吸收度，则可用 A_∞ 表示 c_0，（$A_\infty - A_t$）代替（$c_0 - x$），相应的动力学方程式为：

$$\ln \frac{A_\infty - A_t}{A_\infty} = -kt$$

由此可测定反应的速率常数 k。

通过测定不同温度下的 k，根据 Arrhenius 公式：

$$\ln k = -\frac{E_a}{RT} + C$$

以 $\ln k$ 对 $\frac{1}{T}$ 作图，得一直线[①]，将直线外推到 25℃（$\frac{1}{298} = 3.36 \times 10^{-3}$ 处），即可得到 25℃时的 k 值，再计算室温（25℃）时的储存有效期[②]。

$$t_{0.9}^{25℃} = \frac{0.106}{k_{25℃}}$$

【仪器材料】

烧杯（500 mL）1 个，烧杯（50 mL）1 个，具塞试管（20 mL）24 个，滴定管（50 mL）1 支，容量瓶（10 mL）1 个，容量瓶（250 mL）1 个，恒温槽 4 台，分光光度计 1 台，pH 计 1 台。

【试剂药品】

盐酸金霉素，4 mol·L^{-1} 盐酸溶液，冰块。

【实验步骤】

（1）溶液的配制：取蒸馏水约 300 mL，调 pH 至 6。精密称取金霉素 200 mg 于 250 mL 容量瓶中，加 pH = 6 的蒸馏水溶解，并稀释至刻度，摇匀，作为原液。（参见"第一章 医药化学实验基本知识 三、化学实验基本操作 （二）物品的称量 2. 电子天平；（三）液体的量取 2. 容量瓶"）

（2）实验方法：将配好的待测液用滴定管装入试管中，每支试管装 10 mL。将恒温槽温度分别调至 65℃、75℃、80℃、85℃，每个水浴中各放入 6 支试管，开始计时。65℃时，每隔 20 min 取出 1 支试管；75℃和 80℃时，每隔 15 min 取 1 支试管；85℃时，每隔 15 min 取 1 支试管。样品取出后，用冰水迅速冷却。以原液为空白，在 450 nm 波长处测定吸收度（参见"第一章 医药化学实验基本知识 三、化学实验基本操作 （十）分光光度计的构造及使用"）。

（3）A_∞的测定。

（4）取 5 mL 原液置于 10 mL 容量瓶中，加 4 mol·L^{-1} 的盐酸稀释至刻度，并于 80℃ 水浴中放置 30 min，取出，冷却至室温（若出现沉淀需将其滤去），测定溶液在 450 nm 波长处测定吸收度，吸收度值的 2 倍即为 A_∞。

（5）数据处理：将测得的数据填入数据表 3-10 中。依据所推导的公式求各温度下的 k，并填入数据表 3-11 中。

表3-10　各温度下不同时间溶液吸光度

序号	65℃		75℃		80℃		85℃	
	t (min)	A_t	t (min)	A_t	t (min)	A_t	t (min)	A_t
1								
2								
3								
4								
5								
6								

以 $\ln k$ 对 $1/T$ 作图，得一直线，将直线外推到 25℃，求得 25℃时的 k 值，再计算室温时的储存有效期。

表3-11　不同温度下的 k 和 $\ln k$ 值

T（K）	65 + 273.15	75 + 273.15	80 + 273.15	85 + 273.15
$1/T$				
k				
$\ln k$				

【思考题】

（1）影响测定速率常数的主要因素是什么？

（2）为什么在测定 A_∞ 时，将原液的浓度减半？

【附注】

①R 为气体常数，T 为绝对温度，E_a 为活化能，C 为常数。在一般温度范围内可以认为 E_a 和 C 不随温度的变化而变化。

②$t_{0.9}$ 为药物降解 10%（药物成分保留 90%）所需的时间，即有效期。$t_{0.5}$（$t_{1/2}$）为药物降解 50% 所需的时间，即半衰期。

实验二十一　溶胶的制备和性质

【实验目的】

（1）了解溶胶制备的简单方法。

（2）熟悉溶胶的基本性质。

（3）掌握由电泳计算胶粒移动速度及电动电位的计算方法。

【实验原理】

固体以胶体分散程度分散在液体介质中即得溶胶。溶胶的基本特征有三：①多相体系，相界面很大；②高分散度，胶粒大小在 1～100 nm 之间；③是热力学不稳定体系，有相互聚结而降低表面积的倾向。溶胶的制备方法可分为两类：一是分散法，把较大的物质颗粒变为胶体大小的质点；二是凝聚法，把分子或离子聚合成胶体大小的质点。本实验采取凝聚法制备几种溶胶。

制备 $Fe(OH)_3$ 溶胶，原理如下：

$$FeCl_3 + 3H_2O \rightarrow Fe(OH)_3 + 3HCl$$
$$Fe(OH)_3 + HCl \rightarrow FeOCl + 2H_2O$$
$$\downarrow$$
$$FeO^+ + Cl^-$$
$$[Fe(OH)_3]_n + mFeO^+ + (m-x)Cl^- + xCl^- \rightarrow \{[Fe(OH)_3]_n \cdot mFeO^+ \cdot (m-x)Cl^-\}^{x+} xCl^-$$

溶液中少量的氯离子可以作为稳定剂离子，但太多的离子会影响溶胶的稳定性，故必须用渗析法除去。渗析采用半透膜。松香溶胶的制备原理为采用溶剂更换法，将乙醇松香溶液滴入水中，松香可溶于乙醇，但不溶于水，在水中松香分子聚结为小颗粒。AgI 溶胶的制备是将 $AgNO_3$ 溶液 KI 溶液混合，刚刚生成的细小沉淀由于搅拌来不及聚合成较大粒子，因而能成为溶胶。溶胶的性质包括四个方面：光学性质、动力学性质、表面性质与电学性质。溶胶属热力学不稳定体系，外加电解质时易发生凝聚，但在大分子溶液的保护下，稳定性大大加强，抗凝结能力也就增强了。溶胶粒子的带电原因有三方面，即胶核的选择吸附、表面分子的电离和两相接触生电。在外加电场的作用下，带电的胶粒会向一定的方向移动，这种现象称为电泳。解释电泳现象以及电解质对胶体稳定性的影响的理论是扩散双电层理论。双电层分为紧密层（吸附层）和扩散层，胶核为固相，胶核表面上带电的离子称为决定电位的离子，溶液中的部分反离子因静电引力紧密地吸附排列在定位离子附近，紧密层由决定电位的离子和这部分反离子构成，紧密层和胶核组成了胶粒，胶粒移动时紧密层随之一起运动，紧密层的外界面称为滑移界面，滑移界面以外为扩散层。在胶团中，胶核为固相，吸附层和扩散层为液相。

扩散层的厚度，则随反离子扩散到多远而定，反离子扩散得越远，扩散层越厚。从胶核表面算起，反离子浓度由近及远逐步下降，降低到浓度等于零的地方即为扩散层的终端，此处的电位等于零。扩散双电层模型认为，反离子在溶胶中的分布不仅取决于胶粒表面电荷的静电吸引，还决定于力图使反离子均匀分布的热运动。这两种相反作用达到平衡时，形成扩散双电层。从胶核表面到扩散层终端（溶液内部电中性处）的总电位称为表面电位，从滑移界面到扩散层终端的电位称为动电位或 ζ 电位。电位指绝对值，下同在该扩散层内以指数关系减小。扩散层越厚，ζ 电位也越大，溶胶越稳定。

若于溶胶中加入电解质，ζ 电位将减少，当 ζ 电位小于 0.03 V 时，溶胶即变得不稳定。继续加入过量电解质，ζ 电位将改变符号，溶胶变为与原来电性相反的溶胶，称为溶胶的再带电现象。随着电解质的加入，扩散层中的离子平衡被破坏，有一部分反离子进入紧密层，从而使 ζ 电位发生变化。随着溶液中反离子浓度不断增加，ζ 电位逐渐下降，扩散层厚度亦相应被压缩变薄。当电解质增加到某一浓度时，ζ 电位降为零，称为等电点，这时溶胶的稳定性最差。继续加入电解质，则出现溶胶的再带电现象。某些高价反离子或异号大离子由于吸附性能很强而大量进入吸附层，牢牢地贴近在固体表面，可以使 ζ 电位发生明显改变，甚至反号。ζ 电位的大小可衡量溶胶的稳定性。ζ 电位的计算公式为：

$$\zeta = \frac{K\eta\mu}{DH}$$

式中：K 是介质的常数（与颗粒形状有关），D 是介质的介电常数，η 是介质的黏度，H 为电位梯度（E/L，单位距离的电压降，E 为两电极间的电位差，L 为两电极间沿电泳管的距离），μ 为电泳的速度（界面移动速度，t 时间内界面移动的距离 s 与 t 之比），式中各量的单位均为 SI 单位。

【仪器材料】

电炉 1 只，直流稳定电源 1 台，具暗视野镜头显微镜（公用）1 台，电泳仪 1 套，锥形瓶（250 mL）1 只，烧杯（250 mL）1 只，烧杯（800 mL）1 只，分液漏斗（250 mL）1 只，试管架（小试管 5 只以上）。

【试剂药品】

2% $FeCl_3$ 溶液，火棉胶溶液，2%乙醇松香溶液，0.01 mol·L^{-1} $AgNO_3$ 溶液，0.01 mol·L^{-1} KI 溶液，0.1 mol·L^{-1} $CuSO_4$ 溶液，1 mol·L^{-1} Na_2SO_4 溶液，2 mol·L^{-1} NaCl 溶液，0.5% 白明胶溶液，稀盐酸辅助液，KNO_3 辅助液。

【实验步骤】

1. $Fe(OH)_3$ 胶体溶液的制备 在 250 mL 烧杯中加入 95 mL 蒸馏水，加热至沸，逐滴加入 5 mL 2% $FeCl_3$ 溶液，并不断搅拌，加完后继续沸腾几分钟，由于水解反应，得红棕色氢氧化铁溶胶。

2. 半透膜的制备 做半透膜的火棉胶使用的是纤维素与硝酸结合而成的低氮硝化纤维素，可取乙醇与乙醚各 50 mL 混合，加 8 g 低氮硝化纤维素，溶解即得（实验室预先制备）。也可选用市售的火棉胶溶液直接制备半透膜。半透膜的孔径大小与半透膜的干燥时间长短有关，时间短则膜厚而孔大，透过性强；时间长则膜薄而孔小，透过性弱。取一干洁的 150 mL 锥形瓶，倒入几毫升火棉胶溶液，小心转动锥形瓶，使之在锥形瓶上形成均匀薄层，倾出多余的火棉胶液倒回原瓶，倒置锥形瓶于铁圈上，让剩余的火棉胶液流尽，并让溶剂挥发，几分钟后溶剂挥发近干[①]，迅速用几毫升水使膜润湿后在瓶口边缘剥开一部分膜，在此膜与瓶壁间加几毫升水浸润，再继续用水使膜与瓶壁分开，轻轻取出所成之袋，即得半透膜。在袋中加入少量清水，检验袋里是否有漏洞，若有漏洞，只须擦干有洞的部分，用玻璃棒蘸少许火棉胶液补上即可。

3. $Fe(OH)_3$ 溶胶的净化 把制得的 $Fe(OH)_3$ 溶胶置于半透膜内，捏紧袋口，置于大烧杯内，先用自来水渗析 10 min，再换成蒸馏水渗析 5 min[②]。

4. 松香溶胶的制备 取一支小试管，加几毫升水，滴 1 滴 2% 乙醇松香溶液，摇匀，即可制得松香溶胶。

5. 两种 AgI 溶胶的制备

（1）取 20 mL 0.01 mol·L^{-1} $AgNO_3$ 溶液置 50 mL 烧杯中，搅拌下，缓慢滴 16 mL 0.01 mol·L^{-1} KI 溶液，制得溶胶 A。

（2）取 20 mL 0.01 mol·L^{-1} KI 溶液置 50 mL 烧杯中，搅拌下，缓慢滴入 16 mL 0.01 mol·L^{-1} $AgNO_3$ 溶液，制得溶胶 B。

6. 溶胶的性质

（1）光学性质（丁铎尔现象）：在暗室中将 $CuSO_4$ 溶液、$Fe(OH)_3$ 溶胶、松香溶胶、AgI 溶胶、水等放入标本缸中，用聚光灯照射，从侧面观察乳光强度大小，并进行比较，区别溶胶与溶液。

（2）动力学性质：将制得的乙醇松香溶胶蘸一点在载玻片上，加一盖玻片，放在暗视野显微镜下，调节聚光器，直到能看到胶体粒子的无规则运动（即布朗运动）。

（3）电学性质：取一 U 型电泳管洗净，加几毫升 KNO_3 辅助液调至活塞内无空气，从小漏斗中加入 AgI 溶胶 A，不可太快，否则界面易冲坏，等界面升到所需刻度，插上铂电极，通直流电（40 V）后，观察界面移动方向，判断溶胶带什么电荷。同法观察 AgI 溶胶 B。

7. 溶胶的凝聚与大分子溶液的保护作用

（1）凝聚：在两支小试管中各注入约 2 mL $Fe(OH)_3$ 溶胶，分别滴加 NaCl 与 Na_2SO_4 溶液，观察比较产生凝聚现象时，电解质溶液的用量各是多少。

（2）大分子溶液的保护作用：取三支小试管，各加入 1mL $Fe(OH)_3$ 溶胶，分别加入 0.01 mL、0.1 mL 及 1.0 mL 0.5%白明胶液，然后加蒸馏水使三管总量相等。各再加 1 mL 2 $mol \cdot L^{-1}$ NaCl 溶液，观察哪个管发生凝聚，如在最前的两支试管内有凝聚现象时，则表示保护作用发生在 0.1 mL 及 1.0 mL 之间，为了更准确地测定，应当再用 0.2 mL、0.5 mL 及 0.7 mL 白明胶再进行试验，以此类推，最后能较准确确定保护作用是在哪一条件发生的。

8. 电泳速度与 ζ 电位的测定　取一 U 型电泳管洗净，加稀盐酸辅助液调至电泳管分叉处，调整活塞内至无气泡，利用高位槽（分液漏斗）从 U 型电泳管下部加入氢氧化铁溶胶，小心开启活塞，让氢氧化铁缓慢上涌，不可太快，否则界面易被冲坏，直到界面升至 U 型管分叉处，可再将界面上升速度调快些，等界面升到所需刻度，关上活塞，插上铂电极，画上线，通直流电（15 V）后记录时间（实验时注意观察两极有何现象，两极各发生什么反应？），待液面上升（或下降）1 cm 后，记录时间，关闭电源。准确测量两电极间沿电泳管的距离 L[③]，计算 ζ 电位。

【思考题】

（1）制得的溶胶为什么要净化？加速渗析可以采取什么措施？

（2）$Fe(OH)_3$ 溶胶电泳时两电极分别发生什么反应？试用电极反应方程式表示之。

（3）溶胶的制备可以有哪些方法，原理何在？

【附注】

①在瓶口边缘用手指肚轻触形成的膜，不粘手即可。

②最好每隔几分钟换一次 50℃温水，以得到较干净的溶胶。

③用细线比划出距离，再量取细线的长度，从而得到较准确的 L 值。

第四章　有机化合物的物理常数测定

测定物质的熔点、沸点、折光率、比旋光度等物理常数，是对未知有机物或有机合成产物进行鉴定和表征的重要手段。例如，可根据固态体有机物熔点变化和熔程长短来定性地检验该物质的纯度。如果测定某种未知物与已知物的熔点相同，再按不同比例混合，测其熔点，无降低现象，说明两者为同一化合物；若熔点下降（少数情况会升高），熔程范围显著增大，说明二者不是同一物质。对于液态有机物，测定其沸点也有类似的作用。每种纯净有机物在一定温度下都有其固定的折光（射）率，所以我们可以通过折光率的测定来简单判断纯净物的种类，或者判断已知有机物的是否是纯净物。折射率是液体有机化合物很有用的物理常数，在文献中可以查到。通过测定试样的折射率，除了可作鉴别外，有时还能求得组分的含量。此外，由于分子折射率具有加成性，因此折射率对推断分子的结构也很有帮助。旋光度的测定可用于各种光学活性物质的定性定量测定或纯度检验。将样品在指定的溶剂中配成一定浓度的溶液，由测得的旋光度算出比旋光度，与标准比较进行定性，或以不同浓度溶液制出标准曲线，求出含量。

实验二十二　有机化合物熔点和沸点的测定

一、熔点的测定

【实验目的】

（1）了解熔点测定的原理、意义。

（2）掌握毛细管法测定熔点的方法。

（3）了解显微熔点测定仪的使用方法。

【实验原理】

熔点是晶体物质在一定大气压下固-液平衡时的温度，此时固液共存，蒸气压相等。纯净的固体有机化合物一般都有固定的熔点，固液两态之间的变化是非常敏锐的，自开始熔化（初熔）到完全熔化（全熔）温度不超过 $0.5 \sim 1.0 \, \text{℃}$，据此，可根据熔点测定初步鉴定化合物或判断其纯度。物质受热后，初熔温度与全熔温度的平均值即通常所说的熔点（m.p. 或 mp），从开始熔化到全部熔完的温度差称作熔点距（或熔程）。

加热纯有机化合物，当温度接近其熔点范围时，升温速度随时间变化约为恒定值，此时用加热时间对温度作图（如图 4-1）。

化合物温度不到熔点时以固相存在，加热使温度上升，达到熔点，此时开始有少量液体出现，之后固液相平衡。继续加热，温度不再变化，此时加热所提供的热量使固相不断转变为液相（相变热），两相间仍为平衡，最后固体完全熔化后，继续加热则温度线性上升。因此在接近熔点时，加热速度一定要缓慢，每分钟温度升高不超过 $1 \sim 2 \, \text{℃}$，只有这样，才能使整个熔化过程尽可能接近于两相平衡条件，测得的化合物熔点也越精确。

当含杂质时（假定两者不形成固溶体），根据拉乌耳定律可知，在一定的压力和温度条件下，在溶剂中增加溶质，导致溶剂蒸气分压降低（图 4-2 中 M_1L_1），固液两相交点 M_1 即代表含有杂质化合物达到熔点时的固液相平衡共存点，T_{M_1} 为含杂质时的熔点，显然，此时的熔点较纯化合物低。

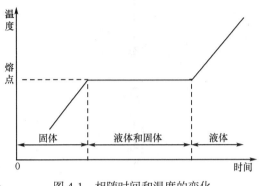

图 4-1　相随时间和温度的变化　　　图 4-2　物质蒸气压随温度变化曲线

由于纯净的固体有机化合物一般都有固定的熔点，故熔点的测定可用于鉴定有机化合物，甚至能区别熔点相近的有机物。此外，根据熔程的长短还可判断有机化合物的纯度。

【仪器材料】

提勒管或双浴式熔点管 1 只，温度计（150℃）1 支，软木塞，熔点毛细管，长玻璃管（8 mm×800 mm）1 根，玻璃棒，表面皿（8 cm）2 个，载玻片，橡胶圈，酒精灯，铁架台，铁夹，显微熔点测定仪。

【试剂药品】

尿素（纯），苯甲酸（纯），液体石蜡。

【实验步骤】

1. 毛细管熔点测定法

（1）装填样品：取 0.1～0.2 g 已充分干燥研细的样品置于干净的表面皿上，用玻棒或不锈钢刮刀将它研成粉末并集成一堆。将一端开口的毛细管（内径 1～1.5 mm）插进细粉中装样，然后把毛细管开口端向上，取一根长约 80 cm 的粗玻璃管，直立于干净的表面皿（或玻璃片）上，将开口朝上装有样品的毛细管从玻管上端自由落下几次，重复此装样操作数次，直至管内装入高约 2～3 mm 紧密结实、中间无空隙的样品。沾于管外的粉末须拭去，以免沾污加热浴液。要测得准确的熔点，样品一定要研得极细，装得密实，使热量的传导迅速均匀[①]。对于蜡状的样品，为了解决研细及装管的困难，只得选用较大口径（2 mm左右）的熔点管。

（2）装置仪器：熔点测定装置最重要的一点是要使受热均匀。下面介绍两种在实验室中最常用的毛细管法测熔点的装置。

1）提勒管（Thiele）：又称 b 形管，如图 4-3。管口装有开口软木塞，温度计插入其中，刻度应面向木塞开口，其水银球应位于侧管下缘下面的 1～2 cm 处，装好样品的毛细管用橡皮圈固定在温度计侧面，毛细管样品部分位于温度计水银球中部。b 形管中装入加热液体（浴液），使液面略高于侧管上缘[②]。

2）双浴式：如图 4-4，将试管经开口软木塞插入 250 mL 平底（或圆底）烧瓶内，直至距瓶底约 1 厘米处，试管口也配一个开口软木塞，插入温度计，其水银球应距试管底 0.5 cm。瓶内装入约占烧瓶 2/3 体积的加热体，试管内也放入一些加热液体，使在插入温度计后，其液面高度与瓶内相同。装样毛细管的位置与在 b 形管中的相同。

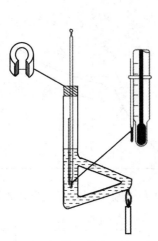

图 4-3 提勒管式熔点测定装置

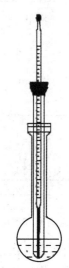

图 4-4 双浴式熔点测定装置

（3）测定熔点：将装有浴液（一般为液体石蜡）的提勒管垂直夹于铁架上，装样毛细管用橡皮圈固定在温度计侧面，毛细管样品部分位于温度计水银球中部。将温度计插入软木塞，读数刻度朝向缺口，最后安装到提勒管上，注意温度计刻度要面向观察者并不要接触测定管壁。开始加热时升温速度可以快些（控制在每分钟上升约 5℃左右），当温度距离该化合物熔点约 10～15℃时，调整火焰以控制加热速度使温度每分钟上升约 1℃，并细心观察毛细管中样品的变化[③]，记下试样开始塌落并有液相产生时（初熔或始熔）和固体完全消失时（全熔）的温度读数，两温度差值即为该化合物的熔距。

链 接

初熔与全熔的判断：加热过程中，注意观察毛细管内样品的状态变化，只有当出现液滴（塌落，刚有液相产生）时才是"始熔"，全部样品刚变成透明澄清液体时为"全熔"（如图 4-5）。记录"始熔"与"全熔"时温度计上所示的温度，即为该化合物的熔程。

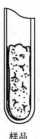 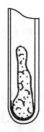 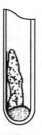 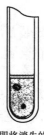 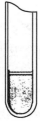

样品   出现塌落   刚出现   即将消失的   液体
初始态   小液滴   细小晶体

图 4-5 毛细管内样品状态的变化

在测定未知样品时，可先粗测一次，掌握样品熔点大致范围后再精测。

1）测定纯净有机物的熔点：测定苯甲酸的熔点，观察并记录结果。

2）杂质对熔点的影响：取 0.1 g 苯甲酸和 0.2 g 尿素（熔点 133℃），混合均匀后，测定其熔点，观察混有杂质的苯甲酸的熔点距，并与纯的苯甲酸熔点距比较。

2. 微量熔点测定法

（1）显微熔点测定仪：用毛细管法测定熔点，操作简便，但样品用量较大，测定时间长，同时不能观察出样品在加热过程中晶形的转化及其变化过程。显微熔点测定仪可克服这些缺点。

显微熔点测定仪的构造如图 4-6 所示，主要由四部分构成：由目镜 1 和物镜 3 构成显微镜放大成像系统；由波段开关、电位器 10、温度计 5、载热台 6 构成加热控温系统；由反光镜 11、载热台小孔构成照明系统；由热台 4、上隔热玻璃 13 构成隔热封闭腔体。

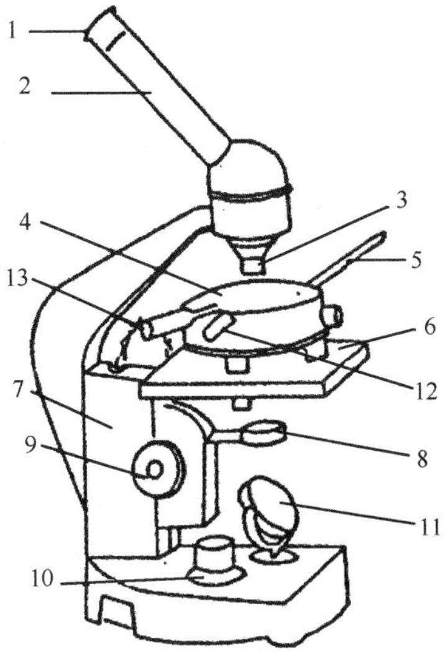

显微熔点测定仪的优点：①可测微量样品的熔点；②可测高熔点（熔点可达 350℃）的样品；③通过放大镜可以观察样品在加热过程中变化的全过程，如失去结晶水，多晶体的变化及分解等。

（2）实验操作

1）对待测样品要进行干燥处理，或放在干燥缸内进行干燥，粉末要进行研细。

2）接通电源。将仪器底座上的波段开关置于停止加热"1"位置。

3）预热除去热台潮气。将波段开关置于快速升温位置，打开上隔热玻璃让其散发潮气。当温度达到 200℃时潮气可基本消除。波段开关旋至停止加热"1"位置，金属散热块置于热台，使热台温度迅速降到所需的范围。

图 4-6 显微熔点测定仪

1. 目镜 2. 棱镜检偏部件 3. 物镜 4. 热台
5. 温度计 6. 载热台 7. 镜身 8. 起偏振件
9. 手轮 10. 电位器 11. 反光镜 12. 拨动
圈 13. 上隔热玻璃

4）用沾有乙醇-乙醚混合液的脱脂棉团擦洗载玻片和盖玻片。一般采用两片载玻片中间放置样品。当采用载-盖玻片测量时，建议将盖玻片（薄的一块）放在热台上，放上药粉，再放上载玻片测量。用拨圈移动载玻片使样品恰好位于热台中央的小孔上。

5）将上隔热玻璃盖在热台上，形成隔热封闭腔体。

6）转动反光镜及手轮调节样品，参考显微镜的工作距离，上下调节显微镜，直到从目镜中能看到熔点热台中央的待测物品轮廓时锁紧该手轮；然后调节调焦手轮，直到能清晰地看到待测物品的像为止。

7）将波段开关旋向测试位置。由电位器调节升温速度以期在达到被测物品熔点前的升温过程中，前段（距熔点 40℃左右）升温迅速（全部最高电压加热）、中段（距熔点 10℃左右）升温减慢，后段（距熔点 10℃以下）升温平稳（约每分钟升温 1℃）。

8）当被测样品结晶的棱角开始变圆或熔化时即为初熔，记录初熔温度。并立刻转动波段开关由测试位置旋向停止"1"。待样品全部熔成液滴时记录全熔温度值。用镊子取下隔热玻璃和载玻片，完成一次测量。

9）重复上述操作步骤，再重复测一次样品的熔点。重复测量时，开关处于中间关的状态，这时加热停止。将散热器放在热台上，使温度降至熔点值以下 40℃时，放入样品，开关打到加热时，即可进行重复测量。

10）测量完毕，用沾有乙醇-乙醚混合液的脱脂棉团擦净载玻片、盖玻片等，以备下次使用。

【思考题】

（1）试述测定熔点装置的基本原理。

（2）如何利用熔点的测定判断物质是否纯净？

（3）加热的快慢为什么会影响熔点？在什么情况下加热可以快些？而在什么情况下加热则要慢些？

（4）是否可以使用第一次测熔点时已经熔化了的有机化合物再作第二次测定呢？为什么？

【附注】

①装样品的操作要迅速，以免样品受潮。样品一定要研得很细，才能装结实。如样品中有空隙，不易传热，导致所测熔点不准确。

②提勒管在图示的部位加热，受热的浴液沿管上升，从而促成整个提勒管内浴液的对流循环，使得待测样品周围温度较均匀。

③为了保证有充分时间让热量由管外传至毛细管内使固体熔化，升温速度是准确测定熔点的关键；另一方面，观察者不可能同时观察温度计所示读数和试样的变化情况，只有缓慢加热才可使此项误差减小。

二、沸点的测定

【实验目的】

（1）了解沸点测定的原理、意义。

（2）掌握沸点测定的方法、蒸馏操作原理和技术。

【实验原理】

液体受热后，液体的蒸气压随温度的升高而增大，当液体的蒸气压增大到与外界施于液面的总压力（通常是大气压力）相等时，就有大量气泡从液体的内部逸出，溶液沸腾。这时的温度，即为该液体的沸点（boiling point，缩写 b. p. 或 bp）。通常所说的沸点是指在 1.013×10^5 Pa 压力下液体的沸腾温度。

将液体加热至沸腾，使液体变为蒸气，然后使蒸气冷却凝结为液体收集于另一容器中，便可再度获得这一液体，这个操作过程称为蒸馏。蒸馏是利用液体混合物沸点不同而进行分离和纯化液体混合物的一种方法。通过蒸馏可以测出化合物的沸点。蒸馏时馏液开始滴出到液体几乎全部蒸出的温度范围叫作沸点距（沸程）。

在一定压力下，纯净液体物质的沸点是固定的，沸点距较小，一般为 1℃左右。如果含有杂质，沸点就会发生变化，沸程也会增大。所以，一般可通过测定沸点来检验液体有机物的纯度。但须注意，并非具有固定沸点的液体就一定是纯净物，因为有时某些共沸混合物也具有固定的沸点。沸点是液体有机物的重要物理常数之一，在物质的分离、提纯以及使用中具有重要意义。

【仪器材料】

酒精灯 1 只，蒸馏烧瓶 1 只，温度计 1 支，直形冷凝管 1 只，尾接管（牛角管）1 只，锥形瓶 1 只，沸点测定管 1 只，铁架台，铁夹，铁圈，软木塞，打孔器，橡皮管，烧杯，毛细管，玻璃管，沸石（也可用无釉瓷片或一端封口的毛细管）。

【试剂药品】

乙醇（或四氯化碳），液体石蜡。

【实验步骤】

1. 常压蒸馏法测定沸点

（1）装置仪器：常量液体采用常压蒸馏法测定沸点。如图 4-7。蒸馏装置由蒸馏烧瓶、温度计、冷凝管、尾接管和锥形瓶组成。

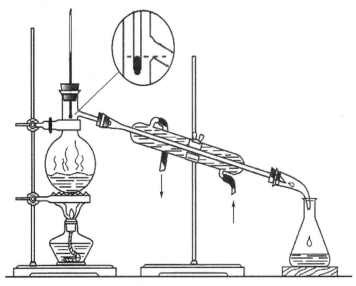

图 4-7 蒸馏装置图

按装置图将各仪器组装好[①]。安装顺序一般是从热源处（酒精灯或煤气灯）开始，"由下而上，由左到右"。放好酒精灯，将石棉网放在铁圈上，使酒精灯的外焰与内焰交界处恰好位于石棉网底部，在铁架台上用铁夹固定好蒸馏瓶的位置，调整冷凝管角度与蒸馏烧瓶支管同轴，在另一铁架台上用铁夹夹住冷凝管的中上部分，调整铁架台和铁夹的位置，沿轴移动冷凝管与蒸馏烧瓶相连，才不致折断蒸馏烧瓶支管[②]。在冷凝器下端用软木塞和牛角管连接，牛角管末端伸入接收器，牛角管末端不要加塞子，使之与大气相通，常用的接收器是锥形瓶[③]。

直形冷凝管的下端为冷却水进水口，上端为冷却水的出水口，出水口高于进水口，以保证管内充满冷凝水。在蒸馏前应将冷凝管通入冷水。

温度计通过软木塞插入蒸馏瓶瓶颈中央，调整温度计的位置，使温度计的水银球能完全被蒸气所包围，这样方能准确测定蒸气的温度，通常是使温度计水银球的上端与蒸馏烧瓶支管的底边（下沿）在同一水平线上。

（2）测定沸点：用干燥量筒量取 15 mL 乙醇（或四氯化碳），经小漏斗倒入干燥的 50 mL 蒸馏瓶中（注意不要从蒸馏瓶的支管流出）。加入人造沸石（止爆剂）3～5

粒④。全部接连处要密塞，不漏气。先向冷凝管中缓慢通入冷凝水后，再加热至沸，当第一滴蒸馏液落在接收器中时，观察并记录此时的温度，即起始温度。继续加热，控制加热程度，使蒸馏速度以每秒滴出 1~2 滴馏出液为宜，直到蒸馏瓶中残存少量液体时⑤，记录最后时刻的温度，即最终温度。起始温度与最终温度的平均值即样品的沸点。起始温度与最终温度的差值，就是样品的沸点距。根据沸点距的大小，可判断样品是否纯净。

蒸馏完毕后，应先熄灭酒精灯，冷却装置，然后停止通冷凝水，最后拆除蒸馏装置（与安装顺序相反）。

2. 微量法测定沸点

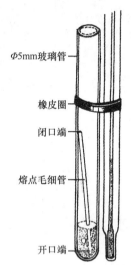

Φ5mm玻璃管

橡皮圈

闭口端

熔点毛细管

开口端

图 4-8 微量法沸点测定管

当溶液的量在 10 mL 以上时，可按一般的蒸馏方法测定沸点。若仅有少量的样品时，可采用微量法测定沸点。微量法沸点测定装置无论是主要仪器的装配还是热载体的选择都与熔点测定装置相同，所不同的是测熔点用的毛细管被沸点测定管所取代。如图 4-8，沸点管有内外两管，外管是一端封闭的长约 6~7 cm，内径约 4 mm 的小玻璃管，内管是一端封闭的长 4~6 cm，内径为 1 mm 的毛细管。外管封闭端在下，被测液体（3~4 滴）加在外管中，内管开口端向下插入被测液体内。用橡皮筋或细铜丝把外管固定在温度计上⑥，然后像测熔点装置一样，将沸点管和温度计装入提勒管。

测定时，对提勒管进行加热。由于沸点内管里气体受热膨胀，很快有小气泡缓慢地从液体中逸出。在到达该液体的沸点时，大量气泡开始从毛细管末端放出，气泡由最初的缓缓逸出变为快速而且是连续不断地往外冒。停止加热，随着温度的降低，气泡逸出的速度会明显地减慢，当液体不冒气泡和最后一个气泡将要缩回内管时（外液面与内液面等高）⑦，记录下此时的温度，即为该液体的沸点。

本实验按上述方法测定纯乙醇（或四氯化碳）的沸点。采用微量法测定沸点时应注意：加热速度不可过快，被测液体也不可过少，防止液体完全气化；正式测定前，让沸点内管里有大量气泡冒出，以此赶出内管中的空气；实验过程中应仔细观察并及时记录，重复测定几次，且误差不得超过 1℃。

【思考题】

（1）什么叫作沸点？测定物质的沸点有何意义？

（2）利用沸点的测定怎样判断一种液体有机物是纯物质？如果液体具有恒定的沸点，那么能否认为它是单纯物质？

（3）沸石在蒸馏时起什么作用？加沸石要注意哪些问题？

【附注】

①整个装置要求准确端正，无论从正面还是侧面观察，全套装置中各仪器的轴线都在同一平面内，铁夹和铁架台要尽可能整齐地放在仪器的侧面或背后。

②蒸馏烧瓶的支管通过木塞和冷凝管相连，支管口应伸出木塞 2~3 cm 左右。

③各铁夹不应夹得太紧或太松，以夹住后稍用力能转动为宜。铁夹内要垫以橡皮等软性物质，以免夹破仪器。

④沸石应在加热前加入，切忌将沸石加入已受热接近沸腾的液体中，如果加热前忘记加沸石，补加时必须先停止加热，待液体冷却后再加入，沸石不能重复使用。

⑤蒸馏时液体一般不用蒸干。特别是蒸馏低沸点液体（如乙醚）时更应注意不可蒸干，否则易发生意外事故。

⑥外管和温度计两者底部相平，橡皮筋要系在热载体液面合适位置上（要考虑到载体受热膨胀后的液面）。

⑦两液面等高，说明沸点内管里的蒸气压与外界压力相等，因此这时的温度即为该液体的沸点。

实验二十三　有机化合物折光率和旋光度的测定

一、折光率的测定

【实验目的】

（1）掌握折射率的概念及其表示方法。

（2）学习测定液体的折光率，了解测定有机化合物折光率的意义。

（3）了解阿贝折光仪的原理、基本构造及使用方法。

【实验原理】

折光率是物质的一种特定物理常数，固体、液体和气体都有折光率，尤其是液体，对于液体有机化合物，折射率是重要的物理常数之一，是有机化合物纯度的标志，一般手册、文献多有记载，它常用作检验原料、溶剂、中间体、最终产物纯度和鉴定未知物的依据。它是食品生产过程中常用的工艺控制指标，通过测定液态食品的折射率可以鉴别食品的组成，确定食品的浓度，判断食品的纯净程度及品质。

1. 光的折射原理　光在不同介质中的传播速度是不同的，在确定外界条件（温度、压力）下，光线从一种透明介质进入另一种透明介质时，如果它的入射方向与两界面不垂直时，光的传播方向就要发生改变，在分界面上发生折射现象。

根据光的折射定率，一定波长的单色光，从一种介质 A 进入到另一介质 B 时，入射角 α 和折射角 β 的正弦之比等于两种介质的折射率 n_B，n_A 的比值。即：

$$n_{B \to A} = \frac{n_B}{n_A} = \frac{\sin \alpha}{\sin \beta}$$

其中 $n_{B \to A}$ 是介质 B 相对于介质 A 的折射率，当介质 A 为真空时，$n_A = 1$，则 $n_B = \sin\alpha / \sin\beta$，$n_B$ 为介质 B 的绝对折射率。

2. 阿贝折射仪的光学原理　如图 4-9 所示，当光由介质 A 进入介质 B 时，如果介质 A 对于介质 B 是光疏物质，则折射角 β 必小于入射角 α，当入射角为 90° 时，$\sin\alpha = 1$，这时折射角达到最大值，称为临界角 β_0。很明显，在一定条件下，β_0 也是一个常数，它与折光率的关系是 $n = 1/\sin\beta_0$，因此，测定临界角 β_0，就可以得到折光率 n，这就是通常

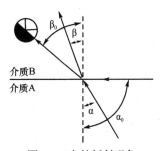

图 4-9　光的折射现象

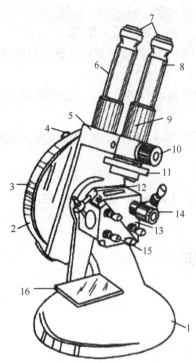

图 4-10 阿贝折光仪的外形图

1. 底座 2. 棱镜转动手轮（在背后） 3. 圆盘组（内有刻度板）4. 小反光镜 5. 支架 6. 读数镜筒 7. 目镜 8. 望远镜筒 9. 刻度校准螺丝 10. 色散棱镜手轮 11. 色散值刻度圈 12. 折射棱镜锁紧扳手 13. 折射棱镜组 14. 温度计座 15. 恒温水接口 16. 反光镜

所用阿贝折射仪的基本光学原理。

为测定 β_0，阿贝折射仪采用了"半明半暗"的方法，即让单色光由 0°到 90°所有角度从介质 A 射入介质 B，这时介质 B 中临界角以内的整个区域均有光线通过，因而是明亮的；而临界角以外的全部区域没有光线通过，因而是暗的，明暗两个区界线十分清楚。如果在介质 B 上方用一目镜观察，就可看见一个界线十分清晰的半明半暗的图像，如图 4-9。介质不同，临界角也不同，在目镜中明暗区界限位置也不一样，如果在目镜中刻上一个"+"字符号，改变介质 B 与目镜的相对位置，使明暗区界限总是与"+"字的交点重合，通过测定其相对位置（角度），便得到折光率。

3. 阿贝折光仪的结构 图 4-10 所示为双目阿贝折光仪的结构，其主要组成部分是折射棱镜组 13，有两块直角棱镜，其中上方棱镜为测量棱镜，表面是光滑的，下方棱镜为辅助棱镜，表面是磨砂的。左面是一个镜筒和刻盘，刻有 1.3000～1.7000 的刻度格子。右面镜筒是测量望远镜，用来观察折射情况，筒内装有消色散镜。光线由反光镜 16 反射入折射棱镜组 13 的辅助棱镜，发生漫反射，以不同入射角射入两个棱镜之间的液层，然后再投射到测量棱镜，由于它的折射率很高，一部分光线经过折射进入空气达到测量镜，调节转动手轮可使测量镜中的视野达到要求，并从读数镜中读出折射率。

【仪器材料】

阿贝折光（射）仪 1 台。

【试剂药品】

丙酮（或乙醚），乙醇，纯松节油，纯丁香油。

【实验步骤】

1. 仪器的准备

（1）阿贝折光仪置于靠窗口的桌上或白炽灯前，但避免阳光直射，用超级恒温槽通入所需温度的恒温水于两棱镜夹套中，棱镜上的温度计应指示所需温度，否则应重新调节恒温槽的温度。也可直接在室温下测定，再根据温度变化常数进行换算[①]。

（2）松开锁钮，打开棱镜，滴 1～2 滴丙酮或乙醚在玻璃面上，合上两棱镜，待镜面全部被润湿后再打开，用擦镜纸顺同一方向轻轻擦洗上下两棱镜的镜面[②]，待晾干后再加入被测液体，每次测定之前，都应将棱镜镜面擦拭干净，以免留有其他物质影响测定精确度。

2. 读数的校正　为保证测定时仪器的准确性，对折光仪刻度盘上的读数应经常校验，方法如下：

（1）用重蒸馏水校正：打开棱镜，滴 1～2 滴重蒸馏水于进光棱镜的磨砂面上，在保持磨砂面水平情况下关闭棱镜，调节反光镜使两镜筒内视场明亮。调节测量镜（目镜），使视场"+"字线交点最清晰。转动刻度盘罩外棱镜转动手轮，使刻度盘上的读数等于蒸馏水的折光率[③]。转动消色散棱镜手轮，消除色散，得到清晰的明暗界线。观察望远镜筒内明暗分界线是否通过"+"字交叉线的交点。若有偏差，用仪器附带的方孔调节扳手旋动位于镜筒外壁中部的物镜调节螺钉（也称示值调节螺钉），使明暗线对准"+"字交点，校正即完毕。

（2）用标准折光玻璃块校正：将直角棱镜完全打开，用少许 1-溴代萘将标准玻璃块（上面刻有其折光率）粘附于光滑棱镜面上，标准玻璃块另一个抛光面应向上，以接受光线，转动棱镜手轮调节刻度盘，使读数镜内标尺读数等于标准玻璃块上所刻之数值（读数时打开小反光镜）。然后观察望远目镜中明暗分界线是否在"+"字交叉点上，如有偏差，用方孔调节扳手转动示值调节螺钉，使明暗分界线在"+"字交叉点处。校正工作结束。

3. 样品的测定

（1）旋开棱镜锁紧扳手，开启辅助棱镜，在玻璃面上滴 1～2 滴丙酮或乙醚，合上棱镜，待镜面全部被润湿后再打开，用擦镜纸顺同一方向轻轻擦洗上下两棱镜的镜面，晾干。滴加 1～2 滴待测液于毛镜面上[④]，迅速闭合辅助棱镜，旋紧棱镜锁紧扳手。若样品易挥发，则可用滴管从棱镜间小槽中滴入。

（2）转动棱镜转动手轮，使刻度盘标尺上的示值最小。调节反射镜，使入射光进入棱镜组，并从测量望远镜中观察，使视场最明亮，再调节测量目镜，使视场"+"字线交点最清晰。

（3）再次转动棱镜转动手轮，使刻度盘标尺上的读数逐渐增大，直到观察到视场中出现黑白临界线，并在交界处有彩色光带。

（4）转动色散棱镜手轮，使彩色光带消失，视场呈现一清晰的明暗临界线。若临界线不位于"+"字准线交点上，则继续旋转棱镜转动手轮，使临界线明暗清晰且位于"+"字准线交点上[⑤]，此时目镜中的视野如图 4-11。

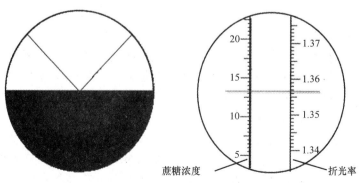

图 4-11　阿贝折光仪目镜中的视野图

（5）记下刻度盘数值为待测物质折光率⑥。重复 2～3 次取其平均值，并记下阿贝折光仪上温度计的读数作被测液体的温度。

（6）按操作（1）擦洗上下棱镜，并用干净软布擦净折光仪，妥善复原。

【思考题】

（1）测定有机化合物折光率有何意义？

（2）影响折光率的因素有哪些？测定某一物质的折光率时应注意哪些条件？

（3）阿贝折射仪设计时依据的原理是什么？

【附注】

①通入恒温水要约 20 min 温度才能恒定，若实验时间有限，也可不附恒温水在室温下测定，但须进行折光率的换算。在室温下测得的折光率温度每增加一度，液体有机化合物的折光率减少约 $4×10^{-4}$。

②折光仪的棱镜必须注意保护，不得被镊子、滴管等器具造成刻痕。不得测定强酸、强碱及其他有腐蚀性的液体。也不能测定对棱镜与保温套之间的粘合剂有溶解作用的液体。

③不同温度下纯水的折光率为：n_D^{10} 1.3337，n_D^{20} 1.3330，n_D^{30} 1.3320，n_D^{40} 1.3307。

④试样不宜加得太多，一般只需 2～3 滴即可铺满一薄层。

⑤读数时，有时在目镜中看不到半明半暗界限，而是畸形，则可能是由于棱镜间未充满液体，应补加样品；若出现弧形光环，则可能是有光线未经过棱镜而直接照射在聚光透镜上。

⑥若液体折射率不在 1.3～1.7 范围内，则阿贝折射仪不能测定，也看不到明暗界线。

二、旋光度的测定

【实验目的】

（1）掌握比旋光度的概念及表示方法。

（2）了解旋光仪的构造，学习使用旋光仪测定物质的旋光度。

（3）了解测定旋光性物质旋光度的意义。

【实验原理】

1. 旋光度和比旋光度　光是一种电磁波，一般光源发出的光由不同波长的光组成，这些不同波长的光在无数个垂直于其传播路线的平面内振动，这种光称为自然光，或称非偏振光；当自然光通过一个由方解石制成的尼可尔（Nicol）棱镜时，只有振动方向和棱镜晶轴平行的光才能通过，所得到的光就只在一个平面上振动。这种只在某一平面上振动的光叫作平面偏振光。

具有手性的有机化合物能使偏振光的振动方向发生改变，此时光的振动面会旋转一定的角度，这类物质称为旋光性物质（光学活性物质），这一现象称为物质的旋光现象，旋光性物质能使偏振光的偏振面向左或向右旋转的一定角度叫作该物质的旋光度。

光学活性化合物的旋光性可用旋光度和比旋光度来表示。旋光度的大小不仅取决于物质的分子结构，而且还和被测溶液的浓度、温度①、光的波长、溶剂、旋光管的长度（液层的厚度）等因素都有关系。因此常用比旋光度[α]来表示物质的旋光性。比旋光度是表征旋光性物质特征的重要物理常数之一。在一定条件下，可通过测定比旋光度来鉴别旋光性物质及其纯度。

比旋光度和旋光度之间的关系如下：

$$[\alpha]_{\mathrm{D}}^{t}=\frac{\alpha}{l \times c}$$

式中 t 为测量时的温度；D 指钠光谱中的 D 线（ $\lambda = 589$ nm），因此[α]$_\mathrm{D}^t$是指某一光学活性物质在 t℃时，在钠光谱中的 D 线下的比旋光度；l 为样品管的长度（以 dm 为单位）；c 为样品的质量浓度，单位用 g·mL^{-1}，若样品为纯液体，则为其密度；α 为测得的旋光度，即旋光仪中直接观察到的旋转角。

2. 旋光仪的构造和工作原理 在实验室中一般利用旋光仪来测量物质的旋光度，进一步再计算出比旋光度。比旋光度可用于旋光物质的鉴定、溶液浓度的测量等。旋光仪的主要元件是两块 Nicol 棱镜。当一束单色光照射到 Nicol 棱镜时，可得到一束单一的平面偏振光，这一棱镜称为起偏镜。如果让产生的偏振光照射到另一个透射面与起偏镜透射面平行的 Nicol 棱镜，则这束平面偏振光也能通过第二个棱镜；如果第二个棱镜的透射面与起偏镜的透射面垂直，则由起偏镜出来的偏振光完全不能通过第二个棱镜；如果第二个棱镜的透射面与起偏镜的透射面之间的夹角 θ 在 0°～90°，则光线部分通过第二个棱镜，此第二个 Nicol 棱镜即为检偏镜。通过调节检偏镜的角度，可使透过的光线强度逐渐连续变化。如果将旋光性物质置于起偏镜与检偏镜之间，则由于物质的旋光作用，使来自起偏镜的光的偏振面改变了某一角度，只有检偏镜也旋转同样的角度，才能补偿因旋光作用而改变的角度，使透过的光的强度与原来相同。因此，通过测定检偏镜旋转的角度便可得到旋光性物质在实验条件下的旋光度。旋光仪就是根据这种原理设计的，如图 4-12 所示。

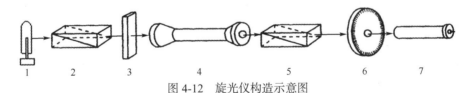

图 4-12　旋光仪构造示意图

1. 钠光源　2. 起偏镜　3. 半荫片　4. 盛液管　5. 检偏镜　6. 刻度盘　7. 目镜

旋光仪的结构如图 4-13 所示。为了准确地测定旋光度 α，仪器的读数装置采用双游标读数，以消除刻度盘的偏心差。刻度盘等分 360 格，分度值 $\alpha = 1°$，角游标的分度数 $n = 20$，因此，角游标的分度值 $i = \alpha/n = 0.05°$，与 20 分游标卡尺的读数方法相似。

旋光仪在视场中采用半荫法比较两束光的亮度，其原理是在起偏镜后的中部放置一块狭长的半荫片（石英制成），半荫片和起偏镜的中部在视场中重叠，重叠宽度约为视野的三分之一，将视场分为三部分。当起偏镜透过来的偏振光垂直投射通过半荫片时，由于石英片的旋光性，使偏振光旋转了一个角度 Φ（称为半暗角），如图 4-14（a）所示。此时若检偏镜处于与起偏镜重合的位置，则从望远镜视野看起来，透过半荫片的中间那部分光稍暗，两旁的光很强。图 4-14 中，OA 是通过起偏镜的偏振光的轴向角度，而 OA′ 是透过起偏镜与石英片后的轴向角度，OB 是检偏镜的透光轴向角度，OA 和 OA′ 与 OB 的夹角分别为 β 和 β'，OA 和 OA′ 在 OB 轴上的分量分别为 OP

和 OP′，旋转检偏镜时，β 和 β' 的大小将会发生变化，OP 和 OP′亦随之变化，于是从目镜中观察到的三分视场的明暗也将发生变化，图 4-14（b，c，d，e）表示了四种不同的情形。

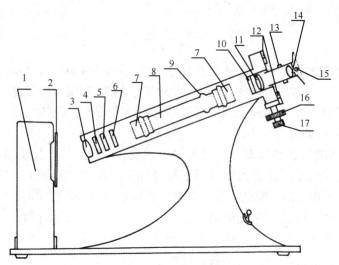

图 4-13　旋光仪构造示意图

1. 钠光灯　2. 毛玻璃片　3. 会聚透镜　4. 滤色镜　5. 起偏镜　6. 半荫片　7. 测试管端螺帽
8. 测试管　9. 测试管凸起部分　10. 检偏镜　11. 望远镜物镜　12. 刻度盘和游标　13. 望远镜调焦手轮　14. 望远镜目镜
15. 游标读数放大镜　16. 刻度盘转动细调手轮　17. 刻度盘转动粗调手轮

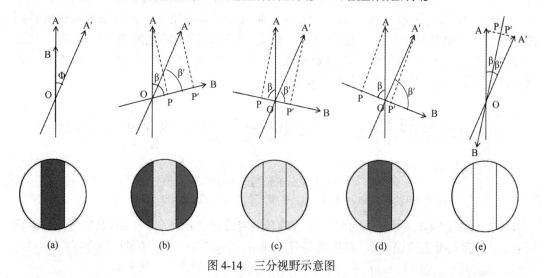

图 4-14　三分视野示意图

（1）图 4-14（b）中，$\beta > \beta'$，OP < OP′，从目镜观察到清晰的三分视场，其中与半荫片对应的中部视野为亮区，与起偏镜直接对应的两侧视野为暗区。当 $\beta = 90°$ 时，亮区与暗区的反差最大。

（2）图 4-14（c）中，$\beta = \beta'$，OP = OP′，从目镜观察到三分视场消失，整个视场为较暗的黄色。

（3）图 4-14（d）中，$\beta < \beta'$，OP > OP′，从目镜观察到三分视场，其中与半荫片对应的中部视野为暗区，与起偏镜直接对应的两侧视野为亮区。

（4）图 4-14（e）中，$\beta = \beta'$，OP = OP'，三分视场再次消失，此时 OA 和 OA′在 OB 轴上的分量比第二种情形时大，因此整个视场为相对较亮的黄色。

由于人的眼睛对弱照度的变化比较敏感，此时人眼辨别亮度微小变化的能力较强，因此取图 4-14（c）所示的视场为参考视场来测定旋光度。

旋光性物质有左旋与右旋之分，所谓右旋物质是指使偏振光振动面顺时针方向旋转，检偏镜沿顺时针方向旋转时能重新使三分视场明暗相等的物质，以"+"表示。而左旋物质则指使偏振光振动面逆时针方向旋转，检偏镜沿逆时针方向转动而使之复原的物质，以"–"表示。

【仪器材料】

分析天平 1 台，容量瓶（100 mL）2 个，小型旋光仪 1 台。

【试剂药品】

葡萄糖（分析纯），果糖（分析纯），蒸馏水。

【实验步骤】

1. 配制待测溶液　在分析天平上分别称取 10.00 g 葡萄糖和果糖，分别用少量蒸馏水溶解后，定量转移到 100 mL 容量瓶中，加水到刻度，摇匀，分别配成 10.00% 的葡萄糖溶液和果糖溶液。溶液必须透明，否则需过滤。

2. 调整旋光仪　接通旋光仪电源，约 5 min 后待钠光灯发光稳定，从目镜中观察视野，如不清楚可调节目镜焦距。选取适当盛液管（实验室常用的有 1 dm、2 dm、2.2 dm 等几种规格），用蒸馏水清洗干净，然后注满蒸馏水，管中应不留空气泡，旋上已装好玻盖片和橡皮垫的金属螺帽②，并用软布擦干外壁液滴及盛液管两端残液。

将装有蒸馏水的盛液管放入旋光仪中，使盛液管的凸出膨大部分（若液体内有气泡应使之处于其中）位于仪器上部，旋转视度调节螺旋，使三分视场界线清晰，调节刻度盘转动手轮③，直到三分视场消失，视野中明暗程度一致，并使游标尺的 0 度线置于刻度盘 0 度左右，重复 3～5 次，记录刻度盘读数，并取平均值。如果旋光仪正常，此读数即为零点。

3. 装待测液　取出盛液管，倒出其中蒸馏水并用少量待测液洗 2～3 次，然后将盛液管中注满待测液，方法同前。

4. 旋光度的测定　将盛待测样品的盛液管（凸出膨大部分位于上部）放入旋光仪中，此时视野中出现三分视场，旋转刻度盘转动手轮，使三分视场消失，视野明暗度一致，记录刻度盘读数准确至小数点后两位。此读数与零点之间的差值即为该物质的旋光度。重复 3～5 次，取平均值，然后再以同样操作测定第二种待测液。

读数方法：刻度盘分两个半圆分别标出 0°～180°，并有固定的游标分为 20 等分，与 20 分游标卡尺的读数方法相似。读数时先看游标的 0 落在刻度盘上的位置，记下整数值，再用游标的读数方法，读出小数。以图 4-15 为例，读数应为 $\alpha = 9.30°$。

【思考题】

（1）比旋光度与旋光度有何区别？

（2）测定旋光性物质的旋光度有何意义？

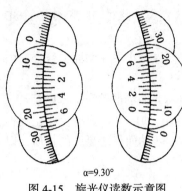

α=9.30°

图 4-15　旋光仪读数示意图

（3）为什么在样品测定前要检查旋光仪的零点？通常用来做零点检查液的溶剂应符合什么条件？

【附注】

①温度每增加 1℃，旋光度约下降 0.3%，所以，测定时最好在 20℃±2℃的条件进行。

②旋紧盛液管的金属螺帽时以不漏水为限度，但不要旋得太紧。

③由于旋光仪中刻度盘随检偏镜一起同轴转动，故转动刻度盘手轮即可调节检偏镜的角度。

第五章　有机化合物的化学性质实验

通过有机化合物的化学性质实验，验证各类常见有机物的主要性质和鉴定方法，以丰富感性知识，巩固和加深有机化学理论的基本知识，熟悉有机化学实验的一般知识，学会正确观察实验现象，准确描述实验现象，养成实事求是的科学态度和良好的实验习惯，并在发现问题、分析问题、解决问题、理论联系实际等能力方面有较大的提高。

实验二十四　烃、卤代烃、醇、酚、醛和酮的性质

【实验目的】
（1）熟悉烃、卤代烃、醇、酚、醛、酮的化学性质。
（2）掌握饱和烃与不饱和烃，苯与其同系物的区别。
（3）了解卤代烃活性与结构的关系，学会卤代烃的鉴定。
（4）学会伯醇、仲醇、叔醇以及醛与酮的鉴别方法。

【实验原理】
饱和链烃又称为烷烃，分子中含有 C—H 键与 C—C 键，在一般条件下很稳定，难发生氧化反应和加成反应，在特殊条件下可发生取代反应。烯烃和炔烃分子中分别含有 C=C 和 C≡C 键，为不饱和烃，易发生加成反应和氧化反应。如与溴的四氯化碳溶液发生加成反应，使溴水褪色；而与高锰酸钾反应时，使得高锰酸钾的紫红色褪去，并生成褐色的二氧化锰沉淀，故常用此性质鉴别烯烃和炔烃或测定有机化合物的不饱和程度。炔烃分子中与 C≡C 相连的氢十分活泼，可与一价的银离子或亚铜离子反应生成白色的炔化银或红色的炔化亚铜沉淀，可借此性质将炔烃和烯烃区分开来。

芳香烃具有芳香性。这类化合物的结构满足休克尔规则（具有闭合的共轭体系，π 电子数符合 "$4n + 2$"），性质相当稳定，因此很难发生氧化反应和加成反应，但能发生多种取代反应。当苯环上有侧链时（与苯环直接连接的碳上有氢），侧链易被氧化。

卤代烃是烃分子中的氢原子被卤素原子取代所生成的化合物。在卤代烷中，烷基的结构影响着卤素的活泼性。叔碳原子上卤原子的活泼性比伯碳、仲碳原子上的卤原子都要大。此外，直接处于双链碳或芳环上的卤原子都很稳定，如它不与硝酸银醇溶液反应。若卤原子连在和双键直接相连的碳原子上，则此时卤原子又非常活泼。在相同的结构中，不同的卤原子表现出不同的活泼性，其中以碘代烷最活泼，它们的活泼性顺序如下：RI＞RBr＞RCl＞RF。

醇和酚都含有羟基，因此化学性质有其相似之处。但由于各自的羟基所连接的烃基不同，化学性质上又有所不同。人们正是利用这种差异对它们进行鉴别。当醇与盐酸-氯化锌试剂（卢卡斯试剂）作用时，不同结构醇的反应速度表现为叔醇大于仲醇，伯醇不起反应。醇的氧化反应中，一元醇中的伯醇易被氧化成醛，仲醇被氧化成酮，叔醇在同样条件下不被氧化。多元醇则由于羟基间的相互影响，使羟基上的氢电离度增大，显示出很弱的酸性，易与许多金属氢氧化物发生类似中和作用的反应。

酚的羟基由于和苯环直接相连，羟基氧原子上未共用电子对与苯环的 π 电子形成 $p-\pi$

共轭体系，导致羟基中氢氧键的极性增大，使酚羟基中氢原子易电离成氢离子，所以酚具有弱酸性。

醛和酮统称为羰基化合物，因含有相同的官能团羰基（＝CO），醛与酮有许多相似的反应，如均可以发生亲核加成反应和α活泼氢的卤代反应。但是，由于醛和酮在结构上的差异（羰基是否直接与氢相连），醛和酮在反应中又表现出不同的特点。如醛能与希夫试剂起颜色反应，醛能被弱氧化剂如托伦试剂氧化，而酮则不能。

【仪器材料】

小试管 10 支，烧杯（100 mL）2 只，玻璃棒 1 根，酒精灯 1 盏，药匙 1 把，温度计 1 支，大试管 1 支，小橡皮塞 1 个，带孔橡皮塞 1 个，导管 1 个，石棉网 1 个，铁架台 1 个，铁圈 1 个，棉花少许。

【试剂药品】

液体石蜡，松节油，5%溴的四氯化碳溶液，浓硝酸，甲苯，浓硫酸，苯，0.1%高锰酸钾溶液，3 mol·L^{-1}硫酸，5%氢氧化钠溶液，1 mol·L^{-1}硝酸，2%氨水，5%硝酸银溶液，1-氯丁烷，氯苯，1-溴丁烷，氯化苄，1-碘丁烷，稀硝酸，1%硝酸银-醇溶液，金属钠，无水乙醇，异丙醇，正丁醇，仲丁醇，叔丁醇，卢卡斯试剂，酚酞，95%乙醇溶液，甘油，0.05%高锰酸钾溶液，固体苯酚，饱和溴水，2%硫酸铜溶液，5%硫酸溶液，5%碳酸氢钠溶液，苯酚的饱和溶液，苦味酸，间苯二酚的饱和溶液，对苯二酚的饱和溶液，1%间苯二酚溶液，1%苯酚溶液，1%三氯化铁溶液，1%邻苯二酚溶液，1%乙醇溶液，甲醛，乙醛，2,4-二硝基苯肼溶液，斐林试剂 A，斐林试剂 B，苯甲醛，丙酮，碘试剂，1%氢氧化钠溶液，品红亚硫酸试剂，饱和亚硝酰铁氰化钠溶液，浓氨水，广泛 pH 试剂，蒸馏水。

【实验步骤】

1. 链烃的化学性质

（1）烷烃的化学性质：取 3 支试管，各加入液体石蜡（C$_{18-22}$的烷烃混合物，可作为烷烃的代表）10 滴，然后在一个试管中加入 10 滴 5%溴的四氯化碳溶液；另一个试管中加入 10 滴 0.1%高锰酸钾溶液；第三个试管中加入 10 滴浓硫酸，将此三个试管摇匀，观察有无变化，这些现象说明什么问题？

（2）烯烃的化学性质：取两支试管，各加入松节油（主要成分为 α-蒎烯，是一种含有双键的环烯烃）10 滴，在一个试管中加入 10 滴 5%溴的四氯化碳溶液；另一个试管中加入 10 滴 0.1%高锰酸钾溶液和 1 滴 3 mol·L^{-1}硫酸，摇匀，充分振荡后观察颜色变化和有无沉淀生成。

（3）炔烃的化学性质：取 3 支试管，在一个试管中加入 10 滴 5%溴的四氯化碳溶液；另一个试管中加入 10 滴 0.1%高锰酸钾溶液；第三支试管加入硝酸银的氨溶液[①]。然后向三支试管中通入乙炔，观察实验现象并记录结果。

2. 芳香烃的化学性质

（1）苯的取代反应——硝化反应：取一支干燥试管，加入 15 滴浓硝酸，沿管壁慢慢加入 15 滴浓硫酸。振荡使之混匀后，将试管浸入冷水中，逐滴加入 10 滴苯，并不断振荡使之混匀，再将试管放入热水浴中（50～60℃）中加热 1～3 min，然后将试管内容物倾入约有 10 mL 冷水的烧杯中。注意产物的状态、颜色及有何种气味产生[②]。

（2）苯与甲苯氧化程度的比较：在 2 支试管中各加入 0.1%高锰酸钾溶液和 3 mol·L^{-1}硫酸溶液各 2 滴，振荡使其混匀，在一支试管中加入 3 滴苯，另一支试管中加入 3 滴甲苯，然后将两支试管同时放入 80～90℃水浴中微热 1～2 min 后，观察比较两试管颜色变化有何差异。

3. 卤代烃的化学性质

（1）在 3 支试管中分别加入氯苯、1-氯丁烷和氯化苄（X 相同、R-不同）各 2 滴，然后每支试管中各加入蒸馏水 10 滴和 5%氢氧化钠溶液 2 滴,振荡在沸水浴中加热 5 取 min,冷却，加入稀硝酸使溶液呈酸性③，然后再滴加 1%硝酸银醇溶液 2 滴，观察有无沉淀产生。

（2）另取 3 支试管各加 1 mL 1%硝酸银醇溶液，然后分别加入 1-氯丁烷、1-溴丁烷和 1-碘丁烷（X 不同、R-相同）2～3 滴，振荡后静置 5 min（若无沉淀生成可煮沸片刻），观察沉淀的颜色。（加入 1 滴稀硝酸，沉淀不溶者视为正反应。煮沸后只稍微出现浑浊，而无沉淀，加稀硝酸又会发生溶解，视为负反应。）

4. 醇的化学性质

（1）醇钠的生成与水解：取 2 支干燥试管，分别加入 1 mL 无水乙醇与 1 mL 异丙醇，再各加入 1 粒米粒大小的金属钠（用镊子取金属钠，并用滤纸将煤油吸干），观察反应速度有何差异。待气体稳定放出时，用燃着的火柴头靠近试管口，观察有什么现象发生。当反应变慢后可以微热，待作用完全（对未作用完的金属钠加入适量的无水乙醇处理）冷却后醇钠就可以从溶液中析出。于试管中加入 5 mL 的水，再滴入 2 滴酚酞，解释颜色变化说明什么。

（2）醇的氧化：取 3 支试管，各加入 0.05%高锰酸钾溶液 3 滴和 5%氢氧化钠溶液 1 滴。然后，于这 3 支试管中分别加入乙醇、异丙醇和叔丁醇各 2～3 滴，混匀，观察颜色变化。

（3）卢卡斯试验：取 3 支试管各加入正丁醇、仲丁醇和叔丁醇 5～6 滴，再分别加入卢卡斯试剂 2 mL，摇匀。如果溶液立即浑浊，静置后分层的是叔丁醇；不见浑浊的置于水浴中温热数分钟，用塞子塞严管口充分振荡（勿使醇挥发），静置后逐渐浑浊并分层的是仲丁醇，不发生作用的是正丁醇，根据实验现象判断反应进行的难易程度。

（4）多元醇的弱酸性：取 2 支试管，各加入 2%硫酸铜溶液 6 滴和 5%氢氧化钠溶液 8 滴，当沉淀完全后，在振荡下向其中一支试管中加入 2 滴甘油，再向另一支试管中加入 2 滴 95%的乙醇，观察实验结果并加以比较。

5. 酚的化学性质

（1）酚的酸性

1）用玻璃棒分别蘸取苯酚和苦味酸的饱和溶液，用广泛 pH 试纸检验他们的酸性。

2）取固体苯酚一小药匙（约 0.5 g），加入 4 mL 水充分振荡成乳浊液，将此乳浊液分为两管，一管中滴加 5%氢氧化钠溶液直至溶液澄清，然后在此澄清液中逐滴加入 5%硫酸溶液使溶液呈酸性，观察有何变化。另一支试管中加入 5%碳酸氢钠溶液（少许），观察该溶液是否澄清。

3）取苦味酸约 0.1 g 加到 1 mL 5%碳酸氢钠溶液中，观察有何现象产生④。

（2）酚与溴水的反应——苯环的性质

1）在一支试管中加入 2～3 滴苯酚的饱和水溶液和 1 mL 水，逐滴加入溴水，观察有何现象。

2）取试管 2 支分别加入间苯二酚和对苯二酚的饱和水溶液 5 滴，再各加入 1 mL 溴水观察有何变化，放置 15 min 后又有何变化。

（3）酚的显色反应——三氯化铁试验[5]：取试管 4 支，分别加入 1%苯酚溶液、1%邻苯二酚、1%间苯二酚、1%乙醇溶液各 5 滴，然后于每管中加入 1%三氯化铁溶液 1 滴，观察各管呈现的颜色。

6. 醛和酮的化学性质

（1）醛和酮的相同性质

1）与羰基试剂（亲核加成）反应：取 2 支试管，各加入 1 mL 2,4-二硝基苯肼试剂，然后分别加入乙醛和丙酮 2～3 滴，振荡，观察有无黄色至橙色沉淀生成。

2）醛和酮 α-H 的活泼性——碘仿试验：取 3 支试管，分别加入乙醛、丙酮和乙醇各 10 滴，再加 10 滴碘试剂。摇匀后，滴加 1%氢氧化钠溶液至碘的颜色刚好消失为止，观察有淡黄色碘仿沉淀生成，可嗅到碘仿的特殊气味。

（2）醛和酮的不同性质

1）醛-希夫试剂（品红亚硫酸）试验[6]：在 2 支试管中各加入品红亚硫酸试剂 1 mL，再分别加入乙醛和丙酮各 2～3 滴，观察实验中颜色的变化。

2）醛的还原性—— 斐林试剂试验[7]：取斐林试剂 A 和 B 各 2 mL 于一试管中混合均匀后分置于 3 支洁净试管中。然后分别加入甲醛、苯甲醛和丙酮各 4 滴，将试管一起放在近沸的水浴中加热 5 min，注意观察实验现象，比较实验结果。

3）亚硝酰铁氰化钠 $Na_2[Fe(CN)_5NO]$ 试验[8]：取丙酮 1 滴于试管中，加入新配制的饱和亚硝酰铁氰化钠溶液 6～8 滴，混匀后，将试管倾斜，小心地沿试管壁逐滴加入浓氨水 6～8 滴，注意观察在两液交界面上显示的紫红色环。

【思考题】

（1）简述 RX 中 R-的结构对 X 活性的影响。

（2）何为卢卡斯试剂？用卢卡斯试剂检验伯、仲、叔醇的实验成功的关键何在？对于六个碳以上的伯、仲、叔醇是否都能用卢卡斯试剂进行鉴别？

（3）哪些试剂可以区别醛类和酮类？

（4）何为碘仿反应？哪些结构的有机化合物能够发生该反应？

【附注】

①硝酸银氨溶液的配制：在试管中加入 5 滴 5%硝酸银溶液和 1 滴 5%氢氧化钠溶液，然后一边振荡一边滴加 2%氨水使沉淀恰好溶解，即得。

②硝基苯是黄色油状物质，有苦杏仁味，有毒，能随水蒸气挥发，吸入量多或被皮肤吸收会引起中毒，最好在通风橱中进行。

③若溶液呈碱性，加入硝酸银会生成黑色氧化银沉淀，因而不能观察到白色的氯化银沉淀。

④析出固体为苦味酸钠，应倒入指定容器中。

⑤该试验为酚类与烯醇型化合物的特征反应，但由于它们的结构不同，可出现粉红色、紫色或绿色等呈色反应，目前认为是形成了有色配合物，不过普通的醇类则无此反应，所以借此可鉴别醇和酚。

⑥此反应不可呈碱性，也不能加热，否则希夫试剂将失去 SO_2 而出现品红的本色，导致判断失误。

⑦斐林 Fehling 试剂 A 和 B 两液分别为硫酸铜溶液和酒石酸钾钠的氢氧化钠溶液。A 和 B 相混时，氢氧化铜和酒石酸钾钠生成深蓝色的可溶性配合物，斐林试剂与脂肪醛共热

时，溶液颜色依次变化，生成蓝→绿→黄→红色沉淀（Cu_2O）。甲醛尚可将氧化亚铜还原为暗红色的金属铜。α-羟醛（如还原糖）易被氧化，亦为阳性反应。但芳香醛为阴性反应，可借以区别脂肪醛和芳香醛。

⑧丙酮在氨水存在时与亚硝酰铁氰化钠作用可生成鲜红色物质，临床常借此检验糖尿病患者尿中丙酮的存在。

实验二十五　（取代）羧酸及其衍生物、胺的性质

【实验目的】

（1）熟悉羧酸、羧酸衍生物和取代羧酸的化学性质。

（2）掌握胺类化合物的性质及其鉴别方法。

（3）了解酰化反应和缩二脲反应的应用。

【实验原理】

羧酸一般为弱酸性（但酸性比碳酸强）。羧酸能发生脱羧反应，而且不同羧酸的脱羧条件各有不同，如草酸、丙二酸经加热即易脱羧，放出 CO_2；羧酸与醇在酸的催化下，加热可以发生酯化反应。甲酸含有醛基，故能还原托伦试剂。

羧酸除能生成酯外，也能生成酰卤、酸酐和酰胺（四者统称为羧酸衍生物）。它们的化学性质相似，能发生水解、醇解和氨解。活泼顺序为：酰卤＞酸酐＞酯＞酰胺。

取代羧酸中重要的有羟基酸和羰基酸。羟基酸中的羟基比醇分子中的羟基易被氧化，如乳酸能被托伦试剂氧化成丙酮酸；在碱性高锰酸钾溶液中，因高锰酸钾被乳酸还原而使紫色褪去。

乙酰乙酸乙酯是酮型和烯醇型两种互变异构体的平衡混合物，这两种异构体借分子中氢原子的移位而互变转换，所以它既具有酮的性质（如与 2,4-二硝基苯肼反应生成 2,4-二硝基苯腙），又具有烯醇的性质（如能使溴水褪色并能与 $FeCl_3$ 溶液作用呈现紫色）。

胺可以看作是氨分子中的氢原子被烃基取代的衍生物。胺类化合物有碱性，能与酸反应生成盐。芳香胺由于氨基的存在使苯环活化，易发生取代反应。在酰化反应中，伯胺和仲胺由于氮上有氢原子可被酰基取代，生成相应的酰胺类化合物，叔氨氮上无氢原子则无此反应。

大多数酰胺为结晶固体，故可利用酰化反应鉴别胺类化合物。

胺类容易被氧化，氧化产物往往很复杂。

将尿素缓慢加热至熔点以上，则两分子尿素可脱去一分子氨生成缩二脲。缩二脲在碱性溶液中与稀的硫酸铜溶液反应能产生紫红色，这种反应叫作缩二脲反应。

【仪器材料】

小试管 10 支，烧杯（100 mL）2 只，玻璃棒 1 根，小橡皮塞 1 个，酒精灯 1 盏，温度计 1 支，石棉网 1 个，铁架台 1 个，铁圈 1 个，铁夹 1 个，大试管 1 支，带孔橡皮塞 1 个，导管 1 个，药匙 1 把。

【试剂药品】

5%甲酸溶液，5%草酸溶液，5%乙酸溶液，广泛 pH 试纸，固体草酸，异戊醇，澄清石灰水，冰乙酸，浓硫酸，乙酰氯，蒸馏水，乙酐，10%乙酰乙酸乙酯溶液，2,4-二硝基苯肼溶液，1%三氯化铁溶液，饱和溴水，苯胺，苄胺，二乙胺，N-甲基苯胺，N,N-二甲

基苯胺，10%氢氧化钠溶液，1%硫酸铜溶液，红色石蕊试纸，尿素。

【实验步骤】

1. 羧酸及其衍生物的化学性质

（1）羧酸的酸性：用干净玻棒分别蘸取 5%甲酸溶液、5%乙酸溶液和 5%草酸溶液于 pH 试纸上，观察颜色变化，比较 pH 大小。

（2）草酸的脱酸反应：取 0.5 g 草酸放入带有导管的干燥大试管中，将试管用铁夹固定在铁架台上，管口向上倾斜①，装置如图 5-1 所示，将导管插入装有 2 mL 澄清石灰水的试管中，然后将草酸加热，注意石灰水有何变化。在停止加热时，应先移去盛有石灰水的试管，然后移去火源。

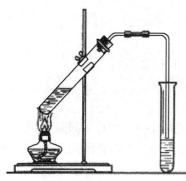

图 5-1　草酸脱羧装置

（3）酯化反应：取一支干燥试管，加入 10 滴异戊醇和 10 滴冰乙酸，混匀后加入 5 滴浓硫酸，振荡试管并放入 60～70℃水浴加热 10～15 min，然后取出试管，放入冷水中冷却，并向试管中加入 2 mL 水，注意酯层浮起，并有梨香味飘出。

（4）羧酸衍生物的水解

1）在一试管中加入蒸馏水 20 滴，沿管壁慢慢加 3 滴乙酰氯（乙酰氯不溶于水沉在水底），略微振荡，乙酰氯开始水解，产生氯化氢气泡并放热，溶液变为均一状态，冷却，加入 5%硝酸银溶液 1 滴，观察现象，说明原因。

2）在另一试管中加 20 滴蒸馏水和 10 滴乙酐（乙酐不溶于水，呈珠粒状沉于管底），振摇后，若无变化，把试管加热，观察溶液是否成为均匀溶液，并嗅一嗅气味。

（5）乙酰乙酸乙酯的酮型-烯醇型互变异构：取 1 支试管加入 1 mL 10%乙酰乙酸乙酯溶液以及 4～5 滴 2,4-二硝基苯肼，观察有什么现象发生。另取 1 支试管加入 1 mL 10%乙酰乙酸乙酯溶液及 1% $FeCl_3$ 溶液 1 滴，注意溶液显色（试解释为什么金色），向此溶液中加入溴水数滴，则颜色消褪（试解释为什么颜色消褪），放置片刻后，颜色又复出现（试解释为什么又出现颜色）。分析以上各种现象说明什么问题。

2. 胺的化学性质

（1）胺的碱性：分别滴加苯胺、苄胺和二乙胺各 10 滴于 3 支试管中，加水 2～3 mL，振荡，观察是否完全溶解，然后用红色石蕊试纸试验每管溶液是否呈碱性。观察哪一管溶液碱性最强，再在每个试管中滴加浓盐酸至酸性，观察结果。

（2）酰化反应：取 3 支试管分别加入苯胺、N-甲基苯胺和 N,N-二甲基苯胺各 3 滴，然后于各试管中加入 2～3 滴乙酐，振荡，观察有何现象发生。若无反应将试管加热 1 min，然后再加 20 滴蒸馏水，并加入 10%氢氧化钠溶液使其呈碱性，观察现象。

（3）苯胺的溴代反应：取一支试管，加入 10 滴蒸馏水和 1 滴苯胺，摇匀后加入饱和溴水 4～6 滴，观察有无白色沉淀生成。

（4）缩二脲反应②：取 0.2～0.3 g 尿素置于一干燥试管中，缓慢加热，首先观察到尿素熔化，随后有氨气放出，以湿润的红色石蕊试纸试验。继续加热时，试管内物质逐渐凝固，将试管冷却后，注入 1～2 mL 水，用玻璃棒搅拌，尽量使固体溶解，然后将上层部分溶液倾入另一试管中，在此试管中加入 3～4 滴 10%氢氧化钠溶液和 1～2 滴 1%硫酸铜溶液，观察有何颜色产生。

【思考题】

（1）何谓脱羧反应？

（2）羧酸的衍生物易发生哪些化学反应？

（3）何谓酰化反应？常用的酰化剂有哪些？

【附注】

①草酸常含有 2 分子结晶水，加热至 100℃时释放出结晶水；继续加热则起脱羧反应，加热到 150℃时亦开始升华，为避免升华的草酸在管口凝结而不发生分解反应，因此将试管倾斜放置。

②尿素加热至熔点（133℃）以上时，则生成缩二脲并放出氨。凡分子中含有两个或两个以上肽键的化合物，在碱性溶液中，均可与稀硫酸铜溶液生成紫红色，这种颜色反应叫缩二脲反应。

实验二十六　糖、脂类、氨基酸和蛋白质的性质

【实验目的】

（1）熟悉单糖、二糖和多糖的性质。

（2）掌握主要糖类的鉴别。

（3）掌握油脂的化学性质。

（4）掌握氨基酸和蛋白质的化学性质及其鉴别方法。

【实验原理】

单糖均有还原性质，二糖分子中有半缩醛羟基者亦有还原性，所以能还原班乃德试剂等。还原糖与盐酸苯肼生成的糖脎是结晶，难溶于水，糖脎生成的速度和结晶形状以及熔点均因糖的不同而异，因此可利用糖脎的生成鉴别各种糖。糖类在浓硫酸或浓盐酸作用下，能与酚类化合物缩合成有色物质，如与 α-萘酚作用产生紫红色，叫作莫利许试验，反应十分复杂，但可利用此法检出糖类。

果糖（酮糖）可与间苯二酚的盐酸溶液作用，溶液加热后很快变成鲜红色，称为西里瓦诺夫试验。多糖无还原性，但在酸存在下，加热水解后可产生多个分子的单糖，因而对班乃德试剂也起反应。随淀粉分子的逐步水解，溶液与碘液作用所呈颜色由蓝变紫到红。最后，溶液对碘液不再显色时为水解终点。

油脂一般不溶于水，但在胆盐的乳化作用下，油脂微粒能较为稳定地分散在水中形成乳浊液。油脂一般都是甘油与高级脂肪酸所形成的酯，油脂在碱性溶液中能水解成为甘油和高级脂肪酸的盐——肥皂，这一水解称为皂化。油脂皂化所得的甘油溶于水，而肥皂在水中则形成胶体溶液，但加入饱和食盐后，肥皂就被盐析而出，由此可以将甘油与肥皂分开。油脂的皂化液若用无机酸酸化则析出固体高级脂肪酸，若与钙、镁等金属盐类作用，则生成不溶于水的钙肥皂或镁肥皂。肥皂不适用于硬水就是这个原因。油脂的不饱和性可通过溴的四氯化碳溶液来检出，这是由于溴加成到组成油脂的不饱和脂肪酸的双键上而使其褪色。

α-氨基酸与茚三酮的水合物在水溶液中加热时，被氧化分解生成比原来 α-氨基酸少一个碳原子的醛，并放出一分子二氧化碳和一分子氨，同时茚三酮被还原成仲醇，与所生产的氨生成蓝紫色的化合物。

蛋白质是含氮的极其复杂的生物高分子。在酸、碱或酶的作用下，单纯蛋白质发生水解，其最终产物是 α-氨基酸。蛋白质中的某些氨基酸的特殊基团可以与某些化学试剂作用呈现出各种颜色反应，这种呈色反应可以作为蛋白质或氨基酸的定性和定量根据。

【仪器材料】

小试管 10 支，大试管 1 支，烧杯（150 mL）1 只，烧杯（400 mL）2 只，酒精灯 1 盏，白瓷滴板 1 块，带有长玻璃管的软木塞 1 套。

【试剂药品】

2%葡萄糖溶液，2%果糖溶液，2%麦芽糖溶液，2%蔗糖溶液，2%淀粉溶液，3 mol·L^{-1} 硫酸溶液，盐酸苯肼-乙酸钠溶液，10%碳酸钠溶液，碘液，浓硫酸，班乃德试剂，红色石蕊试纸，西里瓦诺夫试剂，棉籽油，40%氢氧化钠溶液，乙醇，饱和食盐水，0.1%苯酚溶液，蛋白质溶液，米伦试剂，10%盐酸溶液，10%三氯乙酸溶液，1%甘氨酸溶液，0.2%茚三酮溶液。

【实验步骤】

1. 糖的化学性质

（1）糖的还原性：取试管 4 支，各加入班乃德试剂[①] 1 mL，再分别加入 2%葡萄糖溶液、2%果糖溶液、2%麦芽糖溶液和 2%蔗糖[②]的溶液各 2 滴，在沸水浴中加热 2～3 min，待溶液自行冷却后观察结果。

（2）糖脎的生成：试管 2 支，分别加入 2%葡萄糖溶液和 2%果糖溶液各 1 mL，再加入新配制的盐酸苯肼-乙酸钠[③]溶液 1 mL，将 2 支试管摇匀后，置于沸水浴中加热 30 min，取出所有的试管，让它们自行冷却（试分析为什么冷却），此时就有黄色结晶生成[④]。取少量结晶在显微镜下观察糖脎结晶的形状。

（3）颜色反应

1）莫利许试验：取试管 4 支，分别加入 2%葡萄糖溶液、2%果糖溶液、2%蔗糖溶液、2%淀粉溶液各 1 mL，然后加入新配制的莫利许试剂（α-萘酚的乙醇溶液）2 滴，混匀后，将每支试管倾斜，沿管壁徐徐加入浓硫酸 0.5～1 mL。将试管静置，观察在两液界面间出现紫红色环。数分钟后，若无紫色生成，可在水浴中温热后再进行观察。

2）西里瓦诺夫试验：取试管 4 支，各加入西里瓦诺夫试剂（间苯二酚的盐酸溶液）1 mL，然后在 3 支试管中分别加入 2%葡萄糖溶液、2%果糖溶液和 2%蔗糖溶液各 5 滴，第 4 支试管留作对照，将 4 支试管摇匀后，同时放在水浴中加热 2 min，比较各管出现颜色的顺序。

（4）蔗糖的水解：取试管 2 支，各加入 2%蔗糖溶液 1 mL，然后于 1 支试管中加入 3 mol·L^{-1}硫酸溶液 2 滴，将此试管放在沸水浴中加热 5～10 min，冷却后，加入 10%的 Na$_2$CO$_3$ 溶液至液体呈碱性（红色石蕊试纸变蓝）。将两支试管各加班乃德试剂 10 滴，并放在沸水浴中加热 3～4 min，观察两支试管的实验结果。

（5）淀粉的性质

1）与碘液作用：取 1 支试管加 2%淀粉溶液 10 滴，加碘液 1 滴，观察显何色。将溶液直接在酒精灯上加热，观察有何现象。再放冷，观察又有什么变化。

2）水解反应：取试管 1 支，加 2%淀粉溶液 2 mL，再加入浓硫酸 3 滴，在水浴中加热煮沸 10～15 min，加热时，每隔 1～2 min，用吸管吸出 1 滴反应液滴在白瓷滴板上，加碘液 1 滴，观察结果。待反应液与碘液不再显色时，再加热煮沸 2～3 min，放冷，反应液用 10% Na_2CO_3 溶液中和至弱碱性（用石蕊试纸检验），再加入班乃德试剂 5～10 滴，将试管放在水浴中煮沸 2～3 min，观察结果。

2. 油脂的皂化　取棉籽油5滴，置于大试管中，加入乙醇和40%氢氧化钠溶液各3 mL，然后在试管口塞上一个带有长玻璃管的软木塞，并将试管放入水浴中加热回流 45 min。待试管稍冷后将已皂化完全⑤的溶液倒入盛有 4 mL 饱和食盐水的小烧杯中，边倒边搅拌，此时有肥皂析出。如肥皂尚未析出，可将溶液冷却即凝结成肥皂。

3. 氨基酸的化学性质　在一试管中，加入 1%甘氨酸溶液 20 滴，再加入 0.2%茚三酮溶液 5 滴，摇匀，在沸水中加热 3～5 min，观察溶液颜色有何变化。

4. 蛋白质的化学性质

（1）茚三酮反应⑥：在 1 支试管中加入蛋白质溶液 10 滴，然后加 0.2%茚三酮溶液 3 滴，在沸水浴中加热 5～10 min，观察溶液颜色变化。

（2）米伦反应⑦：取 2 支试管，在 1 支试管中加入 0.1%苯酚溶液 3 滴，在另一支试管中加入蛋白质溶液 3 滴，然后在两管中加入米伦试剂（汞或亚汞的硝酸盐和亚硝酸盐）3 滴，此时在蛋白质溶液试管中有白色沉淀生成。将两支试管放在沸水中加热，注意两管中的颜色有何变化。

【思考题】

（1）何谓还原糖和非还原糖？

（2）区别下列化合物：果糖、葡萄糖、蔗糖、麦芽糖、淀粉。

（3）什么是油脂？自然界中的油脂主要含有什么成分？

（4）写出三种含硫的 α-氨基酸的结构式及其名称。

【附注】

①班乃德（Benedict）试剂，简称班氏试剂，是经过改良的斐林试剂。它的主要成分为硫酸铜、柠檬酸钠和碳酸钠。班氏试剂较斐林试剂稳定，与还原糖的作用极为灵敏。

②所用蔗糖必须非常纯净，否则如含有还原糖仍可与班乃德试剂反应。

③苯肼难溶于水，而盐酸苯肼-乙酸钠的混合液可起复分解反应生成苯肼乙酸盐，结果溶解度增大，有利于苯肼与糖生成糖脎的反应。再者，乙酸钠在此尚可起到缓冲的作用，调节 pH＝4～6，有利于糖脎的生成，因苯肼可溶于强酸。

④如果在煮沸过程中溶液浓缩，则溶液将呈现淡红色而无结晶生成，须用水稀释后才生成结晶。

⑤试验皂化是否完全，可取 1 滴反应液置于一小试管中，加 4 mL 热蒸馏水，如无油滴析出，则便是皂化已完全，可停止回流。反之，则需要继续回流，直至棉籽油完全皂化为止。

⑥蛋白质中 α-氨基酸能够与茚三酮的水合物在水溶液中加热时即产生蓝色的化合物。此反应是所有 α-氨基酸共有的反应，非常灵敏，即使 α-氨基酸的水溶液稀释至 1：1 500 000 亦能呈现颜色。

⑦米伦试剂是汞或亚汞的硝酸盐和亚硝酸盐，此外还含有过量的硝酸和少量的亚硝酸。它能与酚类化合物产生颜色反应。因为大多数蛋白质分子中均含有酪氨酸残基，而酪氨酸有酚的结构，因此也能与米伦试剂作用，先生成白色沉淀，加热时变红。

第六章　有机化合物的制备与提取

通过有机化合物的制备与提取实验，学会一些重要有机物的制备、分离和提纯方法，加深对典型有机反应的理解，学会正确观察实验现象，合理处理数据，准确描绘仪器装置简图，查阅化学手册和通过因特网搜索本学科的网络教育资源，撰写实验报告，培养严谨的科学态度、规范化的操作技能，良好的实验习惯，并在分析问题和解决问题、实验技能等方面有较大的提高。

实验二十七　环己烯的制备

【实验目的】

（1）学习在酸的催化下利用醇脱水制备烯烃的原理和操作方法。

（2）了解蒸馏、分馏原理及操作方法，学会蒸馏、分馏装置的组装及拆卸。

（3）掌握分液漏斗的使用方法以及用干燥剂干燥液体的方法。

【实验原理】

烯烃是重要的有机化工原料。工业上主要通过石油裂解的方法制备烯烃，有时也利用醇在氧化铝等催化剂存在下，进行高温催化脱水来制取。实验室里则主要用浓硫酸、浓磷酸作催化剂使醇脱水或卤代烃在醇钠作用下脱卤化氢来制备烯烃。

本实验采用浓磷酸做催化剂使环己醇脱水制备环己烯。反应生成的环己烯和水形成的二元共沸物（具有固定的沸点，为70.8℃，含水10%），但原料环己醇和水也能形成二元共沸物（沸点97.8℃，含水80%）。为了使产物以共沸物的形式蒸出反应体系，而又不夹带原料环己醇，以提高反应产率，本实验采用分馏装置，并控制柱顶温度不超过90℃。

主反应式：

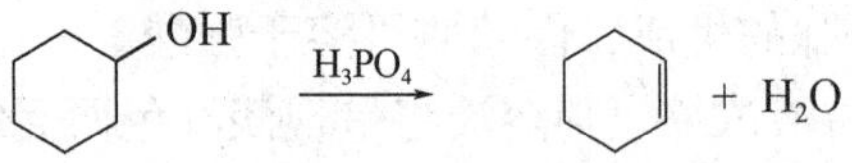

一般认为，该反应历程为 E_1 历程，整个反应是可逆的：酸使醇羟基质子化，使其易于离去而生成正碳离子，后者失去一个质子，就生成烯烃。

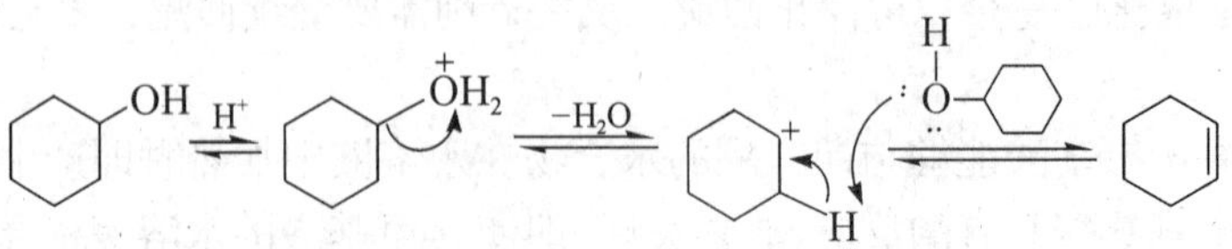

可能的副反应：

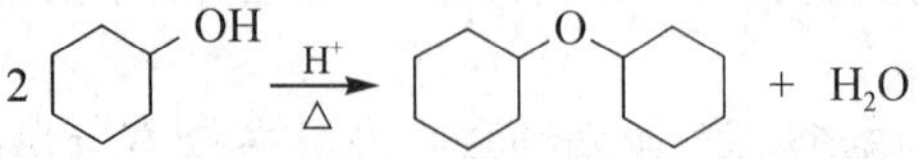

【仪器材料】

圆底烧瓶（50 mL），分馏柱，直型冷凝管，分液漏斗（100 mL），锥形瓶（100 mL），蒸馏头，接液管。

【试剂药品】

环己醇，浓磷酸，氯化钠，无水氯化钙，5%碳酸钠溶液。

【实验步骤】

1. 投料及安装反应装置 在 50 mL 干燥的圆底烧瓶中加入 10.0 g（10.4 mL，0.1 mol）环己醇、4 mL 浓磷酸和几粒沸石，充分摇振使之混合均匀[①]，安装反应装置（分馏装置，参见"实验四 分馏与从甲醇水溶液中分离甲醇"）。

2. 反应及分馏粗产物 将烧瓶在石棉网上小火缓缓加热至沸，缓慢分馏出反应生成的粗产物，控制分馏柱顶部的馏出温度，开始及中间阶段不超过 73℃，结尾不超过 90℃，馏出液为带水的混浊液。至无液体蒸出时，可升高加热温度，当烧瓶中只剩下很少残液并出现阵阵白雾时，即可停止分馏。全部分馏时间需 40～60 min。

3. 分离并干燥粗产物 将馏出液用饱和氯化钠洗涤，加入 3～4 mL 5%的碳酸钠溶液中和微量的酸。将混合液转入分液漏斗中，充分振摇（注意放气）后静置分层（参见"实验七 液-液萃取法从水中抽提苯甲醇"），打开上口玻璃塞，再将活塞缓缓旋开，将下层水溶液自漏斗下端活塞放出、上层的粗产物自漏斗的上口倒入干燥的小锥形瓶中，上层粗产物用 1～2 g 无水氯化钙干燥[②]。

4. 蒸馏提纯 待溶液澄清后，过滤，将滤液转入干燥小烧瓶中，投入几粒沸石后水浴蒸馏（参见"实验一 常压蒸馏与工业二氯甲烷的提纯"），收集 80～85℃的馏分于一已称重的小锥形瓶中。称量，计算收率。

【思考题】

（1）粗产品中主要杂质是什么？是如何除去的？

（2）在纯化环己烯时，为什么用饱和食盐水洗涤，而不用水洗涤？

（3）影响本实验产率的因素有哪些？

（4）本实验用浓磷酸作催化剂比用浓硫酸作催化剂有什么优势？

【附注】

①浓磷酸和环己醇混合均匀后再缓慢加热，若混合不均匀，加热时易发生碳化现象。

②用无水氯化钙（粒状）干燥时氯化钙用量不能太多。粗产物干燥好后再蒸馏，蒸馏装置要预先干燥，否则前馏分多，降低产率。

实验二十八 冰片的制备

【实验目的】

（1）了解固体酸催化反应条件。

（2）掌握碱性条件皂化反应及水蒸气蒸馏操作。

【实验原理】

冰片，亦名龙脑，广泛应用于医药及香料工业。它存在着正龙脑和异龙脑两个差向异构体，其中正龙脑的药用及经济价值远高于异龙脑。目前工业上普遍采用的以硼酸酐为催化剂的-蒎烯的酯化-皂化法，明显存在许多缺点，例如反应剧烈放热，难以控制，生产过程有爆炸危险且污染严重，产率低，产品质量差，合成的龙脑产品中异龙脑的含量高。而新型的固体强酸催化剂可以很好解决这一问题。例如以稀土复合固体超强酸 SO_4^{2-} / ZrO_2-La_2O_3 为催化剂，以 α-蒎烯为原料，草酸为加成试剂，通过酯化-皂化法合成龙脑，反应平稳，操作安全，实现了正龙脑的选择性合成。反应式如下：

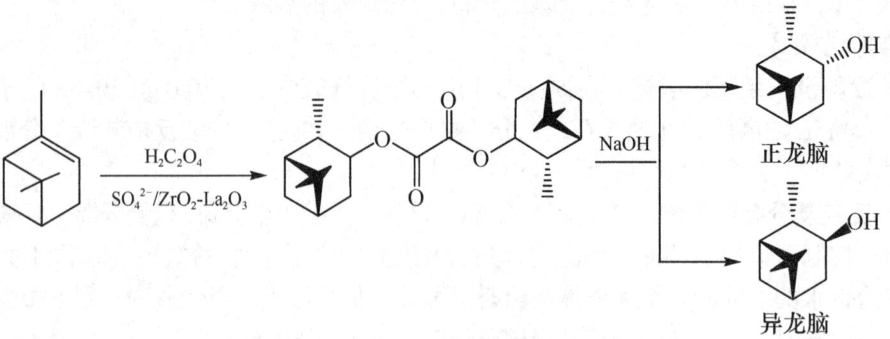

【仪器材料】

圆底烧瓶，直形冷凝管，尾接管，温度计，气相色谱仪。

【试剂药品】

α-蒎烯，SO_4^{2-} / ZrO_2-La_2O_3，NaOH，无水草酸。

【实验步骤】

1. 草酸龙脑酯的制备　将 0.4 g 催化剂 SO_4^{2-}/ZrO_2-La_2O_3[①]，5 g 无水草酸及 20 g α-蒎烯依次加入反应瓶中，程序升温（65℃/1 h，75℃/4 h，90℃/1 h）6 h，过滤除去催化剂，水蒸气蒸馏除去 α-蒎烯得草酸龙脑酯（参见"实验三　水蒸气蒸馏与橙皮精油的提取"）。

2. 草酸龙脑酯的水解　按酯与碱的摩尔比 1∶5 的量往酯中加入 20% NaOH 溶液，反应 2 h 后，水蒸气蒸馏蒸出龙脑，用气相色谱仪分析正、异龙脑的含量。

【思考题】

（1）水蒸气蒸馏的原理是什么？通过该方法提纯的物质需要满足哪些条件？

（2）如何进一步提纯分离正、异龙脑？

【附注】

①SO_4^{2-} / ZrO_2-La_2O_3 的制备方法：在一定量的 $La_2(CO_3)_3$ 中加入稀 H_2SO_4 溶液（2 mol·L^{-1}）使其刚好溶解，再按配比加入氧氯化锆，并加水溶解，搅拌下慢慢滴入浓氨水直至溶液 pH = 10 左右。静置陈化 12 h，过滤，蒸馏水洗涤，直至洗涤液中无 Cl^-（用 0.1 mol·L^{-1} $AgNO_3$ 溶液检验）。将沉淀于 120℃烘 10 h，研细，用 1 mol·L^{-1} $(NH_4)_2SO_4$ 溶液浸渍（15 mL·g^{-1}）12 h，过滤，红外灯干燥，研细，于马弗炉中在 600℃下焙烧 3 h 即可。

实验二十九　乳酸正丁酯的制备

【实验目的】

（1）了解酯化反应的多种催化反应条件。

（2）掌握共沸脱水的原理及实验操作。

【实验原理】

乳酸正丁酯是一种优良的溶剂和重要的食用香料。对这类羧酸酯的合成一般沿用浓硫酸催化的直接酯化法。但乳酸正丁酯在硫酸作用下易发生副反应，导致产品色泽加深，收率降低，并对设备的腐蚀性强，且有废水排放。

目前,酯化反应的催化剂亦不限于强酸,$NaHSO_4$、$KHSO_4$ 和$[Fe(NH_4)](SO_4)_2 \cdot 12H_2O$(铁铵矾)以及其他的固体酸,如三氯化铁、超强酸树脂等均具有良好的催化活性。

本实验利用乳酸与正丁醇在 $NaHSO_4$ 的催化下酯化,反应所产生的水直接由过量的正丁醇共沸蒸馏带走,从而使酯化反应进行彻底,产率提高。

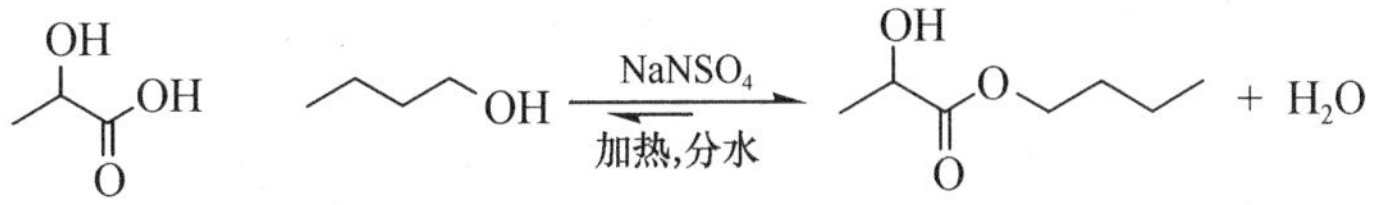

【仪器材料】

阿贝折光仪,三颈烧瓶(250 mL),圆底烧瓶(100 mL),球形冷凝管,分水器,蒸馏头,套管温度计,直形冷凝管,空气冷凝管,尾接管。

【试剂药品】

乳酸,正丁醇,硫酸氢钠。

【实验步骤】

1. 反应回流　按乳酸:正丁醇:催化剂=1:3:0.03(摩尔比)分别量取 10 mL 乳酸、27 mL 正丁醇和 0.5 g 硫酸氢钠,加入到 250 mL 三颈烧瓶中,装好分水器、温度计、回流冷凝管(参见"实验一　常压蒸馏与工业二氯甲烷的提纯　链接")。缓慢加热升温,保持体系回流[①],控制反应体系温度为 120℃,并及时分水。待无新的水珠生成,继续回流 10～20 min。停止加热,冷却至室温,倾倒分离出催化剂[②]。

2. 蒸馏提纯　将反应液转入 100 mL 圆底烧瓶中进行蒸馏(参见"实验一　常压蒸馏与工业二氯甲烷的提纯")。先蒸馏出过量的正丁醇(沸点 117.25℃),然后换空气冷凝管蒸馏收集 170～190℃的馏分。测其折射率[③]。

【思考题】

(1)正丁醇在本实验中为什么要过量?除了作为反应物,还有什么作用?

(2)本实验中使用催化剂相比于浓酸的优势在什么地方?

(3)影响本实验产率的因素有哪些?

【附注】

①回流、蒸馏注意缓慢加热升温,并加入沸石。

②由于硫酸氢钠不溶解于反应体系,所以可以直接通过倾析或者过滤分离催化剂。

③乳酸正丁酯的折射率文献值 $n_D^{20} = 1.4210$。

实验三十　阿司匹林的制备

【实验目的】

(1)掌握阿司匹林的制备原理和实验操作。

(2)熟悉用重结晶法精制固体化合物的方法。

【实验原理】

阿司匹林又称乙酰水杨酸,为常用的解热镇痛药,也可用来防治血栓栓塞性疾病,还可用来治疗风湿病和关节炎。

制备阿司匹林常用的方法是将水杨酸和乙酸酐进行酰化反应,以乙酰基取代水杨酸分子中酚羟基上的氢原子,即形成乙酰水杨酸,反应通常在浓酸(浓硫酸、浓磷酸)催化作用下进行。注意控制反应温度，以防生成较多副产物（如温度过高，可能会产生高聚物、水杨酸水杨酯、乙酰水杨酸水杨酯等）。

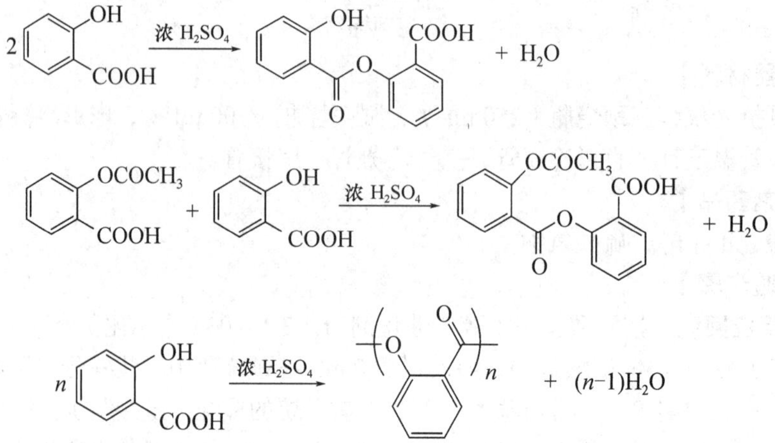

反应中同时生成高聚物等 Na_2CO_3 溶液不溶物，可通过乙酰水杨酸与 Na_2CO_3 作用生成水溶性的钠盐，从而与不溶物分离，再用酸中和钠盐即可得到乙酰水杨酸。粗制的乙酰水杨酸采用乙醇-水混合溶剂进行重结晶。

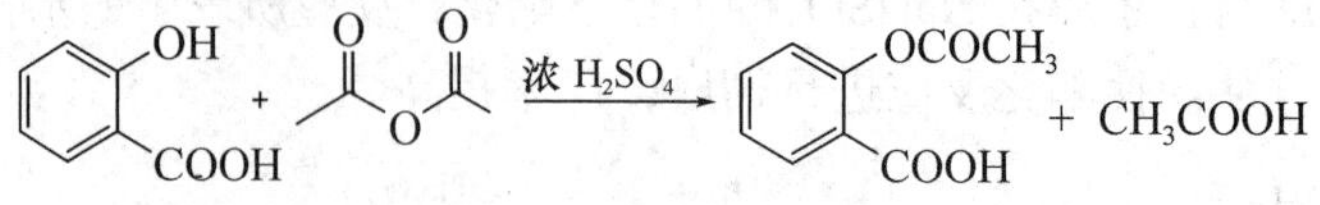

与大多数酚类一样，水杨酸可与 $FeCl_3$ 形成紫色络合物，而乙酰水杨酸因酚羟基已被酰化，不能与 $FeCl_3$ 发生颜色反应，故用 $FeCl_3$ 检验未反应的水杨酸等杂质。

【仪器材料】

锥形瓶（30 mL），抽滤装置，烧杯（250 mL），点滴板。

【试剂药品】

水杨酸，乙酸酐，浓硫酸，饱和 Na_2CO_3 溶液，0.1% $FeCl_3$ 溶液，95%乙醇溶液。

【实验步骤】

1. 粗制　称取 3.0 g 水杨酸置于干燥锥形瓶中，加入 5 mL 乙酸酐，逐滴加入 5 滴浓硫酸，充分摇匀，水浴加热，待水杨酸溶解后，于 70～80℃水浴保温，维持 20 min 并不断振摇，稍冷后加蒸馏水 30 mL，置于冰水中冷却 15 min，直至白色结晶完全析出[①]，减压抽滤（参见"第二章　化学物质的分离与纯化　一、固液混合物的分离方法　（二）过滤法　2.减压过滤"），并用少量蒸馏水洗涤，抽干即得乙酰水杨酸粗制品。

2. 除杂检验　将粗品放入 250 mL 烧杯中，边搅拌边加入 30 mL 饱和 Na_2CO_3 溶液至无 CO_2 放出为止，抽滤除去不溶物并用 5 mL 水洗涤。将滤液倾入 5 mL 浓 HCl 和 10 mL 水的烧杯中，搅拌即有乙酰水杨酸析出，冷却抽滤自然干燥。取少量晶体于点滴板中，加入 10 滴乙醇，2 滴 0.1% $FeCl_3$ 溶液，观察现象[②]。

3. 精制　将上述晶体置于 50 mL 小烧杯中，加入 95%乙醇溶液 10 mL，水浴加热至全溶，溶液放置冷却，加蒸馏水至 40 mL，搅拌后放入水中冷却 15 min，待结晶完全析出后减压抽滤并用少量蒸馏水洗涤，抽干，即得乙酰水杨酸精制品，干燥，称重算收率，再用 0.1% $FeCl_3$ 溶液验纯。

【思考题】

（1）实验中影响收率和纯度的因素有哪些？

（2）为什么要自然干燥乙酰水杨酸粗产品，如果加热会有什么影响？

【附注】

1. 冷却结晶过程应尽量延长结晶时间降低结晶温度，保证最大限度析出晶体，提高产率。

2. 水杨酸与 $FeCl_3$ 溶液能生成紫色络合物，据此现象可以判断是否除尽苯酚。

实验三十一 甲基橙的制备

【实验目的】

（1）通过甲基橙的制备学习重氮化反应和偶联反应的实验操作。

（2）巩固盐析和重结晶的原理和操作。

（3）进一步熟练过滤，洗涤，重结晶等基本操作。

【实验原理】

甲基橙，亦称"金莲-D"，是一种指示剂，它是由对氨基苯磺酸重氮盐与 N,N-二甲基苯胺的乙酸盐（对二甲氨基偶氮苯磺酸钠），在弱酸性介质中偶合得到的。偶合首先得到的是嫩红色的酸式甲基橙，称为酸性黄，在碱中酸性黄转变为橙色的钠盐，即甲基橙。

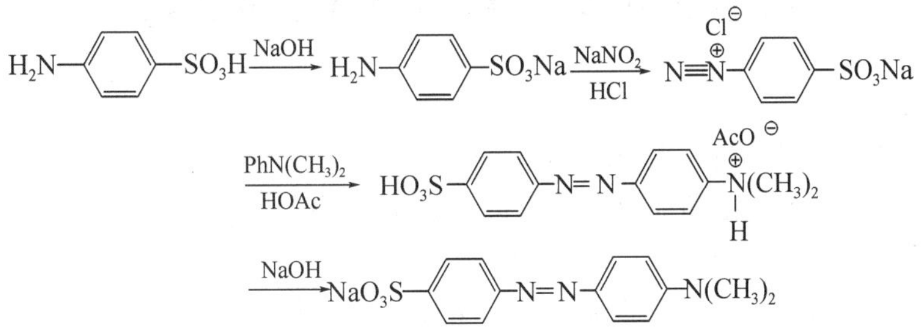

【仪器材料】

烧杯，布氏漏斗，吸滤瓶，干燥表面皿，滤纸，KI-淀粉试纸。

【试剂药品】

对氨基苯磺酸，亚硝酸钠，5%氢氧化钠溶液，N,N-二甲基苯胺，氯化钠溶液，浓盐酸，冰乙酸，10%氢氧化钠溶液，乙醇。

【实验步骤】

1. 重氮盐的制备 称取 2.00 g 对氨基苯磺酸于 100 mL 烧杯中，再加入 10 mL 5% NaOH 溶液，水浴加热至溶解。溶液冷却至室温后，加入 0.8 g $NaNO_2$ 和 6 mL 水，混合均匀后，冰水浴冷却。将 2.5 mL 浓 HCl 慢慢加入到 13 mL 的水中（温度不超过5℃）[①]。混合均匀后，边搅拌边逐滴加入到溶液中。然后用 KI-淀粉试纸检验（直至试纸变蓝）[②]。冰水浴 15 min 制得重氮盐。

2. 偶联反应 将 1.3 mL N,N-二甲基苯胺和 1 mL 冰乙酸加到试管中，震荡混合后，边搅拌边加到重氮盐中，反应 10 min。往溶液中缓慢加入 15 mL 10% NaOH 溶液至橙色。加热溶液至沸腾。待溶液稍冷却后，冰水浴，冷却结晶，然后减压过滤（参见"第二章 化学物质的分离与纯化 一、固液混合物的分离方法 （二）过滤法 2.减压过滤"），用饱和 NaCl 溶液冲洗滤饼两次。将滤饼连同滤纸一起移到装有 75 mL 热水的烧杯中，全溶后冷却至室温③。然后冰水浴, 冷却结晶。减压过滤, 乙醇洗涤滤饼④。将得到的滤饼转移到表面皿, 干燥产品, 称重。溶解少许产品, 加几滴稀 HCl 溶液, 再加入几滴稀 NaOH 溶液, 观察颜色变化。

【思考题】

(1) 什么是重氮化反应? 为什么该需要在低温、强酸性条件下进行?

(2) 本实验中, 制备重氮盐时, 为什么要把对氨基苯磺酸变成钠盐? 本实验若改成下列操作步骤, 先将对氨基苯磺酸与盐酸混合, 再加亚硝酸钠溶液进行重氮化反应, 是否可行? 为什么?

(3) 试解释甲基橙在酸碱溶液中变色的原因, 并用反应式表示。

(4) 重氮盐制备过程中用 KI-淀粉试纸检测的原理是什么?

【附注】

①重氮化过程中, 应严格控制温度, 反应温度若高于 5℃, 生成的重氮盐容易水解为酚, 降低产率。

②若试纸不显色, 需补充亚硝酸钠溶液。

③重结晶操作要迅速, 否则由于产物呈碱性, 在高温下易被氧化变质, 颜色变深。

④用乙醇洗涤可以让产品迅速干燥。

实验三十二 维生素 K_3 的制备

【实验目的】

(1) 熟悉氧化反应、加成反应的原理。

(2) 掌握本实验中氧化和加成反应的特点并熟悉其操作方法。

【实验原理】

维生素 K_3 (vitamin K_3, β-甲萘醌亚硫酸氢钠) 是具有抗出血作用的药物维生素, 可用于治疗低凝血酶原血症、双香豆素和水杨酸钠药物过量所引起的出血以及维生素 K_3 缺乏所引起的出血性疾病。近年来发现其还有解热镇痛作用。

维生素 K_3 的不同合成路线主要体现在 β-萘醌 (2-甲基-1,4-萘醌) 的合成中所使用的氧化剂不同, 本实验采用较经典的铬酸作为氧化剂来制备维生素 K_3, 即以 β-甲基萘为原料经铬酸氧化制得 β-甲基萘醌, 后者再与 $NaHSO_3$ 发生加成反应得到维生素 K_3。

其反应式如下:

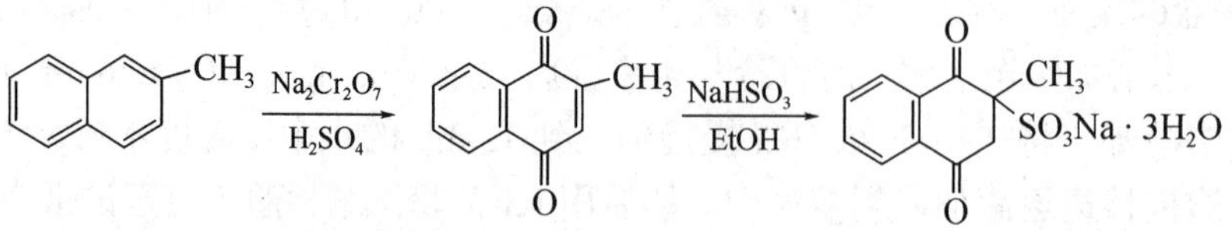

维生素 K_3 多为白色或类白色结晶粉末。易溶于水和热乙醇, 难溶于冰乙醇, 不溶于苯和乙醚, 水溶液 pH 为 4.7~7.0, 常温下稳定, 遇光易分解。高温分解为甲萘醌后对皮肤有强刺激, 对酸性物质敏感, 易吸湿。

【仪器材料】

三颈瓶 (100 mL、250 mL) 2 只, 圆底烧瓶 (100 mL) 1 只, 回流冷凝管 1 支, 温度计 1 支, 恒压滴液漏斗 1 只, 量筒 (50 mL、10 mL) 2 只, 搅拌子 1 个, 磁力搅拌器 1 台,水浴锅 1 只，烧杯（500 mL）1 只，玻璃棒 1 支，抽滤装置 1 套。

【试剂药品】

β-甲基萘，丙酮，浓硫酸，重铬酸钠，蒸馏水，亚硫酸氢钠，95%乙醇溶液，活性炭。

【实验步骤】

1. β-甲基萘醌的制备　将 14 g β-甲基萘和 36 mL 丙酮加入装有回流冷凝管、温度计和恒压滴液漏斗的 250 mL 三颈瓶中，室温搅拌至固体完全溶解。将 46 mL 浓硫酸与含 70 g 重铬酸钠和 105 mL 水的重铬酸钠溶液混合[①]，混匀后在搅拌条件下，于 35～40℃慢慢滴加到反应瓶中，加完后，于水浴 40℃搅拌反应 30 min，水浴升温至 60℃继续反应 1 h。趁热将反应物倒入约 4 倍体积的冰水中，搅拌、静置、过滤，滤饼用少量水洗三次，在 50 ～ 60℃下干燥，得 β-甲基萘醌[②]。

2. 维生素 K_3 的制备　将第一步所制得的 5.2 g β-甲基萘醌以及由 8.7 g 亚硫酸氢钠和 14 mL 水所配成的亚硫酸氢钠溶液[③]投入装有回流冷凝管和温度计的 100 mL 三颈瓶中，于 38～40℃搅拌均匀，再加入 95%乙醇溶液 22 mL[④]，继续搅拌 30 min，冷却至 10℃以下静置析晶、过滤，用少量冷乙醇洗涤晶体，抽干，得维生素 K_3 粗品。

3. 维生素 K_3 的精制　向装有粗品的圆底烧瓶中加入 4 倍量 95%乙醇溶液和 0.4 g 亚硫酸氢钠，于 70℃搅拌溶解，加入粗品量 1.5% 的活性炭，于 65～70℃ 保温脱色 15 min，趁热过滤（参见"第二章　化学物质的分离与纯化　一、固液混合物的分离方法 （二）过滤法　3.热过滤"），滤液冷却至 10℃以下，静置析晶、抽滤（参见"第二章　化学物质的分离与纯化　一、固液混合物的分离方法 （二）过滤法　2.减压过滤"），晶体用少量冷乙醇洗涤，抽干，于 70℃下烘干即得维生素 K_3[⑤]纯品。

【思考题】

（1）本实验有哪些副反应，生成哪些副产物？

（2）本试验中用到的硫酸与重铬酸钠属于哪种类型的氧化剂？有机化学反应中常用的氧化剂有哪些？

（3）氧化反应中应注意的安全问题有哪些？

【附注】

①将浓硫酸慢慢加入重铬酸钠水溶液中，接触铬酸和铬酸盐时注意个人防护。

②β-甲基萘醌：嫩黄色结晶，有极微辛辣的气味。在空气中稳定，遇光易分解。溶于乙醇、苯、植物油、氯仿和四氯化碳，不溶于水。有毒，有刺激性。熔点为 102～104℃。

③加大水用量有利于反应的进行，但水用量过大会使收率降低。

④加入乙醇的目的是增加甲基萘醌的溶解度，有利于反应的进行。

⑤维生素 K_3：白色结晶性粉末，有刺激性气味。在空气中稳定，遇光易分解。易溶于水，溶于乙醇、苯、植物油、氯仿和四氯化碳。熔点为 105～107℃。

实验三十三　葡萄糖酸钙的制备

【实验目的】

（1）掌握合成葡萄糖酸钙的原理和方法。

（2）学习氧化反应在合成中的应用。

【实验原理】

葡萄糖（glucuse）是自然界中分布最广的一种单糖，它是一种多羟基醛，分子中的醛基具有还原性，能与弱氧化剂（如银氨溶液等）反应生成葡萄糖酸。葡萄糖酸的制备方法一般有发酵法、电解法、金属催化法和化学试剂氧化法等。工业上生产葡萄糖酸的方法主要是发酵法和金属催化法。本实验采用适合实验室操作的溴水氧化法制备葡萄糖酸，即用溴水做氧化剂，在无任何催化剂的作用下，把葡萄糖氧化成葡萄糖酸，然后再用碳酸钙中和生成的葡萄糖酸，结晶后就可得到葡萄糖酸钙。反应的过程如下：

$$C_6H_{12}O_6 \xrightarrow{\text{溴水}} C_6H_{12}O_7 \xrightarrow{\text{CaCO}_3} (C_6H_{11}O_7)_2Ca \cdot H_2O$$

药用葡萄糖酸钙（Calcium gluconate）是葡萄糖酸钙一水合物，为补钙药，可促进骨骼及牙齿钙化，维持神经和肌肉正常兴奋，降低毛细血管渗透性的营养品。临床用于血钙降低引起的手足抽搐症，也用于荨麻疹、湿疹、皮炎等止痒。

【仪器材料】

圆底烧瓶（100 mL）1只，滴管1支，量筒（10 mL）1只，磁力搅拌器1台，漏斗1只，滤纸，减压蒸馏装置1套，烧杯（20 mL）1只，表面皿1只，载玻片2片，显微熔点仪1台。

【试剂药品】

葡萄糖，蒸馏水，1%溴水，碳酸钙，无水乙醇。

【实验步骤】

1. 葡萄糖酸溶液的制备　称取3.6 g葡萄糖[①]，置于100 mL烧瓶中，加入10 mL蒸馏水使其溶解，50～60℃水浴加热，边搅拌边用滴管滴入1%溴水[②]，每滴一滴待溶液黄色退去后再滴入下一滴，直至溶液变为微黄色，70℃水浴保温10 min。

2. 葡萄糖酸钙的制备　水浴加热条件下，将1.85 g碳酸钙粉末缓慢加入到上述溶液中，慢慢搅拌，至无气泡冒出为止，若溶液中有固体不溶物可趁热过滤除去（参见"第二章　化学物质的分离与纯化　一、固液混合物的分离方法　（二）过滤法　3.热过滤"），得澄清透明葡萄糖酸钙溶液。将溶液冷却，加入等体积的乙醇，摇匀，减压蒸馏后将残留物过滤（参见"实验二　减压蒸馏与粗品乙二醇的提纯"），滤饼用40%乙醇溶液洗至滤液检测不到Br^-，然后用8.5 mL 40%乙醇溶液将滤饼制成悬浮液，常压过滤，滤饼用滤纸压干后放在表面皿上置于50℃烘箱中烘干得葡萄糖酸钙[③]，称重，计算收率。

3. 葡萄糖酸钙的纯度检验　用显微熔点仪测定所得产品的熔点。

【思考题】

（1）溴水在本实验中有何作用？可用哪些试剂代替溴水？

（2）反应结束后向反应液中加入乙醇的作用是什么？

【附注】

①葡萄糖：分子量为180，无色或白色晶体，易溶于水，稍溶于乙醇，不溶于乙醚。m. p. 146℃。在水溶液中结晶时，带有一分子结晶水，m. p. 83℃。

②溴水具有较强的腐蚀性，操作时避免碰触，避免吸入溴蒸气，最好在通风橱中操作。

③葡萄糖酸钙：分子量为430，白色颗粒状粉末，在空气中稳定，易溶于沸水，溶于

冷水，不溶于乙醇、乙醚等有机溶剂，m. p. 201℃。

实验三十四　从茶叶中提取咖啡因

【实验目的】

（1）熟悉从茶叶中提取咖啡因的基本原理和方法。

（2）掌握用升华法提纯有机物的操作技能。

（3）了解咖啡因的性质和鉴定方法。

【实验原理】

咖啡因是一种中枢神经兴奋剂，具有刺激心脏，兴奋大脑神经和利尿等作用。主要用作中枢神经兴奋药。它也是复方阿司匹林（A. P. C）和复方金刚烷胺等药物的组分之一。现代制药工业多用合成方法来制备咖啡因。

茶叶中含有多种生物碱，如咖啡因（又称咖啡碱，caffeine）、可可碱、茶叶碱等，其中咖啡因含量约为 1%～5%。另外茶叶中单宁酸（也称鞣酸）约占 11%～12%，色素、纤维素、蛋白质等约占 0.6%。咖啡因是弱碱性化合物，易溶于氯仿、水、乙醇及热苯等。

咖啡因为嘌呤的衍生物，其化学名称为 1,3,7-三甲基-2,6-二氧嘌呤，其结构式如下：

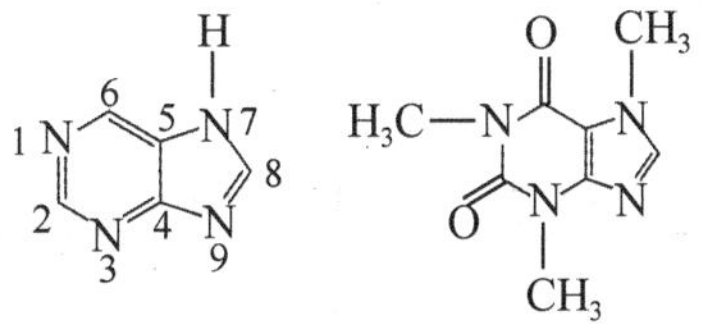

7H-嘌呤　　　咖啡因

含结晶水的咖啡因为白色针状结晶粉末，味苦。能溶于水、乙醇、丙酮、氯仿等。微溶于石油醚，在 100℃时失去结晶水，开始升华，120℃时显著升华，178℃以上迅速升华。无水咖啡因的熔点为 238℃。

从茶叶中提取咖啡因，是用适当的溶剂（水氯仿、乙醇等）采用回流提取或索氏提取器连续提取，然后浓缩得粗咖啡因。粗咖啡因中含有一些杂质，可利用升华进一步提纯。咖啡因是弱碱性化合物，能与酸成盐。其水杨酸盐衍生物的熔点为 138℃，可借此进一步验证其结构。

【仪器材料】

烧杯（100 mL）1 只，玻璃棒 1 支，纱布袋 1 个，蒸发皿 1 只，滤纸，玻璃漏斗 1 只，酒精灯 1 盏，石棉网 1 个，刮刀 1 把，滴管 1 支，小瓷盘 1 只。

【试剂药品】

茶叶，生石灰粉，浓盐酸，$KClO_3$，浓氨水。

【实验步骤】

1. 咖啡因的提取　称取 10 g 茶叶粉末，用纱布袋中包好，置于烧杯中，加水加热煮沸半小时（水量以没过茶叶为宜），倾出溶液，茶叶包用少量水洗涤后，合并洗液。

2. 咖啡因的纯化　将茶液于蒸发皿中浓缩至约 10 mL，加入 4 g 生石灰粉[①]，搅拌均匀，用酒精灯小火加热，除去水分，使其呈粉末状（期间不断搅拌，压碎块状物），小心焙炒片刻，除尽水分。冷却后擦去沾在蒸发皿边沿的粉末，以免升华时污染产品。

在蒸发皿上盖一张刺有许多孔的滤纸（孔刺向上），再在滤纸上罩一个大小合适的漏斗，漏斗颈部塞一小团疏松的棉花，用酒精灯隔着石棉网小心加热升华（参见"实验六　升华与樟脑的提纯"），适当控制温度，尽可能使升华速度放慢[2]，当漏斗内出现有棕色雾时，停止加热。冷却后，取下漏斗。轻轻揭开滤纸，观察咖啡因晶体的颜色和形状，用刮刀将附在滤纸上下两面的咖啡因刮下，收集滤纸及漏斗内壁上的咖啡因。

3. 鉴别　紫尿酸胺反应：在小磁盘内放入咖啡因结晶少许，加 2～3 滴浓盐酸使之溶解，再加入约 0.3 g KClO$_3$，在酒精灯上加热使液体蒸发至干，冷却后滴加浓氨水，有紫色出现说明有含嘌呤环的生物碱存在。

【思考题】

（1）咖啡因粗产品中主要杂质是什么？

（2）提取咖啡因时用到生石灰，起什么作用？

（3）为什么可以用升华法提取咖啡因？

（4）为什么升华前要将水分除尽？

【附注】

①生石灰起中和茶叶中的单宁酸和吸水的作用，生石灰应充分研细以便于吸水。

②在萃取充分的情况下，升华操作是本实验成败的关键。在升华过程中，始终都需用小火加热，如温度太高，则会使滤纸炭化变黑，并把一些有色物质蒸出，使产品不纯。

实验三十五　从红辣椒皮中提取植物色素

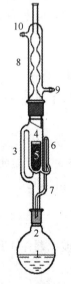

图 6-1　索氏提取
器示意图

1. 提取溶剂　2. 圆底烧瓶　3. 蒸气上升管　4. 套管　5. 待提取固体　6. 虹吸管　7. 虹吸出口　8. 球形冷凝管　9. 冷却水入口　10. 冷却水出口

【实验目的】

（1）了解液-固萃取的基本原理和方法。

（2）初步掌握索氏提取器的构造、原理、用途及使用方法。

【实验原理】

利用被测组分在两种互不相溶的溶剂中溶解度的不同，使它从原来的溶剂中定量地转入作为萃取剂的另一种溶剂中，然后将萃取剂蒸干，便得到干燥萃取物。从固体混合物中提取（萃取）所需要的物质，最简单的方法就是把固体混合物粉碎，放在容器里，加入适当溶剂进行振摇或搅拌，然后过滤或用倾倒的方法把提取液和残渣分开。如果所需组分的溶解度很小，就要反复多次提取，消耗大量的溶剂和需要很长时间，在这种情况下，最好使用特殊的仪器，实验中常用索氏提取器（图 6-1）。

索氏提取器的分离过程是：将固体物质放在滤纸包内，置于提取器中，提取器的下端与盛有浸出溶剂的圆底烧瓶相连，上面接回流冷凝管。加热圆底烧瓶，使溶剂沸腾，蒸气通过连接管上升，热蒸气上升至冷凝管，冷凝后滴流于滤纸筒中，以溶解试样中的可溶成分（若试样密度小于溶剂时，则滤纸筒需要高于虹吸管），当溶液液面高于虹吸管口时，由于虹吸作用，则携带其溶解的组分经虹吸管流回烧瓶中。继续加热，溶剂又不断蒸发，被溶解的组分则留在烧瓶中。如此循环提取，最终能将可溶组分全部提取在烧瓶中。将溶剂蒸馏、即可得到所需组分（参见"实验八 液-固萃取法从槐花米中提取芦丁"）。

本实验是从辣椒中提取胡萝卜素和色素。用石油醚、丙酮等有机溶剂将胡萝卜素及色素从辣椒中提取出来，提取液再用氧化铝柱色谱进行分离（参见"实验十一 柱色谱法分离干红辣椒皮中的植物色素"）。胡萝卜素吸附能力弱，首先被洗脱下来。

【仪器材料】

索氏提取器 1 只，恒温水浴锅 1 台，圆底烧瓶（150 mL）1 只，锥形瓶（100 mL）1只，色谱柱（内径与柱长比为 1∶30）1 根，铁夹 2 个，滤纸（2 号或 3 号）。

【试剂药品】

氧化铝（中性，100～150 目），石油醚，丙酮-石油醚溶液（1%），辣椒粉试样。

【实验步骤】

1. 提取 称取 20 g 辣椒粉，置于滤纸中包好，放入索氏提取器内，量取 100 mL 石油醚，其中 60 mL 加入干燥的 150 mL 圆底烧瓶中，另外 40 mL 倒入提取器内，在圆底蒸馏烧瓶中放入 2 粒或 3 粒沸石，接通冷凝水，在水浴上加热回流 1 h，提取结束后，倒出提取液待用。

2. 柱色谱分离

（1）装柱[①]：将色谱柱垂直固定在铁架台上，在柱底放少许玻璃棉（或脱脂棉）。在干燥烧杯中加 20 g 氧化铝和 30 mL 石油醚，仔细搅拌排除氧化铝中的气泡，将其倒入柱中，用洗耳球敲击柱体，使氧化铝均匀填充在柱内（氧化铝表层上应保持有一定量的石油醚层），再在氧化铝表层均匀地加少许洁净细沙粒。打开色谱柱旋塞，调节石油醚流出速度为 1～2 滴/秒。

（2）加样：当柱顶的石油醚层逐渐下降至高于沙层 2～3 mm 时，关闭旋塞，用滴定管加入 1 mL 辣椒的石油醚提取液（避免沾在管壁上）。

（3）洗脱[②]：打开旋塞，保持流速，当试液与沙层齐平时，滴加 9∶1 的石油醚-丙酮溶液，控制流速为每秒钟 1 滴，当第一个橙黄色带流出时（流出的是胡萝卜素），换一接收器接收，然后换用 7∶3 的石油醚-丙酮洗脱，当第二个棕色带流出时（流出的是叶黄素），另换一个接收器接收，然后再换用 3∶1∶1 的正丁醇-乙醇-水洗脱，分别接收叶绿素 a（蓝绿色）和叶绿素 b（黄绿色）。

洗脱完毕后，倒出柱内氧化铝，回收统一处理，玻璃柱洗净倒置于铁架台上。

3. 定性检验 将盛有橙黄色溶液（即胡萝卜素石油醚溶液）之试管放入水浴中蒸干后，加入氯仿少许，使残渣溶解，再加入 $SbCl_3$ 氯仿液 10 滴，立即呈现蓝色反应。如果胡萝卜素含量较高，即石油醚橙色较深，则可不必蒸干，直接用此溶液作定性反应。

4. 对照实验 取 20%鱼肝油氯仿溶液 0.2 mL，加入 $SbCl_3$ 试剂 1 mL，立即出现蓝色，此为维生素 A 的特性反应，胡萝卜素反应与其颜色相似，但所需的显色时间稍长。

【思考题】

（1）为什么不同的组分需要不同的溶剂来洗脱？

（2）液-固萃取的原理如何？

（3）填充色谱柱应注意什么？

【附注】

①用硅胶作固定相过柱子的原理是一个吸附与解吸的平衡。所以如果样品与硅胶的吸附比较强的话，就不容易流出。这样就会发生，后面的点先出，而前面的点后出。样品与硅胶的吸附比较强时也可以采用氧化铝作固定相。

②过柱的时候，有时会出现气泡，特别是使用易挥发的溶剂，如乙醚、二氯甲烷等，在室温稍高的情况下，很容易出现这种现象。在室温高的时候，可以选择沸点较高，挥发相对小的溶剂；使用混合溶剂时，使用的两种溶剂的沸点应该相差不大，如：乙酸乙酯和60～90℃石油醚，而乙醚却要选择30～60℃的石油醚；不论是用带砂板的还是塞棉花的柱子，在装柱之前，都要用加压的方法将空气排干，这样就可避免柱中有空气。

第七章 综合性设计性化学实验

综合性实验、多步合成实验与开放性的设计实验，其内容涵盖所学过的基本化学理论知识和化学实验基本操作技能。通过该课程的学习，以期能将化学实验基本操作运用于不同类型的合成实验中，培养独立思考、自己动手和自己解决问题的能力及严谨的科学态度、规范化的操作技能和良好的实验习惯，并在分析问题和解决问题、实验技能、实验设计、创新意识与创新能力等方面有较大的提高。

实验三十六　2-硝基-1,3-苯二酚的制备

【实验目的】

（1）复习芳环上亲电取代反应的定位规律。

（2）掌握水蒸气蒸馏的原理、装置和操作技术，练习重结晶的操作技术。

（3）熟悉磺化反应的应用。

【实验原理】

由 1,3-苯二酚（又名雷琐酚、间苯二酚）制备 2-硝基-1,3-苯二酚（又名 2-硝基雷琐酚）时，由于酚羟基是较强的致活性邻对位定位基，如果直接进行硝化反应，受定位规律和空间效应的影响，硝基会进入 4、6 位，很难进入 2 位，制得目标产物。

本实验利用磺化反应的可逆性和磺酸基的间位定位效应，先磺化，在 4、6 为引入磺酸基，再进行硝化反应时，受定位规律的支配，硝基只能进入 2 位，将硝化后的产物水解，即可得到目标产物 2-硝基-1,3-苯二酚。本反应中，磺酸基起到占位、定位和钝化的多重作用。

本实验的合成路线如下：

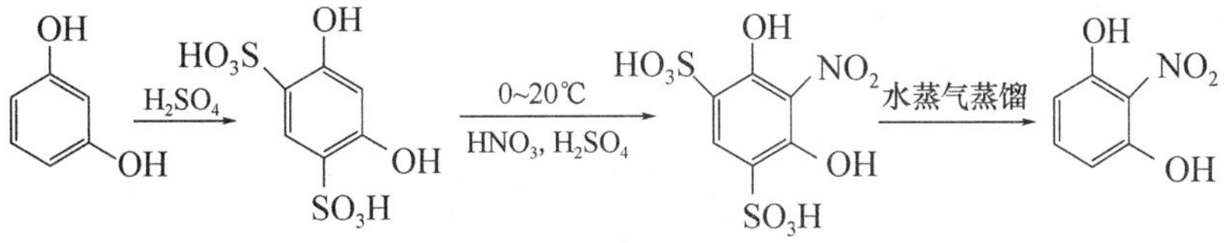

【仪器材料】

烧杯（100 mL）1 只，锥形瓶（20 mL）1 只，滴管 1 支，玻璃棒 1 支，圆底烧瓶（100mL）1 只，抽滤装置 1 套，减压蒸馏装置 1 套。

【试剂药品】

1,3-苯二酚，浓硫酸，浓硝酸，尿素，50%乙醇溶液。

【实验步骤】

1. 磺化反应　称取 5.5 g 粉末状间苯二酚放入 100 mL 烧杯中[①]，边搅拌边滴入 25 mL 浓硫酸，立即有白色固体或黏稠的磺化物生成[②]，滴完后室温搅拌 15 min 使反应完全，然后冰水浴冷却至 0～10℃待用。

2. 硝化反应　在一干燥的锥形瓶中，将 6.2 mL 浓硫酸慢慢滴入 4.0 mL 浓硝酸中，边滴边搅拌，滴完后将混酸放入冰水浴冷却至 10℃以下。用冰水浴冷却磺化反应的烧杯，搅拌条件下将混酸缓慢滴入烧杯里的浆状物中，反应温度控制在 30℃以下[③]，得到黄色混合物。放置 15

min 后，分批加入 10 mL 冰水（或 10 g 碎冰）稀释（剧烈放热），保持温度在 50℃以下。

3. 水解反应 将反应液转入圆底烧瓶，用 2～3 mL 水洗涤烧杯并将洗液转入圆底烧瓶中[④]，向反应混合物中加入 0.1 g 尿素[⑤]，摇匀后进行水蒸气蒸馏（参见"实验三 水蒸气蒸馏与橙皮精油的提取"），数分钟后即有橘红色的产物出现[⑥]，蒸馏至冷凝管上无产物出现时，停止蒸馏。

4. 产物纯化和鉴定 将馏出物冰水浴冷却后抽滤（参见"第二章 化学物质的分离与纯化 一、固液混合物的分离方法 （二）过滤法 2. 减压过滤"），所得粗品用 5 mL 50% 冷乙醇洗涤[⑦]，得橘红色片状结晶，干燥后称重，计算产率，测定产物的熔点[⑧]。

【思考题】

（1）本反应为何不能直接硝化？

（2）本反应中磺酸基有何作用？

（3）水蒸气蒸馏前，向反应液中加入尿素的目的是什么？

（4）本反应产率较低，试分析可能的原因。

【附注】

①间苯二酚要充分研细，否则，反应只能在颗粒表面进行，磺化反应不完全。

②若室温条件下不反应，则搅拌条件下将混合物在 60～65℃的水浴上加热以促进反应的进行。

③硝化前，要将混合物和混酸放在冰水浴中冷却至 10℃以下，硝化时，也要在冷却条件下，边搅拌边慢慢滴加，否则，反应物易被氧化变成紫色。

④稀释及洗涤用水量不宜太多，否则会导致蒸馏瓶中酸浓度过低而使蒸馏时间过长，若加多则需先蒸除一部分水再进行水蒸气蒸馏。

⑤尿素可与过量的硝酸成盐，溶于水而除去。

⑥本实验最好用直型冷凝管，注意控制冷凝水的流速，若冷凝管中充满固化产品，应停止通冷凝水使产品熔化进入接收瓶。若长时间无产物出现，可加热蒸馏瓶，除去部分水后再进行水蒸气蒸馏。

⑦洗涤溶剂用量不宜太多，最好事先用冰水冷却，否则会溶解产品，降低产率。

⑧2-硝基-1,3-苯二酚纯品的熔点为 84～85℃。

实验三十七 苯甲醇和苯甲酸的制备

【实验目的】

（1）学习由苯甲醛制备苯甲醇和苯甲酸的原理和方法。

（2）掌握萃取、洗涤、蒸馏、干燥和重结晶等基本操作。

（3）熟悉有机酸的分离纯化方法和 Cannizzaro 反应。

【实验原理】

芳醛和其他无 α-氢原子的醛在浓的强碱溶液作用下，发生分子间的自氧化还原反应（歧化反应），一分子醛被还原成醇，另一分子醛被氧化成酸（在碱性溶液中成为羧酸盐），此反应称为 Cannizzaro 反应。本实验是应用 Cannizzaro 反应，以苯甲醛为反应物，在浓氢氧化钠作用下生成苯甲醇和苯甲酸。主要反应式如下：

苯甲醇溶于乙醚及二氯甲烷，反应液用乙醚或二氯甲烷萃取苯甲醇后，水相用无机强酸酸化，水溶性的苯甲酸钠转化为苯甲酸，从水中析出。两种粗产品液态的苯甲醇和固态的苯甲酸分别采用蒸馏法和重结晶法纯化。

主反应：2 [苯甲醛 CHO] + NaOH ⟶ [苯甲醇 CH₂OH] + [苯甲酸钠 COONa]

[苯甲酸钠 COONa] + HCl ⟶ [苯甲酸 COOH] + NaCl

副反应：[苯甲醛 CHO] + O₂ ⟶ [苯甲酸 COOH]

【仪器材料】

锥形瓶 2 只，圆底烧瓶 4 只，直形冷凝管 2 支，接引管 2 支，接收器 2 只，蒸馏头 2 只，温度计 2 支，分液漏斗 2 只，烧杯 2 只，短颈漏斗 2 只，玻璃棒 2 支，布氏漏斗 2 只，吸滤瓶 2 只，pH 试纸。

【试剂药品】

苯甲醛，氢氧化钠，浓盐酸，乙醚（或二氯甲烷），饱和亚硫酸氢钠，10%碳酸钠，无水硫酸镁或无水碳酸钾。

【实验步骤】

在 250 mL 圆底烧瓶中，放入 20 g 氢氧化钠和 50 mL 水，振荡使氢氧化钠完全溶解，冷却至室温。在振荡下，分批加入 20 mL 新蒸馏过的苯甲醛。装上回流冷凝管，加热回流 1 h，间歇震摇直至苯甲醛油层消失，最后变成白色糊状物①。

向反应混合物中逐步加入水，不断振摇，使其中的苯甲酸盐全部溶解（30 mL 左右，尽量少加水，刚全部溶解即可，可能为乳状，但应无固体）②。将混合液倒入分液漏斗中，每次用 20 mL 乙醚或二氯甲烷，萃取三次（参见"实验七 液-液萃取法从水中抽提苯甲醇"）。保留提取过的水层，供后续制苯甲酸用。合并上层的乙醚（或下层的二氯甲烷）提取液，分别用 8 mL 饱和亚硫酸氢钠，10 mL 10%碳酸钠溶液和 10 mL 水洗涤。分离出提取液，用无水硫酸镁或无水碳酸钾干燥 0.5 h 后，应用棉花过滤，滤入 100 mL 圆底烧瓶，连接好普通蒸馏装置，投入沸石后用温水浴加热，蒸出乙醚或二氯甲烷（回收）；再油浴或电加热套加热，当温度上升到 140℃改用空气冷凝管，收集 200～206℃的馏分。

萃取过的水溶液，用浓盐酸（30 mL 左右）酸化直至使 pH 试纸变深红（pH 2～3）③，冰水冷却使苯甲酸析出完全，抽滤，用少量冷水洗涤，抽干（参见"第二章 化学物质的分离与纯化 一、固液混合物的分离方法（二）过滤法 2. 减压过滤"）。将制得的苯甲酸放在沸水浴上干燥。若要得到纯产品，可用水重结晶提纯（参见"实验五 重结晶与粗品苯甲酸的提纯"）。

纯苯甲醇的沸点为 205.5℃，d_4^{25} 1.0413；纯苯甲酸为无色针状晶体，熔点为 122.4℃。

【思考题】

（1）本实验中两种产物是根据什么原理分离提纯的？用饱和的亚硫酸氢钠及 10%碳酸钠溶液洗涤的目的何在？

（2）乙醚或二氯甲烷萃取后的水溶液，用浓盐酸酸化到中性是否最适当？为什么？

（3）干燥提取液时能否用无水氯化钙代替无水硫酸镁或无水碳酸钾？

（4）如用乙醚萃取，蒸馏乙醚时要注意什么？

【附注】

①一开始加入苯甲醛时会有白色浑浊物产生，呈现片状。加热回流，回流物为油状，逐渐地回流浑浊物越来越少，液态苯甲醛被反应完毕。

②苯甲酸盐如不能溶解，可稍微加热。

③水层如果酸化不完全，会使苯甲酸不能充分析出，导致产物损失。

实验三十八　磺胺的制备

【实验目的】

（1）学习磺胺（对氨基苯磺酰胺）的制备方法。

（2）掌握酰氯的氨解和乙酰氨基衍生物的水解原理。

（3）熟悉回流、脱色、重结晶等基本操作。

【实验原理】

对氨基苯磺酰胺，又称磺胺，磺胺药物是含磺胺基团合成抗菌药（如磺胺嘧啶、磺胺噻唑）的总称，能抑制多种细菌和少数病毒的生长和繁殖，用于防治多种病菌感染。具有抗菌谱广、较为稳定、不易变质等特点。可以口服，吸收较迅速，但是不同于抗生素，属于化学药品。其不足之处是，绝大多数磺胺药对细菌只能抑制不能将其杀死；而且口服容易引起恶心，呕吐等胃肠道反应。

磺胺的制备分3步：

1. 乙酰苯胺的制备　由苯胺与乙酐发生乙酰化反应制备：

2. 乙酰氨基苯磺酰胺的制备　由乙酰苯胺与氯磺酸发生氯磺化反应后氨解制备：

3. 磺胺的制备　由对乙酰氨基苯磺酰胺水解制备：

【仪器材料】

量筒（10 mL）4 只，量筒（25 mL）3 只，烧杯（100 mL）3 只，三颈瓶（250 mL）1 只，球形冷凝管 2 支，恒压漏斗（50 mL）1 只，玻璃漏斗 2 只，表面皿 2 只，气体吸收装置 1 套，温度计 2 支，玻璃棒 3 支，减压过滤装置，红外灯，pH 试纸。

【试剂药品】

苯胺，乙酐，氯磺酸，浓氨水，浓盐酸，碳酸钠，活性炭，碎冰。

【实验步骤】

1. 乙酰苯胺的制备 用量筒取新蒸出的苯胺[①] 4.0 mL 于 100 mL 的干净烧杯中，加水 10 mL，在不断搅拌下慢慢加入 6 mL 乙酐，搅至白色晶体大量析出后置于自来水或冰水中冷却至室温（约 10 min），抽滤分离，固体用少量冷水洗涤 2 次，抽干（参见"第二章 化学物质的分离与纯化 一、固液混合物的分离方法（二）过滤法 2. 减压过滤"），置于表面皿上用红外灯干燥。

2. 乙酰氨基苯磺酰胺的制备 按图 7-1 装好反应装置，称取 5.0 g 干燥的乙酰苯胺置于干燥的 250 mL 三颈瓶中，再在恒压漏斗中加入 20 mL 氯磺酸。

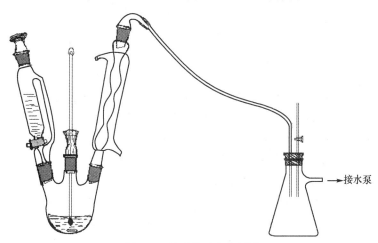

接水泵

图 7-1 氯磺化反应装置图

开启水泵，减压抽气，在冷水浴下慢慢将 20 mL 氯磺酸滴入三颈瓶中（约 1 滴/秒）进行氯磺化反应，立即可以看到有大量 HCl 气体产生，待滴加完毕，乙酰苯胺溶解消失，水浴加热（80℃左右）15~20 min。打开安全阀活塞，连通大气，然后依次用冷水、冰水冷却三颈瓶[②]。

将冷却的反应液转移到原恒压漏斗中，三颈瓶外部用冰冷却，再按装置图安装好，打开三颈瓶中间塞子，开启水泵抽气，在三颈瓶中加入约 100 g 碎冰块，片刻后停止抽气，塞好三颈瓶中间塞子，开启水泵抽气，将反应液滴入三颈瓶中（约需 15 min）[③]，生成大量的沉淀。滴毕，搅拌片刻，抽滤，压干，即得对乙酰氨基苯磺酰氯固体。立即将抽干的固体转移至 100 mL 小烧杯中，在搅拌下加入 15 mL 浓氨水（若固体量较多或较少，可适当增减氨水用量），反应时大量放热，当固体溶解又重新生成后，继续搅拌 10~15 min。

3. 磺胺的制备

（1）酸化：将上步所得反应物转移至烧瓶中并加入 15 mL 水，冷却，加浓盐酸（约 3~5 mL）至 pH = 1~2。

（2）回流：于烧瓶中加几粒沸石，装上冷凝管，在石棉网上小火加热回流约 30 min。此时固体应溶解，冷却后得一几乎澄清的溶液，如有固体析出，应继续加热回流使反应完全。

（3）脱色：于稍冷后的回流液中加一药勺活性炭（约 0.5 g）[④]，继续回流 10 min。

（4）过滤：回流液趁热用玻璃漏斗过滤，滤液收集于 100 mL 烧杯中。

（5）中和：在搅拌下向滤液中慢慢加入固体 Na_2CO_3（约 4 g），至弱碱性（不再放出气体），调节 pH≈8[⑤]，析出大量白色固体，将烧杯置于冰水浴中冷却。

（6）抽滤：抽滤收集固体，用少量冰水洗涤 2 次，压干，即得粗产品磺胺。

（7）纯化：将制得的粗磺胺固体转入 100 mL 的干净烧杯中，加水约 25 mL（按粗产品重量 8 倍左右加水），在石棉网上小火加热使其全部溶解（如溶液有色，可加活性炭脱色）。趁热过滤，滤液用洁净的小烧杯收集，自然冷却，即可得到纯的无色透明（或白色）的针状磺胺晶体。抽滤，干燥，测其熔点。

【思考题】

（1）为什么苯胺要乙酰化后再氯磺化？可否直接氯磺化？

（2）对乙酰苯磺酰胺制备磺胺时，为何只水解乙酰氨基？试解释其和磺酰氨基水解活性不同的原因？

（3）为什么说磺胺是两性物质？

【附注】

①久置的苯胺色深有杂质（暴露于空气中或日光下变为棕色），会影响乙酰苯胺的质量，故最好用新蒸的苯胺。另一原料乙酸酐也最好用新蒸的。

②氯磺酸对皮肤和衣服有强烈的腐蚀性，暴露在空气中会冒出大量氯化氢气体，遇水会发生猛烈的放热反应，甚至爆炸，故取用时需加小心。反应中所用仪器及药品皆需十分干燥，含有氯磺酸的废液不可倒入废液缸中。氯磺酸与乙酰苯胺的反应相当激烈，将乙酰苯胺凝结成块状，可使反应缓和进行，当反应过于剧烈时，应适当冷却。在氯磺化过程中，将有大量氯化氢气体放出，为避免污染室内空气，装置应严密，导气管的末端要与接收器内的水面可以很接近，但不能插入水中，否则可能倒吸而引发严重事故。

③加入速度必须缓慢，并充分搅拌，以免局部过热而使对乙酰氨基苯磺酰氯水解。

④不应将活性炭加入沸腾的溶液中，否则会引起暴沸，会使溶液溢出容器。

⑤用碳酸钠中和滤液中的盐酸时，有二氧化碳产生，故应控制加入速度并不断搅拌使其逸出。磺胺是一两性化合物，在过量的碱溶液中也易变成盐类而溶解。故中和操作必须仔细进行，以免降低产量。

实验三十九　盐酸普鲁卡因的制备

【实验目的】

（1）学习局部麻醉药盐酸普鲁卡因的合成方法。

（2）掌握共沸脱水法进行羧酸的酯化操作。

（3）熟悉水溶性大的有机物盐类的精制方法。

【实验原理】

盐酸普鲁卡因又名奴佛卡因，化学名是 4-氨基苯甲酸-2-（二乙氨基）乙酯盐酸盐。局部麻醉药,用于浸润麻醉、阻滞麻醉、腰椎麻醉、硬膜外麻醉及封闭疗法等。

其分子结构式是:

$$H_2N-\!\!\!\!\!\text{⟨benzene⟩}\!\!\!\!\!-COOCH_2CH_2N(C_2H_5)_2\cdot HCl$$

盐酸普鲁卡因为白色结晶或结晶性粉末,无臭,味微苦,有麻痹感。在空气中稳定,但对光敏感应避光保存。

盐酸普鲁卡因易溶于水,略溶于乙醇,微溶于三氯甲烷,几乎不溶于乙醚。制备时使用有机溶剂如乙醇可显著降低溶解度。

盐酸普鲁卡因有酯键易发生水解,水解速度受温度和 pH 的影响较大,随 pH 增大水解速度加快,在 pH 3.0~3.5 时最稳定,温度升高水解速度也会增大,所以在制备保存中要严格控制好温度及 pH;结构中有芳伯氨基,容易发生氧化变色,其反应也受温度及 pH 的影响。

盐酸普鲁卡因的实验室制备,目前主要采用直接酯化法,即以对硝基苯甲酸与 β-二乙胺基乙醇为原料经酯化生成硝基卡因(对-硝基苯甲酸-β-二乙胺基乙醇),再经铁粉还原、盐酸酸化成盐制得目标产品。主要反应如下:

$$O_2N-\!\!\!\!\!\text{⟨benzene⟩}\!\!\!\!\!-CO_2H \xrightarrow{HOCH_2CH_2N(C_2H_5)_2} O_2N-\!\!\!\!\!\text{⟨benzene⟩}\!\!\!\!\!-CO_2CH_2CH_2N(C_2H_5)_2$$

$$\xrightarrow{Fe,HCl} H_2N-\!\!\!\!\!\text{⟨benzene⟩}\!\!\!\!\!-COOCH_2CH_2N(C_2H_5)_2\cdot HCl \xrightarrow{20\% NaOH}$$

$$H_2N-\!\!\!\!\!\text{⟨benzene⟩}\!\!\!\!\!-CO_2CH_2CH_2N(C_2H_5)_2 \xrightarrow{浓盐酸} H_2N-\!\!\!\!\!\text{⟨benzene⟩}\!\!\!\!\!-CO_2CH_2CH_2N(C_2H_5)_2\cdot HCl$$

【仪器材料】

温度计 2 支,分水器 1 只,回流冷凝管 2 只,500 mL 三颈瓶 2 只,250 mL 蒸馏烧瓶 2 只,250 mL 圆底烧瓶 4 只,250 mL 锥形瓶 2 只,布氏漏斗 2 只,吸滤瓶 2 只,精密 pH 试纸,广泛 pH 试纸。

【试剂药品】

对硝基苯甲酸,β-二乙胺基乙醇,二甲苯,甲酸,浓盐酸,3%盐酸,10%盐酸溶液,20%氢氧化钠溶液,饱和硫化钠,无水乙醇,铁粉,保险粉,碎冰,止爆剂,活性炭。

【实验步骤】

1. 硝基卡因的制备 在装有温度计、分水器及回流冷凝器的 500 mL 三颈瓶中,投入对硝基苯甲酸 20 g、β-二乙胺基乙醇 14.7 g、20 mL 甲酸[①]、二甲苯 150 mL 及止爆剂(沸石),油浴加热至回流(注意控制温度,油浴温度约为 180℃,内温约为 145℃),共沸带水 3 h[②](参见"实验一 常压蒸馏与工业二氯甲烷的提纯 链接")。撤去油浴,稍冷,将反应液倒入 250 mL 锥形瓶中,放置过夜冷却,析出固体。将上清液用倾泻法转移至减压蒸馏烧瓶中,水泵减压蒸除二甲苯(参见"实验二 减压蒸馏与粗品乙二醇的提纯"),残留物与原锥形瓶中析出的固体合并,以 3%盐酸溶液 140 mL 搅拌,使产物溶解,原料对硝基苯甲酸析出,过滤,以除去未反应的对硝基甲苯酸,滤液(含硝基卡因)备用。

2. 普鲁卡因(对-氨基苯甲酸-β-二乙胺基乙醇酯)的制备 将上步得到的滤液转移至装有搅拌器、温度计的 500 mL 三颈瓶中,搅拌下用 20%氢氧化钠溶液调 pH 为 4.0~4.2。

充分搅拌下，于 25℃分次加入经活化的铁粉③，反应温度自动上升，注意控制温度不超过 70℃（必要时可冷却），待铁粉加毕④，于 40～45℃保温反应 2 h。抽滤（参见"第二章 化学物质的分离与纯化 一、固液混合物的分离方法（二）过滤法 2. 减压过滤"），滤渣以少量水洗涤两次，滤液以稀盐酸酸化至 pH 为 5。滴加饱和硫化钠溶液至混合液 pH 为 7.8～8.0，沉淀反应液中的铁盐，抽滤，滤渣以少量水洗涤两次，滤液用 10%盐酸酸化至 pH 为 5～6⑤。加少量活性炭（约 0.5 g），于 50～60℃保温反应 10 min，抽滤，滤渣用少量水洗涤一次，将滤液冷却至 10℃以下，用20%氢氧化钠溶液碱化至普鲁卡因全部析出（pH 为 9.5～10.5），过滤，真空干燥，得普鲁卡因，备用。

3. 盐酸普鲁卡因的制备

（1）成盐：将普鲁卡因置于 150 mL 烧杯中，慢慢加入无水乙醇⑥，搅拌溶解至饱和（必要时滤去不溶物），搅拌下缓慢滴加浓盐酸调节 pH 至 5.5⑦，有大量沉淀析出，冷却结晶，待冷至 10℃以下，过滤，即得盐酸普鲁卡因粗品。

（2）精制：将粗品置 100 mL 烧杯中，滴加蒸馏水至维持在 70℃时恰好溶解。加入适量的保险粉⑧，于 70℃保温搅拌 10 min，趁热过滤，滤液自然冷却，当有结晶析出时，外用冰浴冷却，使结晶析出完全。过滤，滤饼用少量冷乙醇洗涤两次，真空干燥，得盐酸普鲁卡因，m.p. 154～157℃，以对硝基苯甲酸计算总收率。

【思考题】

（1）在盐酸普鲁卡因的制备中，为何以对硝基苯甲酸为原料先酯化，然后再进行还原，能否反之，先还原后酯化，即以对氨基苯甲酸为原料进行酯化？为什么？

（2）酯化反应中，为何加入二甲苯？

（3）酯化反应结束后，放冷除去的固体是什么？为什么要除去？

（4）在铁粉还原过程中，为什么会发生颜色变化？说出其反应机制。

（5）还原反应结束，为什么要加入硫化钠？

（6）在盐酸普鲁卡因精制时，为什么要加入保险粉？解释其原理。

【附注】

①酸性很强，有腐蚀性，能刺激皮肤起泡，使用时要小心，戴耐酸碱腐蚀性手套。

②羧酸和醇之间进行的酯化反应是一个可逆反应。反应达到平衡时，生成酯的量比较少（约 65.2%），为使平衡向右移动，需向反应体系中不断加入反应原料或不断除去生成物。本反应利用二甲苯和水形成共沸混合物的原理，将生成的水不断除去，从而打破平衡，使酯化反应趋于完全。由于水的存在对反应产生不利的影响，故实验中使用的药品和仪器应事先干燥。

③铁粉活化的目的是除去其表面的铁锈，方法是：取铁粉 47 g，加水 100 mL，浓盐酸 0.7 mL，加热至微沸，用水倾泻法洗至近中性，置水中保存待用。

④该反应为放热反应，铁粉应分次加入，以免反应过于激烈，加入铁粉后温度自然上升。铁粉加毕，待其温度降至 45℃进行保温反应。在反应过程中铁粉参加反应后，生成绿色沉淀 $Fe(OH)_2$，接着变成棕色 $Fe(OH)_3$，然后转变成棕黑色的 Fe_3O_4。因此，在反应过程中应经历绿色、棕色、棕黑色的颜色变化。若不转变为棕黑色，可能反应尚未完全。可补加适量铁粉，继续反应一段时间。

⑤除铁时，因溶液中有过量的硫化钠存在，加酸后可使其形成胶体硫，加活性炭后过滤，便可使其除去。

⑥原料对硝基苯甲酸难溶于水，易溶于乙醇，β-二乙胺基乙醇可与水和乙醇混溶，而

产品盐酸普鲁卡因易溶于水，略溶于乙醇，故在乙醇中用浓盐酸调节 pH 至 5.5 比直接用浓盐酸调节 pH 制备产率及质量显著提高。

⑦严格掌握 pH 5.5，促进叔胺完全成盐且能避免芳胺基成盐。

⑧加保险粉的目的，是为了防止胺被氧化，保险粉属于抗氧剂。

实验四十　卵磷脂的提取及其组成鉴定

【实验目的】

（1）学习磷脂类物质的结构和性质。

（2）掌握从蛋黄中提取卵磷脂的实验方法。

（3）熟悉卵磷脂组成的鉴定原理和方法。

【实验原理】

卵磷脂是甘油磷脂的一种，由磷酸、脂肪酸、甘油和胆碱组成。卵磷脂广泛存在于动植物中，在植物种子和动物的脑、神经组织、肝脏、肾上腺以及红细胞中含量最多；其中蛋黄中含量最丰富，高达 8～10%，因而得名。卵磷脂在食品工业中广泛应用作乳化剂，抗氧化剂，营养添加剂。卵磷脂对心脏肝脏健康有积极作用、能促进大脑神经发育增强记忆力、是血管的"清道夫"、能有效地化解胆结石、可预防老年痴呆症等。

脂肪、卵磷脂和脑磷脂溶于乙醇、氯仿和丙酮而蛋白质不溶，卵磷脂和脑磷脂均溶于氯仿和乙醚而不溶于丙酮，利用此性质可将提取物中卵磷脂和脑磷脂与蛋白质、脂肪分离开；此外，卵磷脂能溶于乙醇而脑磷脂不溶，利用此性质又可将卵磷脂和脑磷脂分离。卵磷脂可溶于乙醚、乙醇等因而可以利用这些溶剂进行提取。本实验以乙醇作为溶剂提取蛋黄中的卵磷脂。通常粗提取液中除含有卵磷脂外还含有中性脂肪等。

新提取的卵磷脂为白色，当与空气接触后，其所含不饱和脂肪酸组分会被氧化而使卵磷脂呈黄褐色。卵磷脂被碱水解后可分解为脂肪酸盐、甘油、胆碱和磷酸盐。甘油与硫酸氢钾共热，可生成具有特殊臭味的丙烯醛；磷酸盐在酸性条件下与钼酸铵作用，生成黄色的磷钼酸沉淀；胆碱在碱的进一步作用下生成无色且具有氨和鱼腥气味的三甲胺。这样通过对分解产物的检验可以对卵磷脂进行鉴定。

卵磷脂分离提取的流程如下：

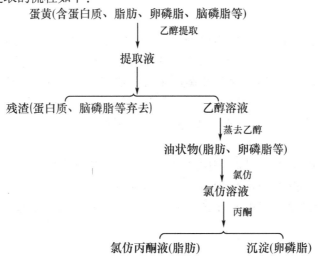

【仪器材料】

研钵，布氏漏斗，蒸发皿，水浴锅（沸水），玻璃漏斗，棉花，玻璃棒，小烧杯，试管，纱布，酒精灯。

【试剂药品】

熟鸡蛋黄，红色石蕊试纸，95%乙醇溶液，10%氢氧化钠溶液，硫酸氢钾，碘化铋钾溶液（克劳特试剂），钼酸铵试剂，托伦试剂，丙酮，乙醚或氯仿，3%溴的四氯化碳溶液，浓硝酸，浓硫酸，浓氨水，1%硫酸铜溶液，10%乙酸铅溶液。

【实验步骤】

1. 卵磷脂的提取　称取约 10 g 蛋黄于小烧杯中，加入温热的 95%乙醇溶液 30 mL，边加边搅拌均匀，冷却后过滤。如滤液仍然混浊，可重新过滤直至完全透明①。将滤液置于蒸发皿内，水浴锅中蒸干，得到黄色油状混合物。加入 5 mL 乙醚或氯仿，用玻棒搅动使之溶解，逐滴加入丙酮 3～5 mL，观察实验现象。搅动使其尽量析出，静置，倾去清液，取沉淀，即为卵磷脂。

2. 卵磷脂的鉴定

（1）胆碱的检验：取干燥试管一支，加入少量提取的卵磷脂以及 2～5 mL 氢氧化钠溶液，放入水浴中加热 15 min 促使胆碱分解，产生三甲胺的臭味，在管口放一片红色石蕊试纸，观察颜色有无变化，并嗅之是否有鱼腥味，以确定是否卵磷脂（胆碱）。用玻棒加以搅拌，使卵磷脂完全水解乳化状态，将水解液在漏斗中用棉花过滤，冷却后滤液供后续检验。

胆碱是否存在还可用克劳特试剂检查②：取水解液 1 mL，滴加浓硫酸使其酸化（以 pH 试纸试之）加入 1 滴克劳特试剂（碘化铋钾溶液），有砖红色沉淀生成。

（2）不饱和性检验：取干净试管一支，加入 10 滴上述滤液，再加入 1～2 滴 3%溴的四氯化碳溶液，振摇试管，观察有何现象产生。

（3）脂肪酸的检验：取水解液 10 滴，加 1 滴 20%氢氧化钠溶液与 5 mL 水，以浓硝酸酸化后加入 10%乙酸铅 2 滴，观察溶液的变化。

（4）磷酸的检验：取干净试管一支，加入 10 滴上述滤液和 5～10 滴 95%乙醇溶液，然后再加入 5～10 滴钼酸铵试剂③，观察现象；最后将试管放入热水浴中加热 5～10 min，观察有何变化。

（5）甘油的检验

1）取试管一支，加入 1%硫酸铜溶液 1 mL（20 滴），2 滴 20%氢氧化钠溶液，振摇，有氢氧化铜沉淀生成，再加入 1 mL 水解液振摇，观察所得结果。

2）取干净试管一支，加入少许卵磷脂和 0.2 g 硫酸氢钾，用试管夹夹住并先在小火上略微加热，使卵磷脂和硫酸氢钾混熔，然后再集中加热，待有水蒸气放出时，嗅有何气味产生。稍冷后加数滴托伦试剂，水浴加热几分钟，观察现象。

【思考题】

（1）在卵磷脂的提取时，除了用乙醇提取，还可以用什么提取？

（2）可用什么方法鉴定提取到了是否有卵磷脂的？

（3）使用托伦试剂的目的是什么？卵磷脂水解液是否有磷酸还可以用什么方法的检验？

【附注】

①第一次减压过滤，因刚析出的醇中不溶物很细以及有少许水分，滤出物浑浊，放置后继续有沉淀析出，需合并滤液后，以原布氏漏斗（不换滤纸）反复滤清。

②克劳特试剂为含有 KI-BiI$_3$ 复盐的有色溶液，与含氮碱性化合物如胆碱生成砖红色的沉淀。

③钼酸铵试剂：将 6 g 钼酸铵溶于 15 mL 蒸馏水中，加入 5 mL 浓氨水，另外将 24 mL 浓硝酸溶于 46 mL 的蒸馏水中，两者混合静置一天后使用。

实验四十一 牛乳中乳脂、乳糖和酪蛋白的分离与鉴定

【实验目的】

（1）学习牛乳中乳糖和酪蛋白的分离原理和方法。

（2）掌握乳糖和酪蛋白的鉴定方法。

（3）熟悉浓缩、结晶、抽滤等操作及旋光仪使用方法。

【实验原理】

牛奶是一种乳状液，主要由水、脂肪、蛋白质、乳糖和盐组成。酪蛋白是牛奶中的主要蛋白质，是含磷蛋白质的复杂混合物，约占牛奶含量的 34%。蛋白质是两性化合物，当调节牛奶的 pH 达到酪蛋白的等电点（pH＝4.8）时，蛋白质所带正、负电荷相等，呈电中性，此时酪蛋白的溶解度最小，会从牛奶中沉淀出来，以此分离酪蛋白。因脂肪可溶于乙醇、乙醚和二氯甲烷等，而酪蛋白不溶，故可用这几种溶剂提取乳脂及除去酪蛋白中残留的乳脂。乳糖也是不溶于乙醇的，所以当乙醇混入水溶液中时，乳糖会结晶出来，从而达到分离的目的。乳糖是还原性糖，绝大部分以 α-乳糖和 β-乳糖两种同分异构体形态存在，α-乳糖的比旋光 $[\alpha]_D^{20} = +86°$，β-乳糖的比旋光 $[\alpha]_D^{20} = +35°$，水溶液中两种乳糖可互相转变，因此其水溶液有变旋光现象。

【仪器材料】

抽滤瓶 1 只，布氏漏斗 1 只，蒸发皿 1 只，烧杯（500 mL）2 只，烧杯（100 mL）3 只，表面皿 1 只，电子天平 1 台，旋光仪 1 台，滤纸，滤布（200 目的尼龙布），精密 pH 试纸（pH＝3.0～5.0），广泛 pH 试纸，玻璃棒。

【试剂药品】

全脂奶粉，10%乙酸溶液，95%乙醇，乙醚，二氯甲烷，碳酸钙，1% CuSO$_4$溶液，10%氢氧化钠溶液，20%氢氧化钠溶液，浓硝酸，10%乙酸铅，茚三酮溶液。

【实验步骤】

1. 乳脂的分离与鉴定

（1）乳脂的分离：用台秤称 20 g 全脂奶粉，加入 100 mL 二氯甲烷，在不断搅拌下加热至沸，煮沸 10 min，抽滤（参见"第二章 化学物质的分离与纯化 一、固液混合物的分离方法 （二）过滤法 2. 减压过滤"），滤渣用于后续实验，滤液倒入蒸馏烧瓶中蒸馏回收二氯甲烷后，得乳脂。

（2）乳脂的检测：将乳脂溶解于醚，将醚液从滤纸上蒸发时有油脂点生成。

（3）乳脂的皂化：取干燥试管一支，加入分离的乳脂以及 4～5 mL 20%氢氧化钠溶液，放入水浴中加热用玻棒加以搅拌 15 min 以上，使乳脂完全水解成乳化状态，将水解液在漏

斗中用棉花过滤，冷却后的滤液供后的续检验。

（4）脂肪酸和甘油的检验：取试管一支加入一半上述滤液 20 滴，加 1 滴 20%氢氧化钠溶液与 5 mL 水，以浓硝酸酸化后加入 10%乙酸铅 4 滴，观察溶液的变化。

另取试管一支，加入 1%硫酸铜溶液 20 滴，2 滴 20%氢氧化钠溶液，振摇，有氢氧化铜沉淀生成，再加入另一半上述滤液水解液 30 滴振摇，观察观察。

2. 酪蛋白的分离与鉴定

（1）酪蛋白的分离：取前述滤渣于 100 mL 烧杯中，加入 50 mL 水，搅拌使溶解，在恒温水浴中加热至 45℃，边搅拌边慢慢加入 10%乙酸溶液，直至酪蛋白不再沉淀析出，通过 pH 试纸测量，使溶液 pH 为 4.8。放置冷却。澄清后，先将上层清液滤出，再将沉淀倾入漏斗中，抽滤[①]。保留滤液，在滤液中加入少量粉状碳酸钙留作乳糖的分离。沉淀置于 100 mL 烧杯中，加入 60 mL 95%乙醇溶液充分浸泡、搅拌后抽滤，再依次用 30 mL 乙醇乙醚等体积混合液洗涤滤渣酪蛋白 2 次、30 mL 乙醚洗涤 1 次。用乙醚洗涤时，注意用玻璃棒捣碎成团的固体，并反复翻洗，保证脂肪被洗净。将洗净的酪蛋白移至表面皿上，自然晾干后称重。

（2）酪蛋白的鉴定[②]：将少量酪蛋白颗粒加入少量水溶解。

1）茚三酮反应：取 10 滴酪蛋白溶液，加入茚三酮溶液 5 滴，振荡，放入沸水浴中加热 2 min，溶液呈淡紫色。

2）缩二脲反应：取 10 滴酪蛋白溶液，加入 10% NaOH 溶液 5 滴后，滴入 1% $CuSO_4$ 溶液 1～2 滴。振荡试管，溶液呈蓝紫色。

3）黄蛋白反应：取 10 滴酪蛋白溶液，加入浓硝酸 4 滴后加热，酪蛋白分子中苯环硝化生成黄色硝基化合物沉淀。再加入 10% NaOH 溶液 10～15 滴，沉淀为橘黄色。

3. 乳糖的分离与鉴定

（1）乳糖的分离：将分离酪蛋白后的滤液中加入少量（4 g 左右）粉状碳酸钙[③]，在不断搅拌下加热煮沸 2～3 min，静置。将上清液（乳清）用倾滗法倒至蒸发皿中，用蒸气浴浓缩至体积减半后，将热的混合物用布氏漏斗抽滤，除去沉淀的蛋白质和残余碳酸钙。滤液中加入 1 g 活性炭，搅拌，加热，在热的混合液中加入 95%乙醇溶液（约 100 mL），并继续加热近沸，待其混合均匀后（视具体情况增减乙醇量），趁热过滤，滤液应澄清。滤液冷却后再冰浴冷却，并用冷却搅拌摩擦，让乳糖充分结晶。抽滤，分离出乳糖晶体，并用冷 95%乙醇溶液洗涤产物 2 次，待其干燥后称重。

（2）乳糖的鉴定（变旋光现象）：准确称取 1.25 g 乳糖[④]，用少量蒸馏水溶解，转入 25 mL 容量瓶中定容，将溶液装于旋光管中，立即测定其旋光度。每隔 1 min 测定 1 次，至少测定 6 次，记录数据。10 min 后，每隔 2 min 测定 1 次，至少测定 8 次。记录数据并计算出比旋光度。迅即在样品管中加入 2 滴浓氨水摇匀，静置 20 min 后测其旋光度并计算出比旋光度[⑤]。

【思考题】

（1）酪蛋白、乳糖、乳脂分离的原理是什么？

（2）缩二脲反应中 1% $CuSO_4$ 加入量大有何影响？

（3）乳糖的分离时碳酸钙加入量不足有何影响？

【附注】

①溶液酪蛋白沉淀用 200 目的尼龙布过滤比较好，同时进行抽滤。用滤纸很难过滤。

②酪蛋白分离后立即完成效果最好。

③主要是用以中和过剩的乙酸，避免在后面的实验中乳糖在酸性条件下水解，从而影响收率。将乳清和碳酸钙一起煮沸的同时，也能使奶粉中的白蛋白和乳球蛋白变性使之凝聚，通过过滤和碳酸钙一起除去。

④首次结晶出来的乳糖含有杂质，一般需要重结晶，否则乳糖难以溶解，且溶液混浊，测定的旋光度不准。

⑤测定乳糖的平衡旋光度时，应放置数小时或加入2滴浓氨水，待平衡后再测。

实验四十二　磁流体的制备

【实验目的】

（1）了解磁流体的基本概念。

（2）掌握磁流体制备的简单方法。

（3）熟悉磁流体的基本性质。

【实验原理】

磁流体又叫磁性液体，它是借助于表面活性剂的作用，将纳米磁性粒子高度均匀地分散在载液中形成的稳定的胶体溶液，在重力、离心力和磁场力的作用下不凝聚也不沉淀，是近年来出现的一种新型功能材料，既具有磁性材料的磁性又具有液体的流动性。

1. 磁流体的组成　磁流体由磁性微粒、表面活性剂和载液三者组成。磁性微粒可以是：Fe_3O_4、γ-Fe_2O_3、氮化铁、单一或复合铁氧体、纯铁粉、纯钴粉、铁-钴合金粉、稀土永磁粉等。表面活性剂的选用主要是让相应的磁性微粒能稳定地分散在载液中，这对制备磁流体来说至关重要。典型的表面活性剂一端是极性的，另一端是非极性的，它既能适应于一定的载液性质，又能适应于一定磁性颗粒的界面要求。包覆了合适的表面活性剂的纳米磁性颗粒之间就可相互排斥、分隔并均匀地分散在载液之中成为稳定的胶体溶液。关于载液的选择，应以低蒸发速率、低黏度、高化学稳定性、耐高温和抗辐射为标准，但同时满足上述条件非常困难，因此，往往根据磁流体的用途及其工作条件来选择具有相应性能的载液。

2. 磁流体的基本特性

（1）超顺磁性：磁流体最重要的性质之一就是超顺磁性，其磁化强度随磁场强度的增大而上升，甚至在高磁场情况下也很难趋于饱和，并无磁滞现象，矫顽力和剩磁均为零，无论是引入磁场还是除去磁场，均导致实际互为镜像的感应效果，正是由于磁流体存在着与超顺磁性和饱和磁化强度相联系的液体行为，使得通过外加磁场调控磁流体的流动成为可能。

（2）磁光效应：磁流体在外加磁场作用下，呈现出类似于单轴晶体的光学各向异性，当光沿平行于磁场的方向入射时，产生法拉第效应，沿垂直于磁场方向入射时，产生磁致双折射或 Cotton-Mouton 效应，且这两种情况都伴有二向色性。磁光特性的应用表现出良好的前景，如磁场传感器、磁光调制器、光量阀等。

（3）磁热效应：当磁场强度改变时，磁流体的温度也会改变，即当磁流体进入较高的磁场强度区域时，磁流体被加热；在离开磁场区域时，磁流体被冷却。磁流体的饱和磁化强度随温度的升高而降低，至居里点时消失，利用这一作用，将磁流体置于适当温度和梯度磁场下，磁流体就会产生压力梯度从而流动。

（4）黏磁特性：黏性是流体性质的一个重要物理量，它影响流体的流动状态。磁流体的黏性有两部分组成：一部分是普通流体力学意义下的黏性，它与流体的温度和压力有关；另一部分是与外加磁场有关的磁黏性，它是外磁场通过磁化过程以磁滞力和麦克斯韦应力形式对磁流体作用的结果，宏观上表现为一种附加黏性。由此可见，对磁流体流动状态的控制可通过外加磁场对其黏性的控制来实现。

（5）流变性：在磁场作用下，磁流体具有良好的流变学性能。在均匀横向磁场中磁流体运动出现萦流结构，在旋转磁场中磁流体会出现涡流等现象。

3. 磁流体的主要类型　磁流体的种类较多，可按超微磁性粒子种类、载液类型等方法划分，按磁流体中超微磁性粒子的类型可将磁流体分为：

（1）铁氧体系：这类磁流体的超微粒子是铁氧体系列，如：Fe_3O_4、$\gamma\text{-}Fe_2O_3$、$MeFe_2O_4$（Me = Co、Ni、Mn、Zn）等。

（2）金属系：这类磁流体的超微粒子选用 Ni、Co、Fe 等金属微粒及其合金。

（3）氮化铁系：这类磁流体超微粒子选用氮化铁，因其磁性较强，故可获较高饱和磁化强度。

按载液种类磁流体可分为：水、有机溶剂（庚烷、二甲苯、甲苯、丁酮）、碳氢化合物（合成剂、石油）、合成酯、聚二醇、聚苯醚、氟聚醚、硅碳氢化物、卤代烃、苯乙烯等类磁流体。

4. 磁流体的主要制备方法　将二价铁盐（如 $FeSO_4 \cdot 7H_2O$）和三价铁盐（如 $FeCl_3 \cdot 6H_2O$）溶液按一定比例混合，加入沉淀剂（如 $NH_3 \cdot H_2O$），搅拌，反应一段时间即得到纳米 Fe_3O_4 粒子，反应式为：

$$Fe^{2+} + 2Fe^{3+} + 8NH_3 \cdot H_2O = Fe_3O_4\downarrow + 8NH_4^+ + 4H_2O$$

由反应式可看出，反应的理论摩尔比为 $Fe^{2+} : Fe^{3+} = 1 : 2$，但由于二价铁离子容易氧化成三价铁离子，所以实际反应中二价铁离子应适当过量（一般以 $Fe^{2+} : Fe^{3+} = 1 : 1.5$ 为宜）。制得的 Fe_3O_4 磁性纳米粒子稳定地分散在含有表面活性剂的载液中，即得到所要制备的磁流体。

【仪器材料】

烧杯（500 mL）1 只，烧杯（50 mL）1 只，烧瓶（250 mL）3 只，pH 计 1 台，三颈瓶（100 mL）2 只，恒温槽 4 台。

【试剂药品】

25% $NH_3 \cdot H_2O$，$FeSO_4 \cdot 7H_2O$，$FeCl_3 \cdot 6H_2O$，油酸，液体石蜡，羧化壳聚糖。

【实验步骤】

1. 油基（液体石蜡基）Fe_3O_4 磁流体的制备　制备磁性 Fe_3O_4 微粒，目前最普遍使用的是共沉淀法。制备药用磁性流体基液采用（药用）液体石蜡，而表面活性剂选择为油酸。实验整个工艺流程分为溶解、过滤、反应、加热、分离等几个阶段，最后得到乌黑发亮的 Fe_3O_4 液体石蜡基磁性流体。

分别用 $FeSO_4 \cdot 7H_2O$ 和 $FeCl_3 \cdot 6H_2O$ 配制 $0.1\ mol \cdot L^{-1}$ $FeSO_4$ 溶液和 $0.1\ mol \cdot L^{-1}$ $FeCl_3$ 溶液，取 $0.1\ mol \cdot L^{-1}$ $FeSO_4$ 溶液 20 mL 和 $0.1\ mol \cdot L^{-1}$ $FeCl_3$ 溶液 30 mL 置于烧杯混合均匀，过滤，除去杂质。向所得棕色油状液中加入油酸（表面活性剂）2 mL，不断搅拌使其尽量混匀，并用胶头滴管逐滴加入氨水。加入氨水后立即观察到有蓝黑色的 Fe_3O_4 胶粒生成，应同时用玻璃棒或用搅拌器搅拌，使之分散均匀而不致凝聚形成大颗粒沉淀。直到不

再看到有新的 Fe_3O_4 生成（表明氨水已过量），停止滴加氨水，得到蓝黑色混合物。

在上述蓝黑色混合物中加入油酸 2 mL 和液体石蜡（载液）16 mL，搅拌混匀，将得到黑色发亮的液体。将其放置于 80℃以上水浴中加热，以除去过量氨水。加热过程中要不断搅拌以加快除去氨水速度。为检验氨水是否除掉，可用 pH 试纸放于烧杯口看其颜色变化，如显中性则证明氨水已基本除去[①]。

将上述溶液转移至量筒中或试管中，静止十几分钟后，可观察到溶液分为两层。上层乌黑发亮的胶体溶液就是 Fe_3O_4 的液体石蜡基磁性流体[②]。下层无色（或略有些颜色）透明的则是水和未反应完的少量 $FeSO_4$ 或 $FeCl_3$ 的水溶液。用吸管吸取上层黑色的胶体溶液，即得 Fe_3O_4 的液体石蜡基磁性流体[③]。

2. 水基 Fe_3O_4 磁流体的制备 称取 2.2 g $FeSO_4 \cdot 7H_2O$ 与 3.2 g $FeCl_3 \cdot 6H_2O$ 溶于 20 mL 去离子水中（A 液），称取 2.0 g 羧化壳聚糖溶于 30 mL 氨水中（B 液），B 液置于 70℃ 水浴，在 1200 r·min^{-1} 转速搅拌下开始滴加 A 液，调节转速逐渐加速至 2600 r·min^{-1}。滴加完毕后，调节水浴温度至 90℃，并继续搅拌反应 40 min，停止加热。反应混合物冷却后，离心分离（2500 r·min^{-1}）10 min，取黑色上清液，即为水基磁流体。

3. Fe_3O_4 液体石蜡基磁性流体的检测 制得的磁流体样品必须进行磁性能的检测说明其磁性。最简单的方法是，把制备的样品靠近感到有明显吸力作用的磁铁旁，看是否具有磁性[④]。

【思考题】

（1）控制磁流体磁性微粒粒径的主要因素是什么？

（2）影响本实验产率的因素有哪些？

【附注】

①除氨过程中之所以要用水浴加热而不直接加热是为了防止水蒸发，除去氨水的目的则是为了使水和液体石蜡分层。

②由磁性颗粒（Fe_3O_4）、表面活性剂（油酸）和液体石蜡（载液，也称基液）组成。

③如果经过加热后的溶液静止十几分钟后不发生分层现象，则说明仍有氨水未除去，可将其再倒回烧杯中继续加热，直到发现明显的分层现象。

④用（强）磁场可以从磁流体样品中分离出表面活性剂修饰的磁性微粒。经溶剂洗涤或渗析可以除去多余的表面活性剂。所得表面活性剂修饰的磁性微粒可以分别再分散到合适的有机溶剂或水中，以做其他应用。

实验四十三 有机化合物的结构鉴定

【预习指导】

实验前认真复习有机化合物元素定性分析、物理常数测定方法及官能团性质等方面的内容，查阅有关手册，设计合理的实验方案，写出实验步骤及所用试剂。

【实验目的】

（1）系统复习有机化学实验的基本知识和基本操作。

（2）掌握初步的有机分析实验方法，设计鉴定未知样品结构的实验方案。

（3）通过实验验证所设计的实验方案，提高综合分析问题和实际操作能力。

【实验原理】

有机分析实验方法一般是根据元素定性分析结果确定某一有机化合物由哪些元素

组成，结合样品的溶解性、酸碱性及物理常数进行官能团性质试验。最后对样品作光谱鉴定，确定样品的分子结构式。依据有机分析实验方法，设计合理的鉴定未知样品结构的实验方案。

【实验内容】

1. 溶解性试验 取少量样品（固体样品应先研碎）置于试管中，加入一定量的溶剂，在25℃下，每隔5 min振摇试管0.5 min，30 min内观察溶解情况（溶解、略溶还是微溶）。

2. 酸碱性试验 取样品的水溶液，用石蕊试纸试验其酸碱性。

3. 物理常数测定 若为固体样品，则测定其熔点；若为液体样品，则测定其沸点和折光率；必要时测定样品旋光度。

4. 元素定性分析 钠熔法分解样品，检测样品是否含氮、硫、卤素等元素。

5. 官能团分析 根据样品的酸碱性、溶解性、外观和物理常数，查阅手册，初步确定样品可能为哪几类化合物，并据此设计化学分析方法，逐项进行官能团的鉴别试验。

6. 样品光谱解析 解析样品的IR和NMR谱图，推测样品的分子结构式。

7. 实验记录与结果 记录各项实验数据，写出完整的研究报告。

实验四十四 扑炎痛（苯乐来）的制备

【预习指导】

实验前认真复习有机化学中有关酰氯和酯的制备及减压蒸馏实验操作的内容，查阅有关资料，设计合理的实验方案，写出实验步骤。

【实验目的】

（1）由扑炎痛（苯乐来）制备原理设计实验方案。

（2）掌握酯化方法和无水操作的技能。

（3）巩固带有有害气体吸收装置的回流操作。

【实验原理】

扑炎痛（苯乐来）为消炎镇痛药，常以阿司匹林和扑热息痛（对乙酰氨基苯酚）为原料合成。阿司匹林与氯化亚砜反应制备乙酰水杨酰氯时以少量吡啶作催化剂，氯化亚砜过量20%左右以提高收率，过量氯化亚砜减压蒸馏除去；对乙酰氨基苯酚钠溶液冷却至10℃左右再缓慢滴加乙酰水杨酰氯的无水丙酮溶液，调节pH为9～10，控制反应温度为20～25℃；反应完毕（约2 h）抽滤，水洗至中性，烘干，得粗品，粗品可用95%乙醇溶液重结晶得精品，mp 174～178℃。反应如下：

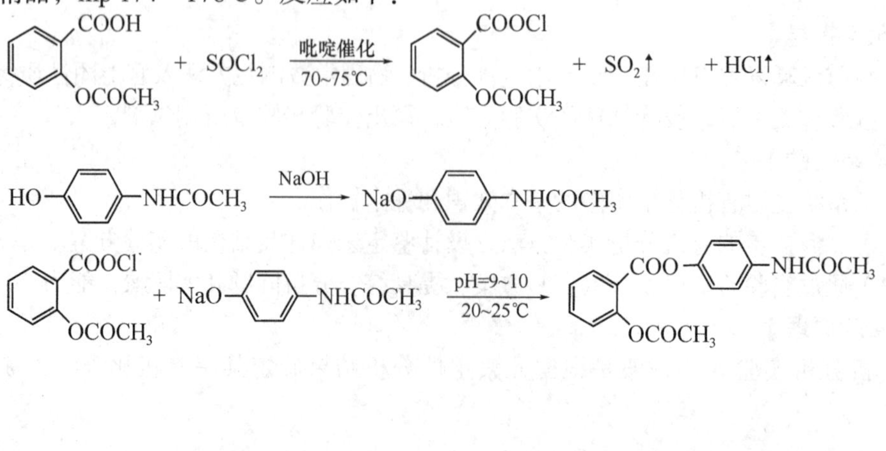

【实验内容】

（1）安装带有回流、干燥、测温、搅拌及气体吸收装置的无水实验仪器装置，制备乙酰水杨酰氯，减压蒸馏精制。

（2）中和反应制备对乙酰氨基苯酚钠溶液。

（3）安装带有恒压滴液漏斗（用于滴加溶于无水丙酮的乙酰水杨酰氯溶液于对乙酰氨基苯酚钠溶液中）、测温、搅拌的无水实验仪器装置，进行酯化反应。

（4）粗品用95%乙醇溶液重结晶精制。

（5）记录各项实验数据，写出完整的研究报告。

实验四十五　苯巴比妥的制备

【预习指导】

实验前认真复习有机化学中有关苯巴比妥制备的内容，查阅有关手册，设计合理的实验方案，写出实验步骤及所用仪器材料、试剂药品。

【实验目的】

（1）根据苯巴比妥制备原理设计实验方案。

（2）掌握酯化方法和减压蒸馏操作的技能。

（3）通过设计实验，提高实践和综合分析能力。

【实验原理】

苯巴比妥，即 5-乙基-5-苯基-2,4,6（1H,3H,5H）-嘧啶三酮，为白色有光泽的结晶性粉末，无臭，味微苦，饱和水溶液呈酸性，能溶解于乙醇、乙醚、氢氧化钠溶液或碳酸钠溶液，略溶于氯仿，极微溶解于水。熔点 174.5～178℃。为长效巴比妥类药物，具有镇静、催眠、抗惊厥作用。

苯巴比妥的合成主要采用工艺是：以苯乙酸乙酯为原料，在醇钠催化下，再与草酸乙酯进行 Claisen 酯缩合后，加热脱羧，制得 2-苯基丙二酸二乙酯，再经烃化引入乙基，最后与脲缩合，经酸化即得苯巴比妥（见图 7-2）。该工艺中主要中间体是苯丙二酸二乙酯。

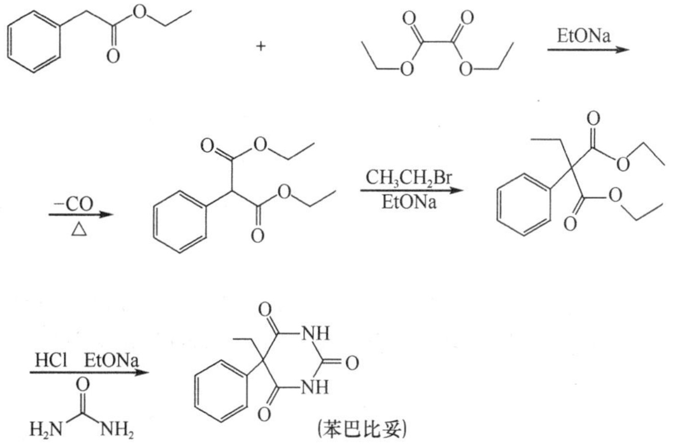

图 7-2　苯巴比妥合成工艺路线

【实验内容】

（1）安装带有回流冷凝、测温、搅拌的无水实验仪器装置，制备 2-苯基丙二酸二乙酯，减压蒸馏精制。

（2）烃化反应，引入乙基，制备苯基乙基丙二酸二乙酯。

（3）缩合反应，制备苯巴比妥。

（4）萃取，调节水层 pH，析出苯巴比妥固体。

（5）将粗品以 95%乙醇溶液重结晶，精制。

（6）实验记录与结果，记录各项实验数据，写出完整的研究报告。

实验四十六　香豆素的制备

【预习指导】

实验前认真复习有机化学中有关香豆素制备的内容，查阅有关手册，设计合理的实验方案，写出实验步骤及所用仪器材料、试剂药品。

【实验目的】

（1）学习利用 Perkin 反应制备香豆素的实验原理和方法。

（2）了解香豆素及其衍生物的性质与应用。

（3）熟练掌握有机实验的基本操作——回流冷凝、蒸馏。

【实验原理】

香豆素，又名 1,2-苯并吡喃酮，具有升华性的白色晶体，有香茅香气，并略有药香香韵。不溶于冷水，溶于热水、乙醇、乙醚、氯仿，熔点 68～73℃，沸点 298℃，密度 0.935 $g \cdot mL^{-1}$。香豆素常用作定香剂，用作配制化妆品，饮食、洗浴用品等的增香剂。在医药上，香豆素已衍生出许多产品，主要用于抗血小板凝聚、抗血栓和调节睡眠等。在农药上，基于香豆素合成了多种抗凝血型杀鼠剂。

香豆素的合成法中有四种较常用，如：Peckmann 反应、Perkin 反应、Knoevenagel 反应、Wintting 反应。其中，Perkin 反应最经典。Perkin 反应是以水杨醛、乙酸酐为主要原料，在乙酸钠的催化下缩合制得。工艺路线如图 7-3 所示。

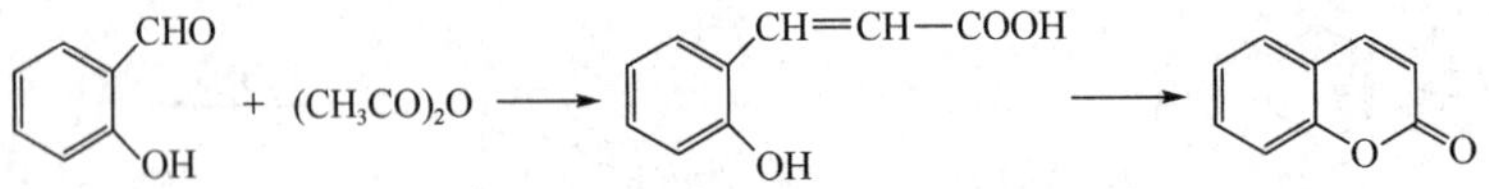

图 7-3　香豆素 Perkin 反应工艺路线

【实验内容】

（1）安装配有温度计、机械搅拌和分水回流装置的实验装置，制备香豆素，经减压蒸馏，得粗品。

（2）将粗品以 95%乙醇溶液重结晶并以活性碳脱色，得精制香豆素。

（3）实验记录与结果　记录各项实验数据，写出完整的研究报告。

主要参考文献

曹晓群，程岱峰，王玉民，等. 2003. 维生素 K_3 的合成研究. 山东化工，32（1）：3～4.

陈慧宗，刘永根. 2005. 龙脑合成方法的改进. 应用化学，22（5）：563～565.

陈佑宁. 2008. 乳酸正丁酯合成工艺的研究. 华工科技，16（3）：9～11.

陈忠平，陈君华，黎少君，等. 2005. 茶叶中提取咖啡因方法的改进. 安徽技术师范学院学报，19（1）：46～48.

丁长江. 2007. 有机化学实验. 北京：科学出版社.

复旦大学，武汉大学. 1993. 物理化学实验. 第2版. 北京：人民教育出版社.

顾明广，苏芳. 2012. 环己烯制备中几种催化剂比较. 广州化工，40（23）：87～88.

顾志红，张利民. 2005. 医学基础化学实验教程. 合肥：安徽科技出版社.

关鲁雄. 2002. 化学基本操作与物质制备实验. 长沙：中南大学出版社.

黄涛. 1983. 有机化学实验. 北京：高等教育出版社.

吉卯祉，葛正华. 2002. 有机化学实验. 北京：科学出版社.

兰州大学，复旦大学化学系有机化学教研室. 1978. 有机化学实验. 北京：人民教育出版社.

兰州大学，复旦大学化学系有机化学教研室. 1984. 有机化学实验. 北京：高等教育出版社.

李晖，弓巧娟. 2013. 传统环己烯制备实验的改进. 运城学院学报，31（5）：58～59.

李吉海. 2004. 基础化学实验（Ⅱ）—有机化学实验. 北京：化学工业出版社.

李三鸣. 2006. 物理化学实验. 北京：中国医药科技出版社.

林德杰. 2000. 无机化学实验. 上海：第二军医大学出版社.

刘玮炜. 2012. 药物合成反应实验. 北京：化学工业出版社.

罗一鸣，唐瑞仁. 2012. 有机化学试验与指导. 第2版. 长沙：中南大学出版社.

孟凡德. 2001. 医用基础化学实验. 北京：科学出版社.

庞茂林. 2002. 基础化学实验. 北京：人民卫生出版社.

庞茂林. 医用化学. 2001. 第4版. 北京：人民卫生出版社.

权南南. 维生素 K_3 合成的研究[硕士论文]. 上海：华东师范大学，2010.

山东农业大学，江西农业大学，安徽农学院. 1991. 有机化学实验. 北京：北京农业大学出版社.

盛野，王海晶，等. 2013. 甲基橙制备实验教学的探索与实践. 广州化工，41（4）：202～203.

宋光泉. 2009. 大学通用化学实验技术. 北京：高等教育出版社.

孙启凤，徐雪青，沈辉，等. 2005. 羧甲基壳聚糖改性水基 Fe_3O_4 磁性液体的研制. 材料科学与工程学报，23（6）：854～858.

唐玉海，刘芸. 2002. 有机化学实验. 西安：西安交通大学出版社.

王建平，田欣哲，等. 2003. 甲基橙制备实验的绿色化研究. 洛阳师范学院学报，（5）：127～128.

王莉华. 1993. 无机化学实验与指导. 北京：中国医药科技出版社.

王振亚，朱贞石，邢志东. 1989. 医学有机化学实验指导. 合肥：安徽教育出版社.

韦长梅. 2004. 2-硝基间苯二酚制备工艺的优化. 淮阴师范学院学报（自然科学版），3（2）：135～138.

韦正友，郭荷民. 2004. 医学有机化学实验教程. 合肥：安徽科技出版社.

魏青. 2013. 菊花形滤纸折叠探讨. 大学化学，28（2）：60.

吴泳. 1999. 大学化学新体系实验. 北京：科学出版社.

伍贤琨. 2000. 有机化学实验. 北京：中国医药科技出版社.

肖佳薇，朱团. 2013. 乙酰水杨酸制备实验的改进. 科技创新与应用，（26）：296.

杨水金. 1999. 乳酸正丁酯的合成. 陕西化工，28（4）：3～5.

杨义文. 2006. 稀土复合固体超强酸催化 α-蒎烯合成正龙脑. 国际网上化学学报，8（8）：51.

叶晓镭，韩彬. 2004. 阿司匹林制备实验的改进和充实. 实验室研究与探索，（4）：92～93.

曾小君. 2004. 从环己烯制备实验的改进谈化学实验的"绿色化". 实验室研究与探索，23（7）：69～71.

曾昭琼. 1994. 有机化学实验. 第2版. 北京：高等教育出版社.

张宝华，史兰香. 2008. 阿司匹林制备研究进展. 河北工业科技，25（2）：119～121.

张昌颖. 1987. 生物化学实验指导. 北京：人民卫生出版社.

张继武，华平. 2006. 利用鸡蛋壳制备葡萄糖酸钙的研究. 中国资源综合利用，24（9）：15～17.

张晶，石磊岭，李慧萍，等. 2010. 辣椒油树脂、辣椒红素及辣椒素提取工艺的研究. 食品科学，31（2）：60～62.

张利民. 2003. 无机化学实验. 北京：人民卫生出版社.

张荣泉. 2012. 分析化学实验. 北京：科学出版社.

章思规. 1991. 精细有机化学品技术手册. 北京：科学出版社.

赵复中. 1996. 基础化学实验. 南京：河海大学出版社.

周宁怀，王德琳. 1999. 微型有机化学实验. 北京：科学出版社.

周夏衍，夏春兰，楚延锋，等. 2006. 牛奶中酪蛋白和乳糖的分离及纯度测定. 大学化学，2006（3）：50～52.

Zhang L H，Chen Q Z. 1984. Chinese Journal of Organic Chemistry（Youji Huaxue），2：85～90.

附　录

附录一　常用干燥剂的性能及用途

干燥剂	吸水作用	吸水容量	干燥效能	干燥速度	应用范围
氯化钙	形成 $CaCl_2 \cdot nH_2O$ $n=1,2,4,6$	0.97 按六水氯化钙计	中等	较快*	不能干燥醇、酚、胺、酰胺及某些醛、酮或酸**。
硫酸镁	形成 $MgSO_4 \cdot nH_2O$ $n=1,2,4,5,6,7$	1.05 按七水硫酸镁计	较弱	较快	中性，范围广，可代替 $CaCl_2$，可干燥酯、醛、酮、腈、酰胺等 $CaCl_2$ 不能干燥的化合物。
硫酸钠	$Na_2SO_4 \cdot 10H_2O$	1.25	弱	缓慢	中性，常用于液体的初步干燥。
硫酸钙	$2CaSO_4 \cdot H_2O$	0.06	强	快	中性，常用于液体的最后干燥。
碳酸钾	$K_2CO_3 \cdot \frac{1}{2}H_2O$	0.20	较弱	慢	弱碱性，可用于干燥醇、酮、酯、胺及杂环等碱性化合物，不适于酸、酚及其他酸性物质。
氢氧化钾（钠）	溶于水	−	中等	快	强碱性，可用于干燥胺及杂环等碱性化合物，不适用于醇、酚、醛、酮、酸、酯等化合物。
金属钠	$2Na + 2H_2O \rightarrow 2NaOH + 2H_2\uparrow$	−	强	快	限于干燥醚、烃类中痕量水分。用时切成钠块或压成钠丝。
氧化钙	$CaO + H_2O \rightarrow Ca(OH)_2$	−	强	较快	适用于干燥低级醇类化合物
五氧化二磷	$P_2O_5 + 3H_2O \rightarrow 2H_3PO_4$	−	强	快***	适于干燥醚、烃、卤代烃、腈中的痕量水分。不适用于醇、酸、胺、酮等化合物。
分子筛	物理吸附	约0.25	强	快	适用于干燥各类有机化合物

* 吸水后表面为薄层液体所覆盖，故以放置时间长些为宜。

** 能与醇、酚、胺、酰胺及某些醛、酮形成配合物，因而不能用来干燥这些化合物；工业品中可能含氢氧化钙和碱或氧化钙，故不能用来干燥酸类。

*** 吸水后表面为粘浆液体所覆盖，操作不便

附录二　一些弱酸和弱碱的电离常数（25℃）

弱酸或弱碱	电离方程式	电离常数（K_a）	pK_a
砷酸	$H_3AsO_4 \rightleftharpoons H^+ + H_2AsO_4^-$	$K_{a1}=6.2\times10^{-3}$	$pK_{a1}=2.21$
	$H_2AsO_4^- \rightleftharpoons H^+ + HAsO_4^{2-}$	$K_{a2}=1.2\times10^{-7}$	$pK_{a2}=6.93$
	$HAsO_4^{2-} \rightleftharpoons H^+ + AsO_4^{3-}$	$K_{a3}=3.1\times10^{-12}$	$pK_{a3}=11.51$
硼酸	$H_3BO_3 + H_2O \rightleftharpoons H^+ + B(OH)_4^-$	$K_a=5.8\times10^{-10}$	$pK_a=9.24$
氢氰酸	$HCN \rightleftharpoons H^+ + CN^-$	$K_a=6.2\times10^{-10}$	$pK_a=9.21$
碳酸	$H_2CO_3 \rightleftharpoons H^+ + HCO_3^-$	$K_{a1}=4.5\times10^{-7}$	$pK_{a1}=6.35$
	$HCO_3^- \rightleftharpoons H^+ + CO_3^{2-}$	$K_{a2}=4.7\times10^{-11}$	$pK_{a2}=10.33$
铬酸	$H_2CrO_4 \rightleftharpoons H^+ + HCrO_4^-$	$K_{a1}=1.8\times10^{-1}$	$pK_{a1}=0.74$
	$HCrO_4^- \rightleftharpoons H^+ + CrO_4^{2-}$	$K_{a2}=3.2\times10^{-7}$	$pK_{a2}=6.49$
氢氟酸	$HF \rightleftharpoons H^+ + F^-$	$K_a=6.8\times10^{-4}$	$pK_a=3.17$
亚硝酸	$HNO_2 \rightleftharpoons H^+ + NO_2^-$	$K_a=7.1\times10^{-4}$	$pK_a=3.15$
磷酸	$H_3PO_4 \rightleftharpoons H^+ + H_2PO_4^-$	$K_{a1}=7.1\times10^{-3}$	$pK_{a1}=2.15$
	$H_2PO_4^- \rightleftharpoons H^+ + HPO_4^{2-}$	$K_{a2}=6.2\times10^{-8}$	$pK_{a2}=7.21$
	$HPO_4^{2-} \rightleftharpoons H^+ + PO_4^{3-}$	$K_{a3}=4.5\times10^{-13}$	$pK_{a3}=12.35$
亚磷酸	$H_3PO_3 \rightleftharpoons H^+ + H_2PO_3^-$	$K_{a1}=3.7\times10^{-2}$	$pK_{a1}=1.43$

续表

弱酸或弱碱	电离方程式	电离常数（K_a）	pK_a
	$H_2PO_3^- \rightleftharpoons H^+ + HPO_3^{2-}$	$K_{a2}=2.9\times10^{-7}$	$pK_{a2}=6.54$
硫酸	$HSO_4^- \rightleftharpoons H^+ + SO_4^{2-}$	$K_{a2}=1.0\times10^{-2}$	$pK_{a2}=2.0$
亚硫酸	$H_2SO_3 \rightleftharpoons H^+ + HSO_3^-$	$K_{a1}=1.2\times10^{-2}$	$pK_{a1}=1.92$
	$HSO_3^- \rightleftharpoons H^+ + SO_3^{2-}$	$K_{a2}=5.6\times10^{-8}$	$pK_{a2}=7.18$
氢硫酸	$H_2S \rightleftharpoons H^+ + S^-$	$K_{a1}=1.3\times10^{-7}$	$pK_{a1}=6.88$
	$HS^- \rightleftharpoons H^+ + S^{2-}$	$K_{a2}=7.1\times10^{-15}$	$pK_{a2}=14.15$
硫氰酸	$HSCN \rightleftharpoons H^+ + SCN^-$	$K_a=1.3\times10^{-1}$	$pK_a=0.89$
偏硅酸	$H_2SiO_3 \rightleftharpoons H^+ + HSiO_3^-$	$K_{a1}=1.7\times10^{-10}$	$pK_{a1}=9.77$
	$HSiO_3^- \rightleftharpoons H^+ + SiO_3^{2-}$	$K_{a2}=1.6\times10^{-12}$	$pK_{a2}=11.80$
甲酸	$HCOOH \rightleftharpoons H^+ + HCOO^-$	$K_a=1.8\times10^{-4}$	$pK_a=3.74$
乙酸	$CH_3COOH \rightleftharpoons H^+ + CH_3COO^-$	$K_a=1.8\times10^{-5}$	$pK_a=4.74$
乙二酸	$H_2C_2O_4 \rightleftharpoons H^+ + HC_2O_4^-$	$K_{a1}=5.6\times10^{-2}$	$pK_{a1}=1.25$
	$HC_2O_4^- \rightleftharpoons H^+ + C_2O_4^{2-}$	$K_{a2}=5.4\times10^{-5}$	$pK_{a2}=4.27$
乳酸	$CH_3CH(OH)COOH \rightleftharpoons H^+ + CH_3CH(OH)COO^-$	$K_a=1.4\times10^{-4}$	$pK_a=3.85$
苯甲酸	$C_6H_5COOH \rightleftharpoons H^+ + C_6H_5COO^-$	$K_a=6.3\times10^{-5}$	$pK_a=4.20$
氨水	$NH_3 + H_2O \rightleftharpoons NH_4^+ + OH^-$	$K_b=1.8\times10^{-5}$	$pK_b=4.74$
联氨（肼）	$H_2NNH_2 + H_2O \rightleftharpoons H_2NNH_3^+ + OH^-$	$K_{b1}=3.0\times10^{-6}$	$pK_{b1}=5.52$
	$H_2NNH_3^+ + H_2O \rightleftharpoons {}^+H_3NNH_3^+ + OH^-$	$K_{b2}=7.6\times10^{-15}$	$pK_{b2}=14.12$
甲胺	$CH_3NH_2 + H_2O \rightleftharpoons CH_3NH_3^+ + OH^-$	$K_b=4.2\times10^{-4}$	$pK_b=3.38$
乙胺	$C_2H_5NH_2 + H_2O \rightleftharpoons C_2H_5NH_3^+ + OH^-$	$K_b=5.6\times10^{-4}$	$pK_b=3.25$
苯胺	$C_6H_5NH_2 + H_2O \rightleftharpoons C_6H_5NH_3^+ + OH^-$	$K_b=4.2\times10^{-10}$	$pK_b=9.38$

附录三　不同温度下水的饱和蒸气压

温度（℃）	蒸气压（kPa）	温度（℃）	蒸气压（kPa）
0	0.61129	34	5.3229
1	0.65716	35	5.6267
2	0.70605	36	5.9453
3	0.75813	37	6.2795
4	0.81359	38	6.6298
5	0.87260	39	6.9969
6	0.93537	40	7.3814
7	1.0021	41	7.7840
8	1.0730	42	8.2054
9	1.1482	43	8.6463
10	1.2281	44	9.1075
11	1.3129	45	9.5898
12	1.4027	46	10.094
13	1.4979	47	10.620
14	1.5988	48	11.171
15	1.7056	49	11.745
16	1.8185	50	12.344
17	1.9380	52	13.623
18	2.0644	54	15.012

续表

温度（℃）	蒸气压（kPa）	温度（℃）	蒸气压（kPa）
19	2.1978	56	16.522
20	2.3388	58	18.159
21	2.4877	60	19.932
22	2.6447	63	22.868
23	2.8104	66	26.163
24	2.9850	69	29.852
25	3.1690	72	33.972
26	3.3629	76	40.205
27	3.5670	80	47.373
28	3.7818	84	55.585
29	4.0078	88	64.958
30	4.2455	92	75.614
31	4.4953	96	87.688
32	4.7578	100	101.325
33	5.0335	101	104.999

附录四　一些难溶电解质的溶度积常数

难溶电解质	溶度积常数（K_{sp}）	难溶电解质	溶度积常数（K_{sp}）
$AgBr$	5.0×10^{-13}	$CdCO_3$	5.2×10^{-12}
$AgCl$	1.8×10^{-10}	$CdC_2O_4 \cdot 3H_2O$	9.1×10^{-8}
$AgCN$	1.2×10^{-16}	$Cd(OH)_2$	2.8×10^{-14}
Ag_2CO_3	8.1×10^{-12}	$Cd_3(PO_4)_2$	2.5×10^{-33}
$Ag_2C_2O_4$	3.5×10^{-11}	CdS	8.0×10^{-27}
Ag_2CrO_4	1.2×10^{-12}	$CoCO_3$	1.4×10^{-13}
$Ag_2Cr_2O_7$	2.0×10^{-7}	$CoC_2O_4 \cdot 2H_2O$	6.3×10^{-8}
AgI	8.3×10^{-17}	$Co(OH)_2$（粉红，新沉淀）	1.6×10^{-15}
$AgOH$	2.0×10^{-8}	$Co(OH)_2$（粉红，陈化）	2.0×10^{-16}
Ag_3PO_4	1.4×10^{-16}	$Co(OH)_2$（蓝）	6.3×10^{-15}
Ag_2S	6.3×10^{-50}	$Co(OH)_3$	2.0×10^{-41}
$AgSCN$	1.0×10^{-12}	$Cr(OH)_3$	6.3×10^{-31}
Ag_2SO_4	1.4×10^{-5}	$CuBr$	5.3×10^{-9}
Ag_2SO_3	1.5×10^{-14}	CuC_2O_4	2.9×10^{-8}
$Al(OH)_3$	4.6×10^{-33}	$CuCl$	1.2×10^{-6}
$AlPO_4$	6.3×10^{-19}	$CuCN$	3.2×10^{-20}
Al_2S_3	2.0×10^{-7}	$CuCO_3$	2.3×10^{-10}
As_2S_3	2.1×10^{-33}	CuI	1.1×10^{-12}
$BaCO_3$	5.1×10^{-9}	$Cu(OH)_2$	4.8×10^{-20}
BaC_2O_4	1.6×10^{-7}	CuS	6.3×10^{-36}
$BaCrO_4$	1.2×10^{-10}	Cu_2S	2.5×10^{-48}
BaF_2	1.1×10^{-6}	$FeAsO_4$	5.7×10^{-21}
$Ba_3(PO_4)_2$	3.4×10^{-23}	$FeCO_3$	3.2×10^{-11}
$BaSO_4$	1.1×10^{-10}	$FeC_2O_4 \cdot 2H_2O$	3.0×10^{-7}

续表

难溶电解质	溶度积常数 (K_{sp})	难溶电解质	溶度积常数 (K_{sp})
$Bi(OH)_3$	4.0×10^{-31}	$Fe_4[Fe_4(CN)_6]_3$	3.0×10^{-41}
Bi_2S_3	1.0×10^{-97}	$Fe(OH)_2$	8.0×10^{-16}
$CaHPO_4$	2.7×10^{-7}	$Fe(OH)_3$	3.0×10^{-38}
$CaCO_3$	2.8×10^{-9}	$Fe(OH)_3$（陈化）	4.0×10^{-40}
$CaC_2O_4 \cdot H_2O$	4.0×10^{-9}	$FePO_4$	1.3×10^{-22}
CaF_2	2.7×10^{-11}	FeS	6.3×10^{-18}
$Ca_3(PO_4)_2$	2.0×10^{-29}	Hg_2Cl_2	1.3×10^{-18}
$CaCrO_4$	7.1×10^{-4}	Hg_2Br_2	5.6×10^{-23}
$Ca(OH)_2$	3.7×10^{-6}	Hg_2I_2	4.5×10^{-29}
$CaSO_4$	2.5×10^{-5}	HgI_2	2.82×10^{-29}
$CaSiO_3$	2.5×10^{-8}	$Hg_2(OH)_2$	2.0×10^{-24}
$Hg(OH)_2$	4.0×10^{-26}	PbC_2O_4	2.7×10^{-11}
HgS（红）	4.0×10^{-53}	$PbCrO_4$	2.8×10^{-13}
HgS（黑）	1.6×10^{-52}	PbF_2	2.7×10^{-8}
$Mg_3(AsO_4)_2$	2.1×10^{-20}	PbI_2	7.1×10^{-9}
$MgCO_3$	3.5×10^{-8}	$Pb(OH)_2$	1.2×10^{-15}
$MgCO_3 \cdot 3H_2O$	2.14×10^{-5}	$Pb(OH)_4$	3.2×10^{-66}
MgC_2O_4	8.6×10^{-5}	$Pb_3(PO_4)_2$	8.0×10^{-43}
MgF_2	6.5×10^{-9}	PbS	1.0×10^{-28}
$MgNH_4PO_4$	2.0×10^{-13}	$PbSO_4$	1.7×10^{-8}
$Mg(OH)_2$	6.0×10^{-10}	$Sb(OH)_3$	4.0×10^{-42}
$Mg(OH)_2$（陈化）	1.8×10^{-11}	Sb_2S_3	1.5×10^{-93}
$Mg_3(PO_4)_2 \cdot 8H_2O$	6.3×10^{-26}	$Sn(OH)_2$	1.4×10^{-28}
$MnCO_3$	1.8×10^{-11}	$Sn(OH)_4$	1.0×10^{-56}
$Mn(OH)_2$	1.9×10^{-13}	SnO_2	4.0×10^{-65}
MnS（粉红）	2.5×10^{-10}	SnS	1.0×10^{-25}
MnS（绿）	2.5×10^{-13}	SnS_2	2.0×10^{-27}
$Na_3[AlF_6]$	4.1×10^{-10}	$Sr_3(AsO_4)_2$	8.1×10^{-19}
$Na_2[SiF_6]$	2.8×10^{-4}	$SrCO_3$	1.1×10^{-10}
$Ni_3(AsO_4)_2$	3.1×10^{-26}	$SrCrO_4$	2.2×10^{-5}
$NiCO_3$	6.6×10^{-9}	$SrC_2O_4 \cdot H_2O$	1.6×10^{-7}
NiC_2O_4	4.0×10^{-10}	SrF_2	2.5×10^{-9}
$Ni(OH)_2$（新）	2.0×10^{-15}	$Sr(OH)_2$	3.2×10^{-4}
$Ni(OH)_2$（陈化）	6.0×10^{-18}	$Sr_3(PO_4)_2$	4.0×10^{-28}
$Ni_3(PO_4)_2$	5.0×10^{-31}	$SrSO_4$	3.2×10^{-7}
NiS（α）	3.2×10^{-19}	$Zn_3(AsO_4)_2$	1.3×10^{-28}
NiS（β）	1.0×10^{-24}	$ZnCO_3$	1.4×10^{-11}
NiS（γ）	2.0×10^{-26}	$ZnCrO_4 \cdot 2H_2O$	1.4×10^{-9}
$Pb_3(AsO_4)_2$	4.0×10^{-36}	$Zn(OH)_2$	2.1×10^{-16}
$PbBr_2$	4.0×10^{-5}	$Zn_3(PO_4)_2$	9.0×10^{-33}
$PbCl_2$	1.6×10^{-5}	ZnS（α）	1.6×10^{-24}
$PbCO_3$	7.4×10^{-14}	ZnS（β）	2.5×10^{-22}

附录五 一些配离子的稳定常数

金属离子	配体	配位数（n）	逐级稳定常数的对数（lgβ_n）
Ag^+		1, 2	3.24, 7.05
Au^{3+}		4	10.3
Cd^{2+}		1, 2, 3, 4, 5, 6	2.65, 4.75, 6.19, 7.12, 6.80, 5.14
Co^{2+}		1, 2, 3, 4, 5, 6	2.11, 3.74, 4.79, 5.55, 5.73, 5.11
Co^{3+}	NH_3	1, 2, 3, 4, 5, 6	6.7, 14.0, 20.1, 25.7, 30.8, 35.2
Cu^+		1, 2	5.93, 10.86
Cu^{2+}		1, 2, 3, 4, 5	4.31, 7.98, 11.02, 13.32, 12.86
Ni^{2+}		1, 2, 3, 4, 5, 6	2.80, 5.04, 6.77, 7.96, 8.71, 8.74
Zn^{2+}		1, 2, 3, 4	2.37, 4.81, 7.31, 9.46
Fe^{3+}		1	3.2
Hg^{2+}	$CH_3CO_2^-$	2	8.43
Pb^{2+}		1, 2, 3, 4	2.5, 4.0, 6.4, 8.5
Cu^{2+}		1, 2	6.16, 8.50
Fe^{2+}		1, 2, 3	2.90, 4.52, 5.22
Fe^{3+}	$C_2O_4^{2-}$	1, 2, 3	9.40, 16.2, 20.2
Hg^{2+}		2	6.98
Ni^{2+}		1, 2, 3	5.30, 7.64, 8.50
Zn^{2+}		1, 2, 3	4.89, 7.60, 8.15
Ag^+		1, 2	3.04, 5.04
Au^{3+}		2	9.80
Bi^{3+}		1, 2, 3, 4	2.44, 4.74, 5.04, 5.64
Cd^{2+}		1, 2, 3, 4	1.95, 2.50, 2.60, 2.80
Cu^+	Cl^-	2	5.50
Hg^{2+}		1, 2, 3, 4	6.74, 13.22, 14.07, 15.07
Pt^{2+}		1, 2, 3	11.5, 14.5, 16.0
Sb^{3+}		1, 2, 3, 4	2.26, 3.49, 4.18, 4.72
Ag^+		2, 3, 4	21.1, 21.7, 20.6
Au^+		2	38.3
Co^{3+}		6	64.0
Cu^+		2, 3, 4	24.0, 28.59, 30.30
Cu^{2+}		4	27.3
Fe^{2+}	CN^-	6	35.0
Fe^{3+}		6	42.0
Hg^{2+}		4	41.4
Ni^{2+}		4	31.3
Zn^{2+}		4	16.7
Ag^+		1	7.32
Al^{3+}		1	16.1
Ba^{2+}		1	7.78
Bi^{3+}	EDTA	1	27.8
Ca^{2+}		1	11.0
Cd^{2+}		1	16.4

续表

金属离子	配体	配位数（n）	逐级稳定常数的对数（$\lg\beta_n$）
Co^{2+}		1	16.3
Co^{3+}		1	36.0
Cr^{3+}		1	23.0
Cu^{2+}		1	18.7
Fe^{2+}		1	14.3
Fe^{3+}	EDTA	1	24.2
Hg^{2+}		1	21.8
Mg^{2+}		1	8.64
Na^+		1	1.66
Ni^{2+}		1	18.6
Pb^{2+}		1	18.3
Sn^{2+}		1	22.1
Zn^{2+}		1	16.4
Al^{3+}	F^-	1, 2, 3, 4, 5, 6	6.10, 11.15, 15.00, 17.75, 19.37, 19.84
Fe^{3+}		1, 2, 3	5.28, 9.30, 12.06
Ag^+		1, 2, 3	6.58, 11.74, 13.68
Bi^{3+}	I^-	1, 3, 4, 5	3.63, 14.95, 16.80, 18.80
Cd^{2+}		1, 2, 3, 4	2.10, 3.43, 4.49, 5.41
Hg^{2+}		1, 2, 3, 4	12.87, 23.82, 27.60, 29.83
Ag^+		1, 2	4.70, 7.70
Co^{3+}		1, 2, 3	5.91, 10.6, 13.9
Cu^{2+}	$H_2NCH_2CH_2NH_2$	1, 2, 3	10.7, 20.0, 21.0
Ni^{2+}		3	18.3
Zn^{2+}		1, 2, 3	10.7, 20.0, 21.0
Ag^+		1, 2	2.00, 3.99
Al^{3+}		1, 4	9.27, 33.03
Bi^{3+}		1, 2, 4	12.7, 15.8, 35.2
Cd^{2+}		1, 2, 3, 4	4.17, 8.33, 9.02, 8.62
Cu^{2+}		1, 2, 3, 4	7.00, 13.68, 17.00, 18.50
Fe^{2+}		1, 2, 3, 4	5.56, 9.77, 9.67, 8.58
Fe^{3+}	OH^-	1, 2, 3	11.87, 21.17, 29.67
Hg^{2+}		1, 2, 3	10.6, 21.8, 20.9
Mg^+		1	2.58
Ni^{2+}		1, 2, 3	4.97, 8.55, 11.33
Pb^{2+}		1, 2, 3, 6	7.82, 10.85, 14.58, 61.0
Sn^{2+}		1, 2, 3	10.60, 20.93, 25.38
Zn^{2+}		1, 2, 3, 4	4.40, 11.30, 14.14, 17.66
Ag^+		2, 3, 4	7.57, 9.08, 10.08
Au^+		2, 4	23.0, 42.0
Cd^{2+}	SCN^-	1, 2, 3, 4	1.39, 1.98, 2.58, 3.6
Co^{2+}		4	3.00
Fe^{3+}		1, 2	2.95, 3.36
Hg^{2+}		2, 4	17.47, 21.23

续表

金属离子	配体	配位数（n）	逐级稳定常数的对数（$\lg\beta_n$）
Ag^+		1，2	8.82，13.46
Cu^+	$S_2O_3^{2-}$	1，2，3	10.27，12.22，13.84
Hg^{2+}		2，3，4	29.44，31.90，33.24
Ag^+		2，3，4	21.1，21.7，20.6
Au^+		2	38.3
Co^{3+}		6	64.0
Cu^+		2，3，4	24.0，28.59，30.30
Cu^{2+}		4	27.3
Fe^{2+}	CN^-	6	35.0
Fe^{3+}		6	42.0
Hg^{2+}		4	41.4
Ni^{2+}		4	31.3
Zn^{2+}		4	16.7
Al^{3+}	F^-	1，2，3，4，5，6	6.10，11.15，15.00，17.75，19.37，19.84
Fe^{3+}		1，2，3	5.28，9.30，12.06
Ag^+		1，2，3	6.58，11.74，13.68
Bi^{3+}	I^-	1，3，4，5	3.63，14.95，16.80，18.80
Cd^{2+}		1，2，3，4	2.10，3.43，4.49，5.41
Hg^{2+}		1，2，3，4	12.87，23.82，27.60，29.83

注：逐级稳定常数用 β_1，β_2，……等来表示。所有逐级稳定常数的乘积即稳定常数 $K_稳$。用式子表达为 $K_稳 = \beta_n$

附录六　常用的标准电极电势（298.16K）

1. 在酸性溶液中

电极反应	E/V	电极反应	E/V
$Ag^+ + e^- = Ag$	0.799 6	$Cd^{2+} + 2e^- = Cd（Hg）$	−0.3521
$Ag^{2+} + e^- = Ag^+$	1.980	$Ce^{3+} + 3e^- = Ce$	−2.483
$AgAc + e^- = Ag + Ac^-$	0.643	$Cl_2（g） + 2e^- = 2Cl^-$	1.35827
$AgBr + e^- = Ag + Br^-$	0.071 33	$HClO + H^+ + e^- = 1/2Cl_2 + H_2O$	1.611
$Ag_2BrO_3 + e^- = 2Ag + BrO_3^-$	0.546	$HClO + H^+ + 2e^- = Cl^- + H_2O$	1.482
$Ag_2C_2O_4 + 2e^- = 2Ag + C_2O_4^{2-}$	0.464 7	$ClO_2 + H^+ + e^- = HClO_2$	1.277
$AgCl + e^- = Ag + Cl^-$	0.22233	$HClO_2 + 2H^+ + 2e^- = HClO + H_2O$	1.645
$Ag_2CO_3 + 2e^- = 2Ag + CO_4^{2-}$	0.47	$HClO_2 + 3H^+ + 3e^- = 1/2Cl_2 + 2H_2O$	1.628
$Ag_2CrO_4 + 2e^- = 2Ag + CrO_4^{2-}$	0.447 0	$HClO_2 + 3H^+ + 4e^- = Cl^- + 2H_2O$	1.570
$AgF + e^- = Ag + F^-$	0.779	$ClO_3^- + 2H^+ + e^- = ClO_2 + H_2O$	1.152
$AgI + e^- = Ag + I^-$	−0.152 24	$ClO_4^- + 3H^+ + 2e^- = HClO_2 + H_2O$	1.214
$Ag_2S + 2H + 2e^- = 2Ag + H_2S$	−0.036 6	$ClO_3^- + 6H^+ + 5e^- = 1/2Cl_2 + 3H_2O$	1.47
$AgSCN + e^- = Ag + SCN^-$	0.089 51	$ClO_3^- + 6H^+ + 6e^- = Cl^- + 3H_2O$	1.451
$Ag_2SO_4 + 2e^- = 2Ag + SO_4^{2-}$	0.654	$ClO_4^- + 2H^+ + 2e^- = ClO_3^- + H_2O$	1.189
$Al^{3+} + 3e^- = Al$	−1.662	$ClO_4^- + 8H^+ + 7e^- = 1/2Cl_2 + 4H_2O$	1.39
$AlF_4^{2-} + 3e^- = Al + 6F^-$	−2.069	$ClO_4^- + 8H^+ + 8e^- = Cl^- + 4H_2O$	1.389
$As_2O_3 + 6H^+ + 6e^- = 2As + 3H_2O$	0.234	$Co^{2+} + 2e^- = Co$	−0.28

电极反应	E/V	电极反应	E/V
$HAsO_2+3H^++3e^-=As+2H_2O$	0.248	$Co^{3+}+e^-=Co^{2+}$（$2mol \cdot L^{-1} H_2SO_4$）	1.83
$H_3AsO_4+2H^++2e^-=HAsO_2+2H_2O$	0.560	$CO_2+2H^++2e^-=HCOOH$	−0.199
$Au^++e^-=Au$	1.692	$Cr^{2+}+2e^-=Cr$	−0.913
$Au^{3+}+3e^-=Au$	1.498	$Cr^{3+}+e^-=Cr^{2+}$	−0.407
$AuCl_4^-+3e^-=Au+4Cl^-$	1.002	$Cr^{3+}+3e^-=Cr$	−0.744
$Au^{3+}+2e^-=Au^+$	1.401	$Cr_2O_7^{2-}+14H^++6e^-=2Cr^{3+}+7H_2O$	1.232
$H_3BO_3+3H^++3e^-=B+3H_2O$	−0.869 8	$HCrO_4^-+7H^++3e^-=Cr^{3+}+4H_2O$	1.350
$Ba^{2+}+2e^-=Ba$	−2.912	$Cu^++e^-=Cu$	0.521
$Ba^{2+}+2e^-=Ba$（Hg）	−1.570	$Cu^{2+}+e^-=Cu^+$	0.153
$Be^{2+}+2e^-=Be$	−1.847	$Cu^{2+}+2e^-=Cu$	0.3419
$BiCl_4^-+3e^-=Bi+4Cl^-$	0.16	$CuCl+e^-=Cu+Cl^-$	0.124
$Bi_2O_4+4H^++2e^-=2BiO^++2H_2O$	1.593	$F_2+2H^++2e^-=2HF$	3.053
$BiO^++2H^++3e^-=Bi+H_2O$	0.320	$F_2+2e^-=2F^-$	2.866
$BiOCl+2H^++3e^-=Bi+Cl^-+H_2O$	0.158 3	$Fe^{2+}+2e^-=Fe$	−0.447
Br_2（aq）$+2e^-=2Br^-$	1.087 3	Br_2（l）$+2e^-=2Br^-$	1.066
$HBrO+H^++2e^-=Br^-+H_2O$	1.331	$Fe^{3+}+3e^-=Fe$	−0.037
$HBrO+H^++e^-=1/2Br_2$（aq）$+H_2O$	1.574	$Fe^{3+}+e^-=Fe^{2+}$	0.771
$HBrO+H^++e^-=1/2Br_2$（l）$+H_2O$	1.596	$[Fe（CN）_6]^{3-}+e^-=[Fe（CN）_6]^{4-}$	0.358
$BrO_3^-+6H^++5e^-=1/2Br_2+3H_2O$	1.482	$FeO_4^{2-}+8H^++3e^-=Fe^{3+}+4H_2O$	2.20
$BrO_3^-+6H^++6e^-=Br^-+3H_2O$	1.423	$Ga^{3+}+3e^-=Ga$	−0.560
$Ca^{2+}+2e^-=Ca$	−2.868	$2H^++2e^-=H_2$	0.00000
$Cd^{2+}+2e^-=Cd$	−0.4030	H_2（g）$+2e^-=2H^-$	−2.23
$CdSO_4+2e^-=Cd+SO_4^{2-}$	−0.246	$HO_2+H^++e^-=H_2O_2$	1.495
$H_2O_2+2H^++2e^-=2H_2O$	1.776	$O_2+4H^++4e^-=2H_2O$	1.229
$Hg^{2+}+2e^-=Hg$	0.851	O（g）$+2H^++2e^-=H_2O$	2.421
$2Hg^{2+}+2e^-=Hg_2^{2+}$	0.920	$O_3+2H^++2e^-=O_2+H_2O$	2.076
$Hg_2^{2+}+2e^-=2Hg$	0.797 3	P（red）$+3H^++3e^-=PH_3$（g）	−0.111
$Hg_2Br_2+2e^-=2Hg+2Br^-$	0.139 23	P（white）$+3H^++3e^-=PH_3$（g）	−0.063
$Hg_2Cl_2+2e^-=2Hg+2Cl^-$	0.268 08	$H_3PO_2+H^++e^-=P+2H_2O$	−0.508
$Hg_2I_2+2e^-=2Hg+2I^-$	−0.040 5	$H_3PO_3+2H^++2e^-=H_3PO_2+H_2O$	−0.499
$Hg_2SO_4+2e^-=2Hg+SO_4^{2-}$	0.612 5	$H_3PO_3+3H^++3e^-=P+3H_2O$	−0.454
$I_2+2e^-=2I^-$	0.535 5	$H_3PO_4+2H^++2e^-=H_3PO_3+H_2O$	−0.276
$I_3^-+2e^-=3I^-$	0.536	$Pb^{2+}+2e^-=Pb$	−0.126 2
$H_5IO_6+H^++2e^-=IO_3^-+3H_2O$	1.601	$PbBr_2+2e^-=Pb+2Br^-$	−0.284
$2HIO+2H^++2e^-=I_2+2H_2O$	1.439	$PbCl_2+2e^-=Pb+2Cl^-$	−0.267 5
$HIO+H^++2e^-=I^-+H_2O$	0.987	$PbF_2+2e^-=Pb+2F^-$	−0.344 4
$2IO_3^-+12H^++10e^-=I_2+6H_2O$	1.195	$PbI_2+2e^-=Pb+2I^-$	−0.365
$IO_3^-+6H^++6e^-=I^-+3H_2O$	1.085	$PbO_2+4H^++2e^-=Pb^{2+}+2H_2O$	1.455
$In^{3+}+2e^-=In^+$	−0.443	$PbO_2+SO_4^{2-}+4H^++2e^-=PbSO_4+2H_2O$	1.691 3
$In^{3+}+3e^-=In$	−0.338 2	$PbSO_4+2e^-=Pb+SO_4^{2-}$	−0.358 8
$Ir^{3+}+3e^-=Ir$	1.159	$Pd^{2+}+2e^-=Pd$	0.951
$K^++e^-=K$	−2.931	$PdCl_4^{2-}+2e^-=Pd+4Cl^-$	0.591

续表

电极反应	E/V	电极反应	E/V
$La^{3+}+3e^-=La$	−2.522	$Pt^{2+}+2e^-=Pt$	1.118
$Li^++e^-=Li$	−3.040 1	$Rb^++e^-=Rb$	−2.98
$Mg^{2+}+2e^-=Mg$	−2.372	$Re^{3+}+3e^-=Re$	0.300
$Mn^{2+}+2e^-=Mn$	−1.185	$S+2H^++2e^-=H_2S\ (aq)$	0.142
$Mn^{3+}+e^-=Mn^{2+}$	1.5415	$S_2O_6^{2-}+4H^++2e^-=2H_2SO_3$	0.564
$MnO_2+4H^++2e^-=Mn^{2+}+2H_2O$	1.224	$S_2O_8^{2-}+2e^-=2SO_4^{2-}$	2.010
$MnO_4^-+e^-=MnO_4^{2-}$	0.558	$S_2O_8^{2-}+2H^++2e^-=2HSO_4^-$	2.123
$MnO_4^-+4H^++3e^-=MnO_2+2H_2O$	1.679	$2H_2SO_3+H^++2e^-=HSO_4^-+2H_2O$	−0.056
$MnO_4^-+8H^++5e^-=Mn^{2+}+4H_2O$	1.507	$H_2SO_3+4H^++4e^-=S+3H_2O$	0.449
$MO^{3+}+3e^-=MO$	−0.200	$SO_4^{2-}+4H^++2e^-=H_2SO_3+H_2O$	0.172
$N_2+2H_2O+6H^++6e^-=2NH_4OH$	0.092	$2SO_4^{2-}+4H^++2e^-=S_2O_6^{2-}+2H_2O$	−0.22
$3N_2+2H^++2e^-=2NH_3\ (aq)$	−3.09	$Sb+3H^++3e^-=2SbH_3$	−0.510
$N_2O+2H^++2e^-=N_2+H_2O$	1.766	$Sb_2O_3+6H^++6e^-=2Sb+3H_2O$	0.152
$N_2O_4+2e^-=2NO_2^-$	0.867	$Sb_2O_5+6H^++4e^-=2SbO^++3H_2O$	0.581
$N_2O_4+2H^++2e^-=2HNO_2$	1.065	$SbO^++2H^++3e^-=Sb+H_2O$	0.212
$N_2O_4+4H^++4e^-=2NO+2H_2O$	1.035	$Sc^{3+}+3e^-=Sc$	−2.077
$Nb^{3+}+3e^-=Nb$	−1.1	$Sr^++e^-=Sr$	−4.10
$Ni^{2+}+2e^-=Ni$	−0.257	$Sr^{2+}+2e^-=Sr$	−2.89
$NiO_2+4H^++2e^-=Ni^{2+}+2H_2O$	1.678	$Sr^{2+}+2e^-=Sr\ (Hg)$	−1.793
$O_2+2H^++2e^-=H_2O_2$	0.695	$Te+2H^++2e^-=H_2Te$	−0.793
$Te^{4+}+4e^-=Te$	0.568	$V^{3+}+e^-=V^{2+}$	−0.255
$TeO_2+4H^++4e^-=Te+2H_2O$	0.593	$VO^{2+}+2H^++e^-=V^{3+}+H_2O$	0.337
$TeO_4^-+8H^++7e^-=Te+4H_2O$	0.472	$VO_2^++2H^++e^-=VO^{2+}+H_2O$	0.991
$H_6TeO_6+2H^++2e^-=TeO_2+4H_2O$	1.02	$V\ (OH)_4^++2H^++e^-=VO^{2+}+3H_2O$	1.00
$Th^{4+}+4e^-=Th$	−1.899	$V\ (OH)_4^++4H^++5e^-=V+4H_2O$	−0.254
$Ti^{2+}+2e^-=Ti$	−1.630	$W_2O_5+2H^++2e^-=2WO_2+H_2O$	−0.031
$Ti^{3+}+e^-=Ti^{2+}$	−0.368	$WO_2+4H^++4e^-=W+2H_2O$	−0.119
$TiO^{2+}+2H^++e^-=Ti^{3+}+H_2O$	0.099	$WO_3+6H^++6e^-=W+3H_2O$	−0.090
$TiO_2+4H^++2e^-=Ti^{2+}+2H_2O$	−0.502	$2WO_3+2H^++2e^-=W_2O_5+H_2O$	−0.029
$Tl^++e^-=Tl$	−0.336	$Y^{3+}+3e^-=Y$	−2.37
$V^{2+}+2e^-=V$	−1.175	$Zn^{2+}+2e^-=Zn$	−0.761 8

2. 在碱性溶液中

电极反应	E/V	电极反应	E/V
$AgCN+e^-=Ag+CN^-$	−0.017	$Cu\ (OH)_2+2e^-=Cu+2OH^-$	−0.222
$[Ag\ (CN)_2]^-+e^-=Ag+2CN^-$	−0.31	$2Cu\ (OH)_2+2e^-=Cu_2O+2OH^-+H_2O$	−0.080
$Ag_2O+H_2O+2e^-=2Ag+2OH^-$	0.342	$[Fe\ (CN)_6]^{3-}+e^-=[Fe\ (CN)_6]^{4-}$	0.358
$2AgO+H_2O+2e^-=Ag_2O+2OH^-$	0.607	$Fe\ (OH)_3+e^-=Fe\ (OH)_2+OH^-$	−0.56
$Ag_2S+2e^-=2Ag+S^{2-}$	−0.691	$H_2GaO_3^-+H_2O+3e^-=Ga+4OH^-$	−1.219
$H_2AlO_3^-+H_2O+3e^-=Al+4OH^-$	−2.33	$2H_2O+2e^-=H_2+2OH^-$	−0.827 7
$AsO_2^-+2H_2O+3e^-=As+4OH^-$	−0.68	$Hg_2O+H_2O+2e^-=2Hg+2OH^-$	0.123
$AsO_4^{3-}+2H_2O+2e^-=AsO_2^-+4OH^-$	−0.71	$HgO+H_2O+2e^-=Hg+2OH^-$	0.097 7

电极反应	E/V	电极反应	E/V
$H_2BO_3^- + 5H_2O + 8e^- = BH_4^- + 8OH^-$	-1.24	$H_3IO_3^{2-} + 2e^- = IO_3^- + 3OH^-$	0.7
$H_2BO_3^- + H_2O + 3e^- = B + 4OH^-$	-1.79	$IO^- + H_2O + 2e^- = I^- + 2OH^-$	0.485
$Ba(OH)_2 + 2e^- = Ba + 2OH^-$	-2.99	$IO_3^- + 2H_2O + 4e^- = IO^- + 4OH^-$	0.15
$Be_2O_3^{2-} + 3H_2O + 4e^- = 2Be + 6OH^-$	-2.63	$IO_3^- + 3H_2O + 6e^- = I^- + 6OH^-$	0.26
$Bi_2O_3 + 3H_2O + 6e^- = 2Bi + 6OH^-$	-0.46	$Ir_2O_3 + 3H_2O + 6e^- = 2Ir + 6OH^-$	0.098
$BrO^- + H_2O + 2e^- = Br^- + 2OH^-$	0.761	$La(OH)_3 + 3e^- = La + 3OH^-$	-2.90
$BrO_3^- + 3H_2O + 6e^- = Br^- + 6OH^-$	0.61	$Mg(OH)_2 + 2e^- = Mg + 2OH^-$	-2.690
$Ca(OH)_2 + 2e^- = Ca + 2OH^-$	-3.02	$MnO_4^- + 2H_2O + 3e^- = MnO_2 + 4OH^-$	0.595
$Ca(OH)_2 + 2e^- = Ca(Hg) + 2OH^-$	-0.809	$MnO_4^{2-} + 2H_2O + 2e^- = MnO_2 + 4OH^-$	0.60
$ClO^- + H_2O + 2e^- = Cl^- + 2OH^-$	0.81	$Mn(OH)_2 + 2e^- = Mn + 2OH^-$	-1.56
$ClO_2^- + H_2O + 2e^- = ClO^- + 2OH^-$	0.66	$Mn(OH)_3 + e^- = Mn(OH)_2 + OH^-$	0.15
$ClO_2^- + 2H_2O + 4e^- = Cl^- + 4OH^-$	0.76	$2NO + H_2O + 2e^- = N_2O + 2OH^-$	0.76
$ClO_3^- + H_2O + 2e^- = ClO_2^- + 2OH^-$	0.33	$NO_2^- + H_2O + e^- = NO + 2OH^-$	-0.46
$ClO_3^- + 3H_2O + 6e^- = Cl^- + 6OH^-$	0.62	$2NO_2^- + 2H_2O + 4e^- = N_2^- + 4OH^-$	-0.18
$ClO_4^- + H_2O + 2e^- = ClO_3^- + 2OH^-$	0.36	$2NO_2^- + 3H_2O + 4e^- = N_2O + 6OH^-$	0.15
$[Co(NH_3)_6]^{3+} + e^- = [Co(NH_3)_6]^{2+}$	0.108	$NO_2^- + H_2O + 2e^- = NO_2^- + 2OH^-$	0.01
$Co(OH)_2 + 2e^- = Co + 2OH^-$	-0.73	$2NO_2^- + 2H_2O + 2e^- = N_2O_4 + 4OH^-$	-0.85
$Co(OH)_3 + e^- = Co(OH)_2 + OH^-$	0.17	$Ni(OH)_2 + 2e^- = Ni + 2OH^-$	-0.72
$CrO_2^- + 2H_2O + 3e^- = Cr + 4OH^-$	-1.2	$NiO_2 + 2H_2O + 2e^- = Ni(OH)_2 + 2OH^-$	-0.490
$CrO_4^{2-} + 4H_2O + 3e^- = Cr(OH)_3 + 5OH^-$	-0.13	$O_2 + H_2O + 2e^- = HO_2^- + OH^-$	-0.076
$Cr(OH)_3 + 3e^- = Cr + 3OH^-$	-1.48	$O_2 + 2H_2O + 2e^- = H_2O_2 + 2OH^-$	-0.146
$Cu^2 + 2CN^- + e^- = [Cu(CN)_2]^-$	1.103	$O_2 + 2H_2O + 4e^- = 4OH^-$	0.401
$[Cu(CN)_2]^- + e^- = Cu + 2CN^-$	-0.429	$O_3 + H_2O + 2e^- = O_2 + 2OH^-$	1.24
$Cu_2O + H_2O + 2e^- = 2Cu + 2OH^-$	-0.360	$HO_2^- + H_2O + 2e^- = 3OH^-$	0.878
$P + 3H_2O + 3e^- = PH_3(g) + 3OH^-$	-0.87	$2SO_3^{2-} + 3H_2O + 4e^- = S_2O_3^{2-} + 6OH^-$	-0.571
$H_2PO_2^- + e^- = P + 2OH^-$	-1.82	$SO_4^{2-} + H_2O + 2e^- = SO_3^{2-} + 2OH^-$	-0.93
$HPO_3^{2-} + 2H_2O + 2e^- = H_2PO_2^- + 3OH^-$	-1.65	$SbO_2^- + 2H_2O + 3e^- = Sb + 4OH^-$	-0.66
$HPO_3^{2-} + 2H_2O + 3e^- = P + 5OH^-$	-1.71	$SbO_3^- + H_2O + 2e^- = SbO_2^- + 2OH^-$	-0.59
$PO_4^{3-} + 2H_2O + 2e^- = HPO_3^{2-} + 3OH^-$	-1.05	$SeO_3^{2-} + 3H_2O + 4e^- = Se + 6OH^-$	-0.366
$PbO + H_2O + 2e^- = Pb + 2OH^-$	-0.580	$SeO_4^{2-} + H_2O + 2e^- = SeO_3^{2-} + 2OH^-$	0.05
$HPbO_2^- + H_2O + 2e^- = Pb + 3OH^-$	-0.537	$SiO_3^{2-} + 3H_2O + 4e^- = Si + 6OH^-$	-1.697
$PbO_2 + H_2O + 2e^- = PbO + 2OH^-$	0.247	$HSnO_2^- + H_2O + 2e^- = Sn + 3OH^-$	-0.909
$Pd(OH)_2 + 2e^- = Pd + 2OH^-$	0.07	$Sn(OH)_3^{2-} + 2e^- = HSnO_2^- + 3OH^- + H_2O$	-0.93
$Pt(OH)_2 + 2e^- = Pt + 2OH^-$	0.14	$Sr(OH) + 2e^- = Sr + 2OH^-$	-2.88
$ReO_4^- + 4H_2O + 7e^- = Re + 8OH^-$	-0.584	$Te + 2e^- = Te^{2-}$	-1.143
$S + 2e^- = S^{2-}$	-0.47627	$TeO_3^{2-} + 3H_2O + 4e^- = Te + 6OH^-$	-0.57
$S + H_2O + 2e^- = HS^- + OH^-$	-0.478	$Th(OH)_4 + 4e^- = Th + 4OH^-$	-2.48
$2S + 2e^- = S_2^{2-}$	-0.42836	$Tl_2O_3 + 3H_2O + 3e^- = 2Tl^+ + 6OH^-$	0.02
$S_4O_6^{2-} + 2e^- = 2S_2O_3^{2-}$	0.08	$ZnO_2^{2-} + 2H_2O + 2e^- = Zn + 4OH^-$	-1.215
$2SO_3^{2-} + 2H_2O + 2e^- = S_2O_4^{2-} + 4OH^-$	-1.12		

附录七 常用有机化合物的物理常数

名称	相对分子质量	介电常数	相对密度（ρ_4^{20}）	沸点	熔点	溶解度（25℃）	与水共沸物	
							沸点	含水量*
甲醇	32	32.7	0.79	65	−98	∞	无	无
乙腈	41	37.5	0.78	82	−44	∞	77	16
乙醇	46	24.6	0.79	78	−114	∞	78	4
甲酸	46	58.5	1.22	101	8	∞	107	26
丙酮	58	20.7	0.79	56	−95	∞	无	无
丙醇	60	20.3	0.80	97	−126	∞	88	28
异丙醇	60	19.9	0.79	82	−88	∞	80	12
乙酸	60	6.2	1.05	118	17	∞	无	无
戊烷	72	1.8	0.63	36	−130	不溶	35	1
正丁醇	74	17.5	0.81	118	−89	7.45	93	43
乙醚	74	4.3	0.71	35	−116	6.0	34	1
二硫化碳	76	2.6	1.26	46	−111	0.29**	44	2
苯	78	2.3	0.88	80	5.5	0.18	69	9
吡啶	79	12.4	0.98	115	−42	∞	94	42
环己烷	84	2.0	0.78	81	6.5	0.01	70	8
二氯甲烷	85	8.9	1.33	40	−95	1.3	39	2
己烷	86	1.9	0.66	69	−95	不溶	62	6
乙酸乙酯	88	6.0	0.90	77	−84	8.1	71	8
甲苯	92	2.4	0.87	111	−95	0.05	85	20
甘油	92	42.5	1.26	290	18	∞	无	无
三乙胺	101	2.4	0.73	90	−115	∞	75	10
乙酐	102	20.7	1.08	140	−73	反应	无	无
二甲苯***	106	2****	0.86	140****	< 13	0.02	93	33
苯甲醚	108	4.3	0.99	154	−38	1.04	96	41
氯苯	113	5.6	1.11	132	−46	0.05*****	90	28
氯仿	119	4.8	1.49	61	−64	0.82**	56	3
硝基苯	123	34.8	1.20	211	6	0.19**	99	88
四氯化碳	154	2.2	1.59	77	−23	0.08	66	4
二苯醚	170	3.7****	1.07	258	27	0.39	100	96

* 体积分数；** 20℃时溶解度；*** 为邻二甲苯、间二甲苯及对二甲苯的混合物；**** 近似值；***** 30℃时溶解度

附录八 常用试剂的配制与纯化

1. 碘化汞钾（K_2HgI_4）试剂 把 5%碘化钾溶液逐滴加入到 10 mL 5%氯化汞溶液中，边加边搅拌，加至初生成的红色沉淀（HgI_2）完全溶解为止。

2. 铬酸试剂 将 20 g 三氧化铬（CrO_3）加到 20 mL 浓硫酸中，搅拌成均匀糊状，然后将糊状物小心地倒入 60 mL 蒸馏水中，搅拌均匀得到橘红色澄清溶液。

3. 氯化亚铜氨溶液 取 1 g 氯化亚铜加入 1～2 mL 浓氨水和 10 mL 水，用力摇动（振荡）后，静置片刻，倾出溶液，在溶液中投入一块铜片（或一根铜丝）备用。

4. 碘液 将 25 g 碘化钾溶于 100 mL 蒸馏水中，再加入 12.5 g 碘，搅拌使碘溶解。

5. 溴水溶液　取 15 g 溴化钾溶于 100 mL 蒸馏水中，加入 3 mL（约 10 g）液溴，摇匀即可。

6. 氯水　往水中通入氯气直至饱和。

7. 氯化亚锡　2.6 g $SnCl_2 \cdot 2H_2O$ 溶于 160 mL 浓盐酸中，加水稀释至 1 升，并加入数粒纯金属锡粒，以防止氧化。

8. 三氯化铋　31.6 g $BiCl_3$ 溶于 160 mL 浓盐酸中，加水稀释至 1 升。

9. 三氯化锑　22.8 g $SbCl_3$ 溶于 160 mL 浓盐酸中，加水稀释至 1 升。

10. 硝酸汞　33.4 g $Hg(NO_3)_3 \cdot 1/2H_2O$ 溶于 1 升 0.6 mol·L^{-1} 硝酸溶液中。

11. 硝酸亚汞　56.1 g $Hg_2(NO_3)_3 \cdot 2H_2O$ 溶于 1 升 0.6 mol·L^{-1} 硝酸溶液中，并加入少量汞。

12. 洗液　5 g $K_2Cr_2O_7$ 研细后溶于 100 mL 热浓硫酸中，冷却后置于磨口瓶中备用。

13. 盐桥　2 g 琼胶和 30 g KCl 搅拌加热下溶于 100 mL 水中，煮沸数分钟，趁热倒入 U 形管中，冷却后即可使用。

14. 碘化铋钾试剂（克劳特试剂）　配方一：甲液 0.85 g 次硝酸铋溶于 10 mL 冰乙酸中，再加水稀释至 40 mL。乙液 40%碘化钾水溶液。临用时，取甲、乙两液各 5 mL，加冰乙酸 20 mL，水 60 mL，摇匀即可。

配方二：取市售碘化铋钾试剂 2 g，加冰乙酸 20 mL 溶解后加 50 mL 水稀释即可。

取碘化铋钾试液 1 mL，加 0.6 mol·L^{-1} 盐酸溶液 2 mL，加水至 10 mL，即得改良碘化铋钾溶液。

15. 2,4-二硝基苯肼　取 2,4-二硝基苯肼 3 g，溶于 15 mL 浓硫酸中，将此酸性溶液慢慢加入到 70 mL 95%乙醇溶液中，再加入蒸馏水稀释到 100 mL。过滤，取滤液保存于棕色试剂瓶中。

16. 饱和亚硫酸氢钠溶液　在 100 mL 40%亚硫酸氢钠溶液中，加入不含醛的无水乙醇 25 mL 即得饱和亚硫酸氢钠溶液。混合后如有少量的亚硫酸氢钠结晶析出，必须滤去，此液不稳定，容易被氧化和分解，因此不能保存很久，宜实验前配用。

17. 卢卡斯（Lucas）试剂　把 34 g 熔融过的无水氯化锌溶解在 23 mL 浓盐酸（ρ_4^{20} 1.18）中，配制时须加以搅动，并把容器放在冰水浴中冷却，以防氯化氢逸出，存于玻璃瓶中，密闭。卢卡斯试剂一般仅适用于六个碳以下的低级一元醇。

18. 吐伦（Tollens）试剂　取 20 mL 50%硝酸银溶液于一洁净试管中，加入 1 滴 10%氢氧化钠溶液，然后滴加 2%氨水，随加随振荡，直至沉淀刚好溶解为止。

配制吐（托）伦试剂时应防止加入过量的氨水，否则将生成雷酸银（Ag–O–N≡C），试剂本身即失去灵敏性，受热后将引起爆炸。

吐伦试剂久置后将析出黑色的叠氮化银（AgN_3）沉淀，它受震动时分解，发生猛烈爆炸，有时潮湿的叠氮化银也能引起爆炸，因此托伦试剂必须现用现配。

19. 斐林（Fehling）试剂　斐林试剂 A：将 34.6 g 硫酸铜晶体（$CuSO_4 \cdot 5H_2O$）溶于 500 mL 水中，混浊时过滤。斐林试剂 B：称取酒石酸钾钠 173 g，氢氧化钠 70 g 溶于 500 mL 水中。此两种溶液要分别贮存，使用时取等量试剂 A 及试剂 B 混合即可。

20. 班氏（Benedict）试剂　取硫酸铜（$CuSO_4 \cdot 5H_2O$）17.3 g 溶于 100 mL 水中，另取枸橼酸钠 173 g、无水碳酸钠 100 g 溶于 700 mL 水中。将上述两溶液合并，用水稀释至 1000 mL。

21. 席夫（Schiff）试剂　可用下述 2 种方法配制：

（1）在 100 mL 热水里溶解 0.2 g 品红盐酸盐（又称碱性品红或盐基品红）。放置冷却后，加入 2 g 亚硫酸氢钠和 2 mL 浓盐酸，再用蒸馏水稀释到 200 mL，贮存于密闭的棕色瓶中。

（2）取 0.5 g 品红盐酸盐溶于 500 mL 蒸馏水中，使其全部溶解。另取 500 mL 蒸馏水通入二氧化硫使其饱和。将两种溶液混合均匀，静置，过滤，应呈无色溶液，贮存于密闭的棕色瓶中。

22. α-萘酚乙醇（Molish）试剂　取 α-萘酚 10 g 溶于 20 mL 95%乙醇内，再用 95%乙醇稀释至 1000 mL。试剂应在实验前配制即用。

23. 间苯二酚-盐酸（Seliwonoff）试剂　取间苯二酚 0.05 g 溶于 50 mL 浓盐酸中，再用水稀释至 1000 mL。试剂应在实验前配制即用。

24. 苯肼试剂　溶解 4 mL 苯肼于 4 mL 冰乙酸中（含 36 mL 水）。加入活性碳 0.5 g。过滤，装入有色瓶中贮存备用。或溶解 5 g 苯肼盐酸盐于 160 mL 水中（必要时可微热助溶），加活性碳脱色。然后加入 9 g 乙酸钠结晶，搅拌使溶。贮存于棕色瓶中备用。在此试剂配制过程中，苯肼盐酸盐与乙酸钠经复分解反应生成苯胺乙酸盐，后者是弱酸弱碱盐，在水中易水解，与苯肼达成平衡。

$$C_6H_5NHNH_2 \cdot HCl + CH_3COONa \rightarrow C_6H_5NHNH_2 \cdot CH_3COOH + NaCl$$
$$C_6H_5NHNH_2 \cdot CH_3COOH \rightleftharpoons C_6H_5NHNH_2 + CH_3COOH$$

由于苯肼试剂久置后变质，所以也可以改将 2 份苯肼盐酸盐与 3 份乙酸钠混合研匀后，临用时取适量混合物溶于水，直接使用。

25. 淀粉溶液　取 2 g 可溶性淀粉与 5 mL 水混合，将此混合液倾入 95 mL 沸水后，搅拌均匀并煮沸，可得透明的胶体溶液。

26. 无水乙醇和绝对乙醇　绝对乙醇沸点 78.5℃；折光率 n_D^{20} 1.3611；相对密度 ρ_4^{20} 0.7893。

在 2 mL 乙醇中加入少量无水硫酸铜（或干燥高锰酸钾），如无水硫酸铜（或干燥高锰酸钾）变为蓝色（或紫红色），即表明乙醇含水（通常的乙醇溶液为含水 4.5%，乙醇 95.5%的共沸混合物）。

要得到含量较高的无水乙醇，在实验室中用加入氧化钙（生石灰）加热回流使乙醇中的水与氧化钙作用，生成不挥发的氢氧化钙的方法来除去水分。这样制得的无水乙醇溶液其纯度最高可达 99.5%，能满足一般实验使用。

如要得到纯度更高的绝对乙醇（含量 99.95%）可用金属镁或金属钠进行处理。

$$2C_2H_5OH + Mg \rightarrow (C_2H_5O)_2Mg + H_2\uparrow$$
$$(C_2H_5O)_2Mg + H_2O \rightarrow 2C_2H_5OH + MgO$$
$$2C_2H_5OH + 2Na \rightarrow 2C_2H_5ONa + H_2\uparrow$$
$$C_2H_5ONa + H_2O \rightarrow C_2H_5OH + NaOH$$

在 500 mL 干燥的圆底烧瓶中，加入 200 mL 的 95%乙醇溶液和 50 g 生石灰，装上干燥的回流冷凝管，其上端接一氯化钙干燥管，在水浴上回流加热 4 h，稍冷后取下冷凝管，换上装有温度计和 75°玻璃弯管的木塞或蒸馏头，改成蒸馏装置。蒸去前馏分后，用干燥的吸滤瓶或蒸馏瓶作接收器，其支管接一氯化钙干燥管，使与大气相通。用水浴加热，蒸馏至几乎无液滴流出为止，即得无水乙醇（含量99.5%）。

在250 mL干燥的圆底烧瓶中放置0.6 g干燥的镁条（或镁屑）和10 mL无水乙醇，装上干燥的回流冷凝管，其上端接一氯化钙干燥管。在水浴上微热后，移去热源，立即投入几小粒碘片（注意此时不要摇动），不久碘粒周围即发生反应，慢慢扩大，最后可达到相当激烈的程度（碘粒可加速反应进行；如果仍不反应，可再加几粒；若反应仍然很缓慢，可适当加热促使反应进行）。当全部镁条反应完毕后，加入100 mL无水乙醇和几粒沸石，回流加热1h。取下冷凝管，改成蒸馏装置按收集无水乙醇的要求进行蒸馏，即得绝对乙醇（含量99.95%）。产品储于带有橡皮塞的容器中。

27. 无水乙醚　沸点34.51℃；折光率 n_D^{20} 1.3526；相对密度 ρ_4^{20} 0.71378。

制备无水乙醚时首先要检验有无过氧化物。为此取少量乙醚与等体积的2%碘化钾溶液，加入几滴稀盐酸一起振摇，若能使淀粉溶液呈紫色或蓝色，即证明有过氧化物存在。

除去过氧化物可以在分液漏斗中进行。在分液漏斗中加入普通乙醚和相当于乙醚体积五分之一的新配制硫酸亚铁溶液（硫酸亚铁溶液久置后容易氧化变质，因此需在使用前临时配制：在100 mL水中加入6 mL浓硫酸后加入60 g硫酸亚铁），剧烈摇动后分去水溶液。

通常用浓硫酸及金属钠作干燥剂制得无水乙醚（可用于Grinard反应）。在250 mL圆底烧瓶中，放置100 mL除去过氧化物的普通乙醚和几粒沸石，装上冷凝管。冷凝管上端，通过一带有侧槽的软木塞插入盛有10 mL浓硫酸的滴液漏斗。通入冷凝水，将浓硫酸慢慢滴入乙醚中，由于脱水作用所产生的热，乙醚会自行沸腾。加完后摇动反应物。待乙醚停止沸腾后，拆下冷凝管，改成蒸馏装置。在收集乙醚的接收瓶支管上连一氯化钙干燥管，并用与干燥管连接的橡皮管把乙醚蒸气导入水槽。加入沸石后，用事先准备好的水浴加热装置缓慢蒸馏。当收集到约70 mL乙醚，且蒸馏速度显著变慢时，即可停止蒸馏。将蒸馏收集的乙醚倒入干燥的锥形瓶中，用压钠机直接压入1 g钠丝，然后用带有氯化钙干燥管的软木塞塞住。放置至无气泡发生，则可储放备用（否则，需再压入少量钠丝）。

28. 甲醇　沸点64.96℃；折光率 n_D^{20} 1.3288；相对密度 ρ_4^{20} 0.7914。

通常所用的甲醇，系由合成而来，含水量不超过0.5～1%。由于甲醇和水不能形成共沸混合物，为此可借高效的精馏柱将少量水除去。精制甲醇含有0.02%的丙酮溶液和0.1%的水，一般已可应用。如要制得无水甲醇，可用金属镁进行处理（类似于绝对乙醇的制备，参见"附录八　常用试剂的配制与纯化　26. 无水乙醇和绝对乙醇"）。甲醇有毒，处理时应避免吸入其蒸气。

29. 苯　沸点80.1℃；折光率 n_D^{20} 1.5011；相对密度 ρ_4^{20} 0.87865。

普通苯含有少量的水（可达0.02%），由煤焦油加工得来的苯还含有少量噻吩（沸点84℃），不能用分馏或分步结晶等方法分离除去。为制得无水、无噻吩的苯可采用下述方法：在分液漏斗内将普通苯及相当苯体积15%的浓硫酸溶液一起摇荡，摇荡后将混合物静置，弃去底层的酸液，再加入新的浓硫酸，这样重复操作直至酸层呈现无色或淡黄色，且检验无噻吩为止。分去酸层，苯层依次用水、10%碳酸钠溶液、水洗涤，用氯化钙干燥过夜，过滤，蒸馏，收集80℃的馏分。若要高度干燥可加入钠丝进一步去水。

噻吩的检验：取5滴苯于小试管中，加入6滴浓硫酸及1～2滴1% α,β-吲哚醌-浓硫酸溶液，振荡片刻。如呈墨绿色或蓝色，表示有噻吩存在。

30. 甲苯　沸点 110.6℃；折光率 n_D^{20} 1.4961；相对密度 ρ_4^{20} 0.8699。

普通甲苯可能含有少量甲基噻吩，将普通甲苯及相当甲苯体积 10%的浓硫酸一起摇荡 30 min（控制温度小于 30℃），分去酸层，甲苯层依次用水、10%碳酸钠溶液、水洗涤，用氯化钙干燥过夜，过滤，蒸馏。

31. 丙酮　沸点 56.2℃；折光率 n_D^{20} 1.3588；相对密度 ρ_4^{20} 0.7899。

普通丙酮中往往含有少量水及甲醇、乙醛等还原性杂质。于 1000 mL 丙酮中加入 5 g 高锰酸钾回流，以除去还原性杂质，若高锰酸钾紫色很快消失，需要再加入少量高锰酸钾继续回流，直至紫色不再消失为止。蒸出丙酮，用无水碳酸钾或无水硫酸钙干燥，过滤，蒸馏收集 55～56.5℃的馏分。

32. 乙酸乙酯　沸点 77.06℃；折光率 n_D^{20} 1.3723；相对密度 ρ_4^{20} 0.9003。

乙酸乙酯沸点在 76～77℃部分的含量为 99%，已可应用。普通乙酸乙酯含量为 95～98%，含有少量水、乙醇及乙酸。于 1000 mL 乙酸乙酯中加入 100 mL 乙酸酐、10 滴浓硫酸，加热回流 4 小时，除去乙醇及水等杂质，然后进行分馏。馏液用 20～30 g 无水碳酸钾振荡，再蒸馏。最后产物的沸点为 77℃，纯度达 99.7%。

33. 氯仿　沸点 61.7℃；折光率 n_D^{20} 1.4459；相对密度 ρ_4^{20} 1.4832。

普通的氯仿含有 1%的乙醇，这是为了防止氯仿分解为有毒的光气，作为稳定剂加进去的。为了除去乙醇，可以将氯仿用一半体积的水振荡数次，然后分出下层氯仿，用无水氯化钙干燥数小时后蒸馏。除去乙醇的无水氯仿应保存于棕色瓶子里，并且不要见光，以免分解。